实用中医针灸推拿教材

主　编　赵长龙　李艳华
副主编　魏立新　王　彤　杜　巍

中医古籍出版社
Publishing House of Ancient Chinese Medical Books

图书在版编目（CIP）数据

实用中医针灸推拿教材／赵长龙，李艳华主编．—北京：中医古籍出版社，2013.1（2019.7 重印
ISBN 978－7－5152－0301－0

Ⅰ.①实… Ⅱ.①赵…②李… Ⅲ.①针灸学－医学院校－教材②推拿－医学院校－教材 Ⅳ.①R24

中国版本图书馆 CIP 数据核字（2012）第 262553 号

实用中医针灸推拿教材

赵长龙　李艳华　主编

责任编辑　孙志波
封面设计　陈　娟
出版发行　中医古籍出版社
社　　址　北京东直门内南小街 16 号（100700）
电　　话　010－64089446（总编室）　010－64002949（发行部）
网　　址　www.zhongyiguji.com.cn
印　　刷　北京博图彩色印刷有限公司
开　　本　787mm×1092mm　1/16
印　　张　19.25
字　　数　466 千字
版　　次　2013 年 1 月第 1 版　2019 年 7 月第 3 次印刷
书　　号　ISBN　978－7－5152－0301－0
定　　价　48.00 元

前　　言

针灸这门独特的实践医学之所以能吸引人们的想象力长达几千年，并且能穿透不同的文化背景，在世界各地生根发芽，说明她蕴含着巨大的魅力和价值。针灸的魅力来自临床实践，更来自针灸大家的“妙手回春”。

中国中医科学院针灸研究所北京国际针灸培训中心是一所传播针灸学问，展示专家思想和临床经验的舞台，是一所国内外知名的针灸专业培训教育基地。中心致力于对国内外针灸名家学术思想和经验的研究及推广。本书为《实用针灸推拿（初级）培训班》教材，希望通过本书的学习，让更多的人能走进针灸，走进中医。

中国中医科学院针灸研究所北京国际针灸培训中心受世界卫生组织委托、经中国国务院批准于1975年在北京创办。自成立以来，在中国政府、世界卫生组织、国家中医药管理局以及中国中医科学院的支持和管理下，中心已经发展成为一所在全球享有盛誉的权威培训机构。中心以面向世界普及提高中医针灸知识为宗旨，自1983年以来，一直承担着世界卫生组织“完善针灸培训方法，为世界各国医生提供培训”的专项任务。三十多年来，培训中心为世界上一百多个国家和地区的医务工作者提供了中医针灸、推拿、中药、气功、美容减肥等方面的培训。1988年面向国内开展更高层次的培训项目。二十多年来为国内培训了数百万名高级中医针灸、推拿、美容等实用人才。为祖国传统医学的发扬光大作出了贡献。

目　录

第一篇　中医基础理论

第二篇　针灸学

第三篇　中医推拿学

第一篇　中医基础理论

中医学是在中国古代唯物论和辩证法思想的影响和指导下，通过长期的医疗实践，不断积累，反复总结而逐渐形成的具有独特风格的传统医学科学，是中国人民长期同疾病作斗争的极为丰富的经验总结，具有数千年的悠久历史，是中国传统文化的重要组成部分。它历史性地凝结和反映了中华民族在特定发展阶段的观念形态，蕴含着中华传统文化的丰富内涵，为中华民族的繁衍昌盛和保健事业作出了巨大贡献，是中国和世界科学史上一颗璀璨的明珠。

中医基础理论旨在研究阐发中医学的基本观念、基本概念、基本理论和基本原则，它在整个中医学科中占有极其重要的地位，是中医学各分支学科的理论基础。

第一章　中医学理论体系的组成

一、中医学理论体系的基本内容

（一）哲学基础

哲学是关于世界最一般运动规律的科学。任何一门科学的形成和发展都离不开哲学。在哲学与自然科学尚未彻底分开的古代尤为如此。中医学汲取了汉代以前的哲学成果，直接大量地引用气、阴阳、五行、形神、天人关系等重要的哲学概念和学说，去阐明医学中的问题，使之成为中医学的重要概念和理论，把哲学理论与医学理论熔铸成一个不可分割的有机整体，体现出中国古代东方的特殊思维方式。中国古代哲学为中医学理论的形成和发展奠定了世界观和方法论基础，而中医学理论的形成和发展又丰富和发展了中国古代哲学。中国古代哲学与中医学相辅相成，相得益彰。

1. 气一元论　“气”在中国哲学史上是一个很重要的范畴，在中医学的学术思想中占有特别重要的地位，是中医学的哲学和医学理论的基石。气是物质实体，是构成宇宙天地以及天地万物的最基本元素，具有运动的属性。气的运动是气内部的相互作用，是事物发展变化的源泉。气和形以及两者的相互转化是物质世界存在和运动的基本形式。

2. 阴阳学说　阴阳学说是在“气”的基础上建立起来的，与气一元论紧密地结合在一起，是中国古代朴素的对立统一理论。阴阳是标示事物状态特征的范畴，一是代表两种对立的特定属性，二是代表两种对立的特定的运动趋向或状态。阴阳是宇宙的总规律。但是阴阳范畴不仅具有对立统一的属性，而且还具有另外一些特殊的质的规定，是现代辩证法的矛盾范畴。

3. 五行学说　五行学说是中国古代朴素的普通系统论。中医学运用五行学说，从系统的整体观点观察事物，认为任何一个（类）事物的内部都包含着具有木、火、土、金、水五种功能属性的成分或因素，并且木、火、土、金、水这五个方面按照一定规律相互联系，形成这一事物的整体功能结构。五行结构系统，通过与反馈机制相似的生胜乘侮关系，保持系统的稳定性和动态平衡，从而论证了人体局部与局部、局部与整体之间的有机联系，以及人与环境的统一，即人体是一个统一的整体的整体观念。五行学说的朴素的系统观念是现代系统理论的原始形态，在最一般的原则上与现代系统论相一致。但五行学说是一种朴素的系统理论，不可能像现代系统论那样更科学地阐明所有系统结构的一般关系和一般规律。

（二）藏象经络

藏象、经络、气血精津液等学说是中医学关于正常生命现象的理论知识。其中，藏象学说是中医学理论体系的核心。

1. 藏象学说　藏象学说是研究人脏腑活动规律及其相互关系的学说。它认为人体是以心、肝、脾、肺、肾五脏为中心，以胆、胃、小肠、大肠、膀胱、三焦六腑相配合，以气、血、精、津液为物质基础，通过经络使内而脏腑，外而五官九窍、四肢百骸，构成一个有机的整体，并与外界环境相统一。它是中华民族劳动人民和医学家，通过长期对人类生命活动的观察研究和防病治病的实践，并以阴阳五行理论为指导，逐步形成和发展起来的学说，对中医诊治与预防疾病、养生与康复有重要的指导意义。中医脏腑概念虽然包含着解剖学成分，但主要是一个标示各种整体功能联系的符号系统，是人体整体的功能模型，主要是阐述其生理功能和病理现象，因而不能与现代解剖学的同名脏器完全等同。

2. 气血精津液学说　气、血、精、津液既是脏腑功能活动的物质基础，又是脏腑功能活动的产物。气、血、精、津液学说主要探讨生命的物质组成以及生命活动的物质基础。泛言之，气、血、精、津液学说应包含于藏象学说之中。

3. 体质学说　体质学说是研究人类的体质特征、类型和变化规律，及其与疾病的发生、发展关系的学说。体质是人体在遗传性和获得性基础上表现出来的功能和形态上的相对稳定的固有特征，与健康和疾病有着密切关系。

4. 经络学说　经络学说是研究人体经络系统的组成、循行分布及其生理功能、病理变化以及指导临床治疗的理论。经络是人体运行气血的通道，纵横交贯，网络全身，将人体内外、脏腑、肢节联成为一个有机的整体。

藏象学说、气血精津液学说、体质学说和经络学说相互包容渗透，互为补充，形成了中医学对生命规律的独特的精辟的认识。

（三）病因病机

病因病机学说是中医学关于疾病的理论知识，包括病因、发病与病机三部分内容。

1. 病因学说 病因学说是研究各种致病因素的性质和致病特点的学说。中医学认为，疾病的发生是致病因素作用于人体后，正常生理活动遭到了破坏，导致脏腑经络、阴阳气血失调所致。病因可分为六淫（风、寒、暑、湿、燥、火）、疫疠、七情（喜、怒、忧、思、悲、恐、惊）、饮食失宜、劳逸失当、外伤、胎传等。中医学对病因的认识，是通过对患者的症状、体征进行分析推求而得来的，并能为治疗用药提供依据，这种方法称之为审证求因或辨证求因。按照症状、体征、证候来建立病因概念，是中医学确认病因的特殊标准和主要特点。

2. 病机学说 病机学说是研究疾病发生、发展和演变机理的学说。其内容包括发病机理、病变机理和病程演化机理三部分。发病机理是研究人体疾病发生的一般规律的学说。中医学认为疾病的发生关系到正气和邪气两个方面，即“正气存内，邪不可干”、“邪之所凑，其气必虚”。病变机理简称病机、病理，是研究人体病理变化规律的学说，包括邪正盛衰、阴阳失调、气血精津液失常以及脏腑经络失常等病理变化的一般规律。病程演变机理是研究疾病发生、发展和结局的一般规律的学说，包括病位传变、病理转化、疾病转归与复发等。

（四）诊法辨证

诊法，指望、闻、问、切四种诊察疾病的方法，简称四诊。望诊是对患者的神色、形态、五官、舌象以及排出物等进行有目的地观察，以了解病情，测知脏腑病变。闻诊是从患者语言、呼吸等声音以及由患者体内排出的气味以辨别内在的病情。问诊是通过对患者及知情者的询问，以了解患者平时的健康状态、发病原因、病情经过和患者的自觉症状等。切诊是诊察病人的脉象和身体其他部位，以测知体内的变化情况。在四诊之中，以望神、望面色、舌诊、问诊、脉诊为要。四诊各有其特定的诊察内容，不能互相取代。必须四诊合参，才能系统而全面地获得临床资料，为辨证提供可靠依据。

辨证即分析、辨识疾病的证候，即以脏腑、经络、病因、病机等基础理论为依据，对四诊所收集的症状、体征，以及其他临床资料进行分析、综合，辨清疾病的原因、性质、部位，以及邪正之间的关系，进而概括、判断为何种证候，为论治提供依据。

（五）预防治则

1. 预防 预防是采取一定的措施，防止疾病的发生与发展。采取积极的预防或治疗手段，防止疾病的发生和发展，即“治未病”。预防是中医治疗学的一个基本原则。治未病包括未病先防和既病防变两个方面。

（1）未病先防：未病先防即在疾病发生之前，做好各种预防工作，以防止疾病的发生。要防病必先强身，欲强身必重摄生。摄生又称养生，是根据生命发展的规律，采取能够保养身体、减少疾病、增进健康、延年益寿的手段所进行的保健活动。中医养生学是在中华民族文化为主体背景下发生发展起来的，具有中医特色的，研究人类生命规律，阐述增强体质、预防疾病以延年益寿的理论和方法的学说。把精、气、神作为人身之三宝，视为养生的核心，强调养生之道必须法于阴阳、和于术数、形神并养、协调阴阳、谨慎起居、和调脏腑、动静适宜、养气保精、综合调养。养生是最积极的预防措施，对增进健康、延年益寿、提高生命质量具有普遍意义。除摄生防病外，还应注意防止病邪的侵害。

（2）既病防变：既病防变指未病之时，注重防患于未然。一旦发病，当注意早期诊断和早期治疗。早期诊断以防止疾病由轻浅而危笃，所谓“见微知著，弥患于未萌，是为上工”（《医学心悟》）。早期治疗则可截断病邪传变途径，先安未受邪之地，以防止疾病传变。早期诊断、早期治疗，是既病防变的关键，一方面可控制病邪蔓延，另一方面又可以避免正气的过度损耗，易于治疗和恢复健康。

2. 治则　治则即治疗疾病的法则或原则，是治疗疾病的观念和确定治法的原则，对临床立法、处方具有普遍指导意义。治病求本、知常达变、因势利导和以平为期是中医治疗疾病的基本观念。而正治反治、治标治本、燮理阴阳、调和气血、调理脏腑、形神兼顾、病证相参、因异制宜等则是中医治疗疾病的基本原则。治法是在治则指导下所确定的具体治疗措施。治则指导治法，治法体现治则。

理、法、方、药是中医学关于诊断与治疗操作规范的四大要素。辨证论治是理、法、方、药运用于临床的过程，是中医学术的基本特色。所谓“理”，指根据中医学理论对病变机理作出的准确的解释；所谓“法”，指针对病变机理所确定的相应的治则治法；所谓“方”，是根据治则治法选择最恰当的代表方剂或其他治疗措施；所谓“药”，指对方剂中药物君、臣、佐、使的配伍及其剂量的最佳选择。辨证是论治的前提，论治是在辨证基础上拟定出治疗措施。辨证与论治在诊治疾病过程中，相互联系，密不可分，是理、法、方、药在临床上的具体应用。

（六）康复

康复，又名平复、康健。康复是指改善或恢复人体脏腑组织的生理功能，即采用各种措施对先天或后天各种因素造成的脏腑组织功能衰退或功能障碍进行医疗，从而使其生理功能得以改善或恢复。康复不仅是身体的复健，更重要的是心神的康复，故中医学认为康复是身心的康复。中医学康复的基本观点为整体康复、辨证康复和功能康复。根据天人相应，人与自然、社会相统一的观点，通过顺应自然，适应社会，整体调治，达到人体形神统一。整体康复的思想，称为整体康复观。辨证康复是辨证论治在康复中的具体体现。根据辨证的结果，确定相应的康复原则，并选择适当的康复方法，促使患者康复的思想，称为辨证康复观。根据中医学的恒动观，注重功能训练，运动形体，促进气血流通，以恢复患者脏腑生理功能和生活、工作能力的思想，称之为功能康复观。

预防、治疗和康复是中医学同疾病作斗争的三种不同而又密不可分的理论和方法，对临床医疗实践、保障人们的健康长寿具有重要的意义。

二、中医学学科体系的基本结构

就学术分类而言，中医学理论体系的学科群以基础与应用分，可分为基础学科和应用学科两大类；以对疾病的认识、治疗和预防的医疗行为过程分，则可分为基础医学学科、临床医学学科和养生康复医学学科三大类。

（一）基础医学

1. 中医基础理论　中医基础理论是整个现代中医学科群的基础，其主要内容为中医学的哲学基础，藏象、经络、气血精津液、病因病机，以及预防治则康复等学说。

2. 中医诊断学　中医诊断学是根据中医基础理论研究诊法和辨证的理论、知识和方法的一门学科，是联结理论与临床诊治的桥梁。

3. 中药学　中医传统用以预防和诊治疾病的药类物质谓之中药，又称本草、草药、中草药，现统称中药。其主要来源于天然药物及其加工品，包括植物药、动物药、矿物药及部分化学、生物制品药。中药学主要研究中药的基本理论和各种中药的来源、采制、性能、功效及应用等，包括中药药理学、中成药学、中药栽培学、中药药材学、中药炮制学、中药制剂学、中药化学等分支。

4. 方剂学　方剂，简称方。方指医方，剂指调剂。方剂是根据配伍的原则，以若干药物配合组成的药方，是治法的体现，是中医学理、法、方、药的重要组成部分。方剂学是研究中医方剂的组成、变化和临床应用的一门学科。其内容包括方剂的组成原则、药物的配伍规律、方剂的组成变化、剂型及方剂的用法等。

（二）临床医学

中医学关于病证的认识及治疗病证的原则、措施和经验等，构成了中医应用学科的主体，并分别组合成为中医内科学、中医外科学、中医妇科学、中医儿科学、中医骨伤科学、中医五官科学、针灸推拿学等临床学科。

（三）养生康复医学

中医养生学是在中医理论指导下，探索和研究中国传统的颐养身心、增强体质、预防疾病、延年益寿的理论和方法，并用这种理论和方法指导人们保健活动的应用科学。中医康复学是以中医基础理论为指导，运用调摄情志、娱乐、传统体育、沐浴等，进行辨证康复的学科，是一门涉及社会学、伦理学、心理学等多个学科的应用性学科。

第二章　中医学的基本特点

中医学理论体系形成于中国古代，受到中国古代的唯物论和辩证法思想的深刻影响。对于事物的观察分析方法，多以“取类比象”的整体性观察方法，通过对现象的分析，以探求其内在机理。因此，中医学这一独特的理论体系有两个基本特点：一是整体观念，一是辨证论治。

一、整体观念

整体就是统一性和完整性。中医学非常重视人体本身的统一性、完整性及其与自然界的相互关系，认为人体是一个有机的整体，构成人体的各个组成部分之间在结构上不可分割，在功能上相互协调、互为补充，在病理上则相互影响。而且人体与自然界也是密不可分的，自然界的变化随时影响着人体，人类在能动地适应自然和改造自然的过程中维持着正常的生命活动。这种机体自身整体性和内环境统一性的思想即整体观念。整体观念是中国古代唯物论和辩证法思想在中医学中的体现；它贯串于中医学的生理、病理、诊法、辨证和治疗等各个方面。

1. 人体是一个有机的整体

人体是由若干脏腑、组织和器官所组成的。每个脏腑、组织或器官各有其独特的生理功能，而这些不同的功能又都是人体整体活动的一个组成部分，这就决定了人体内部的统一性。也就是说，人体各个组成部分之间，在结构上是不可分割的，在生理上是相互联系、相互支持而又相互制约的，在病理上也是相互影响的。人体的这种统一性，是以五脏为中心，配以六腑，通过经络系统“内属于腑脏，外络于肢节”的作用而实现的。五脏代表着整个人体的五个系统，人体所有器官都可以包括在这个系统之中。人体以五脏为中心，通过经络系统，把六腑、五体、五官、九窍、四肢百骸等全身组织器官联系成有机的整体，并通过精、气、血、津液的作用，完成机体统一的机能活动。

中医学在整体观念指导下，认为人体正常的生理活动一方面依靠各脏腑组织发挥自己的功能作用，另一方面则又要靠脏腑组织之间相辅相成的协同作用和相反相成的制约作用，才能维持其生理上的平衡。每个脏腑都有其各自不同的功能，但又是在整体活动下的分工合作、有机配合，这就是人体局部与整体的统一。

在认识和分析疾病的病理状况时，中医学也是首先从整体出发，将重点放在局部病变引起的整体病理变化上，并把局部病理变化与整体病理反应统一起来。一般来说，人体某一局部的病理变化，往往与全身的脏腑、气血、阴阳的盛衰有关。由于脏腑、组织和器官在生理、病理上的相互联系和相互影响，因而就决定了在诊治疾病时，可以通过面色、形体、舌象、脉象等外在的变化，来了解和判断其内在的病变，以作出正确的诊断，从而进行适当的治疗。

人体是一个有机的整体，在治疗局部病变时，也必须从整体出发，采取适当的措施。如心开窍于舌，心与小肠相表里，所以可用清心热泻小肠火的方法治疗口舌糜烂。他如"从阴引阳，从阳引阴，以右治左，以左治右"（《素问・阴阳应象大论》），"病在上者下取之，病在下者高取之"（《灵枢・终始》）等等，都是在整体观指导下确定的治疗原则。

2. 人与自然界具有统一性

人类生活在自然界中，自然界存在着人类赖以生存的必要条件。同时，自然界的变化又可以直接或间接地影响人体，而机体则相应地产生反应，属于生理范围内的，即是生理的适应性；超越了这个范围，即是病理性反应。故曰"人与天地相应也"（《灵枢・邪客》），"人与天地相参也，与日月相应也"（《灵枢・岁露》）。这种人与自然相统一的特点被中国古代学者称为"天人合一"。

季节气候对人体的影响：春温、夏热、长夏湿、秋燥、冬寒表示一年中气候变化的一般规律。生物在这种气候变化的影响下，就会有春生、夏长、长夏化、秋收、冬藏等相应的适应性变化。人体也与之相适应，如"天暑衣厚则腠理开，故汗出……天寒则腠理闭，气湿不行，水下留于膀胱，则为溺与气"（《灵枢・五癃津液别》），说明春夏阳气发泄，气血容易趋向于体表，表现为皮肤松弛、腠理开、汗多；而秋冬季阳气收藏，气血容易趋向于里，表现为皮肤致密、少汗多尿的变化。人体的脉象也有春弦、夏洪、秋浮、冬沉的不同。许多疾病的发生、发展和变化也与季节变化密切相关。如春季常见温病，夏季多发中暑，秋季常见燥证，冬季多有伤寒。

在昼夜晨昏的变化过程中，人体也必须与之相适应。白昼为阳，夜晚为阴，人体也是早晨阳气初生，中午阳气隆盛，到了夜晚则阳气内敛，便于人体休息，恢复精力。许多疾病的发病时间及引起死亡的时间也是有一定规律的。研究表明，五脏衰竭所致死亡的高峰时间在下半夜至黎明前，春夏季时期急性心肌梗死多发生在子时至巳时；而秋冬季，该病的发作多在午时至亥时。此外据观察，人的脉搏、体温、耗氧量、二氧化碳的释放量、激素的分泌等，都具有 24 小时的节律变化。

地域的差异，人们的生活习惯和身体状况也有很大不同。如江南多湿热，人体腠理多疏松；北方多燥寒，人体腠理多致密。因此每个地区也各有其特有的地方病。甚至不同地区人们的平均寿命也有很大的差别。早在二千多年前，中国古代医家就对此有所认识，在《素问》中就这个问题作了较详尽的论述。如《素问・五常政大论》说："高者其气寿，下者其气夭，地之小大异也，小者小异，大者大异。故治病者，必明天道地理……"

正是由于人体本身的统一性及人与自然界之间存在着既对立又统一的关系，所以对待疾病因时、因地、因人制宜，就成为中医治疗学上的重要原则。因此在对病人作出诊断和决定治疗方案时，必须注意分析和考虑外在环境与人体情况的有机联系，以及人体局部病变与全身情况的有机联系，这就是中医学的重要特点——整体观念。

3. 人与社会的统一性

人的本质，在现实上是一切社会关系的总和。人既有自然属性，又有社会属性。社会是生命系统的一个组成部分。人从婴儿到成人的成长过程就是由生物人变为社会人的过程。人生活在社会环境之中，社会生态变迁与人的身心健康和疾病的发生有着密切关系。社会角色、地位的不同，以及社会环境的变动不仅影响人们的心身机能，而且疾病谱的构成也不尽相同。“大抵富贵之人多劳心，贫贱之人多劳力；富贵者膏粱自奉，贫贱者藜藿苟充；富贵者曲房广厦，贫贱者陋巷茅茨；劳心则中虚而筋柔骨脆，劳力则中实而骨劲筋强；膏粱自奉者脏腑恒娇，藜藿苟充者脏腑恒固；曲房广厦者玄府疏而六淫易客，茅茨陋巷者腠理密而外邪难干。故富贵之疾，宜于补正，贫贱之疾，易于攻邪”（《医宗必读·富贵贫贱治病有别论》）。太平之世多长寿，大灾之后必有大疫，这是朴素的社会医学思想。随着科学的发展，社会的进步，社会环境的变迁，对人的身心机能的影响也在发生变化。现代社会的“多科技综合征”、“抑郁症”、“慢性疲劳综合征”等的发生与社会因素有着密切关系。总之，中医学从天人合一的整体观念出发，强调研究医学应上知天文，下知地理，中知人事，治病宜不失人情，“不知天地人者，不可以为医”（《医学源流论》）。

二、辨证论治

辨证论治是中医认识疾病和治疗疾病的基本原则，是中医学对疾病的一种特殊的研究和处理方法。

症状是疾病的个别表面现象，是病人主观感觉到的异常感觉或某些病态改变，如头痛、发热、咳嗽、恶心、呕吐等。能被觉察到的客观表现则称为体征，如舌苔、脉象等。广义的症状包括体征。

证是机体在疾病发展过程中的某一阶段的病理概括。由于它包括了病变的部位、原因、性质，以及邪正关系，反映出疾病发展过程中某一阶段的病理变化的本质，因而它比症状更全面、更深刻、更正确地揭示了疾病的本质。

“辨证”就是把四诊（望诊、闻诊、问诊、切诊）所收集的资料、症状和体征，通过分析、综合，辨清疾病的病因、性质、部位，以及邪正之间的关系，概括、判断为某种性质的证。论治，又称为“施治”，即根据辨证的结果，确定相应的治疗方法。辨证是决定治疗的前提和依据，论治是治疗疾病的手段和方法。通过辨证论治的效果可以检验辨证论治的正确与否。辨证论治的过程，就是认识疾病和解决疾病的过程。辨证和论治，是诊治疾病过程中相互联系不可分割的两个方面，是理论和实践相结合的体现，是理、法、方、药在临床上的具体运用，是指导中医临床的基本原则。

中医临床认识和治疗疾病，既辨病又辨证，但主要不是着眼于“病”的异同，而是将重点放在“证”的区别上，通过辨证而进一步认识疾病。例如，感冒是一种疾病，临床可见恶寒、发热、头身疼痛等症状，但由于引发疾病的原因和机体反应性有所不同，又表现为风寒感冒、风热感冒、暑湿感冒等不同的证型。只有辨清了感冒属于何种证型，才能正确选择不同的治疗原则，分别采用辛温解表、辛凉解表或清暑祛湿解表等治疗方法给予适当的治疗。辨证与那种对于头痛给予止痛药、对于发热给予退热药仅针对某一症状采取具体对策的对症治疗完全不同，也根本不同于用同样的方药治疗所有患同一疾病的患者的单纯辨病治疗。

中医认为，同一疾病在不同的发展阶段，可以出现不同的证型；而不同的疾病在其发展过程中又可能出现同样的证型。因此在治疗疾病时就可以分别采取“同病异治”或“异病同治”的原则。“同病异治”即对同一疾病不同阶段出现的不同证型，采用不同的治法。例如，麻疹初期，疹未出透时，应当用发表透疹的治疗方法；麻疹中期通常肺热明显，治疗则须清解肺热；而至麻疹后期，多有余热未尽，伤及肺阴胃阴，此时治疗则应以养阴清热为主。“异病同治”是指不同的疾病在发展过程中出现性质相同的证型，因而可以采用同样的治疗方法。比如，心律失常与闭经是两种完全不同的疾病，但均可出现血瘀的证型，治疗都可用血府逐瘀汤进行活血化瘀。这种针对疾病发展过程中不同质的矛盾用不同的方法去解决的原则，正是辨证论治实质的体现。

第三章 中医学的哲学基础

哲学是人们对于整个世界（自然、社会和思维）的根本观点和体系，即研究世界观的学问，是对自然知识和社会知识的概括和总结。科学是自然、社会和思维的知识体系。科学离不开理论思维，离不开世界观的指导。所以，哲学和科学之间相互依赖、相互影响。中医学属于中国古代自然科学范畴，以中国古代朴素的唯物论和自发的辩证法思想即气一元论、阴阳学说和五行学说为哲学基础，来建构理论体系，并使之成为中医学理论体系的重要组成部分。

气是中国古代哲学范畴系统中一个最重要的、最基本的范畴，是中华民族独有的普遍的范畴。气一元论，又称元气论，对中国传统文化具有极其深刻的影响，成为中国古人认识世界的自然观。

阴阳学说是在气一元论基础上建立起来的，是中国古代关于对立统一规律的认识。气是阴阳对立的统一体，物质世界在阴阳二气的相互作用下，不断地运动变化。

五行学说是中国古代朴素的普通系统论，和阴阳学说一样，着眼于事物的矛盾作用，着眼于事物的运动和变化，从事物的结构关系及其行为方式，探索自然界物质运动动态平衡。中国古代哲学认为，气是天地万物统一的基础，是世界的本原。它以气为最高哲学范畴，按着气—阴阳—五行的逻辑系统，揭示了世界万物包括生命的本质，阐明了世界的运动变化。

中医学继承和发展了中国古代哲学的气一元论、阴阳学说和五行学说，用以阐明人类生命活动和外界环境的关系，疾病发生、发展及其防治规律，以及增进健康、延年益寿和提高劳动能力的措施等，建立了中医学的气一元论、阴阳学说和五行学说。

中医学在探索人体生命运动规律时，把当时先进的哲学理论和医学理论熔铸成为一个不可分割的整体，属于自然哲学形态。但中医学是在古代医学中远较古希腊、古罗马医学理论完善且医术高超的自然哲学，它以气一元论、阴阳学说和五行学说为自己的哲学基础，运用综合思维方式分析和解决医学理论和医疗实践，体现出中国传统文化的特点。时至今日，还无法用分析手段使其脱离自然哲学而成为独立存在的实证医学。因此，要学习和研究中医学，就必须弄懂中医学中所包含的哲学内容。

第一节 气一元论

中国古代哲学的物质观，从五行的多元论到阴阳二气的二元论，最终统一于气的一元论。诚如《河洛原理》所说：“太极一气产阴阳，阴阳化合生五行，五行既萌，遂含万物。”

阴阳五行始终被置于中国古代哲学的最根本、最高的气范畴之内，即使在阴阳五行学说的极盛时代，也没有成为宇宙观的主体，往往是气一元论宇宙观的构成部分。所以天地万物“本是一气，分而言之则曰阴阳，又就阴阳中细分之则为五行。五气即二气，二气即一气”。天地万物皆本于气，人亦因气而生。气是构成天地万物以及人类生命的共同的本始物质，人的生死、物之盛毁，都是气聚散变化的结果。故曰：“人之生，气之聚也。聚则为生，散则为死。……故万物一也。”（《庄子·知北游》）人与天地之气通为一气，“人之生也，因阴阳五行之气而有形，形之中便具得阴阳五行之理，以为健顺五常之性”。总之，中国古代哲学用气一元论的单一物质概念，说明了世界的物质本原，肯定了世界的物质性。世界上一切事物都是物质（气）的不同形态，世界上一切现象都是根源于物质（气）的，这是中国古代唯物主义哲学的基本理论。

总之，气一元论是中医古代哲学中最根本、最重要的哲学思想，是一种动态的、有机的宇宙观，浓缩地反映出中华民族的特有传统。

中医学以气一元论为其宇宙观和方法论，因此，中医学理论体系也必然体现出中国古代哲学气范畴的特点。

在中医学气一元论中，就生命物质系统——气、血、精、津液而言，气是构成人体和维持人体生命活动的，活力很强、运动不息、极其细微的物质，是生命物质与生理机能的统一。在生命物质系统的各种具体的物质概念中，气是最大的概念。

中医学从气是宇宙的本原，是构成天地万物的要素这一基本观点出发，认为气也是生命的本原，是构成生命的基本物质。故曰：“人生于地，悬命于天，天地合气，命之曰人。”（《素问·宝命全形论》）“气者，人之根本也。”（《难经·八难》）“人类伊始，气化之也。两间（指天地间——作者注）既有人类，先由气化，继而形化，父精母血，子孳孙生。”（《景景室医稿杂存》）

气是至精至微的物质，是构成人体和维持人体生命活动的最基本物质。这种“气”相对于天地之气而言，是人体之气，故又称“人气”。人类只要认识人气的运动变化规律，就能够认识生命的运动规律，故曰：“通于人气之变化者，人事也。”（《素问·气交变大论》）血、精、津液等亦为生命的基本物质，但它们皆由气所化生，故称气是构成人体和维持人体生命活动的最基本物质。

人的形体和人的思想精神都是气的产物。中医学在古代哲学气论的基础上从生命科学的角度，认为“人之生死由乎气”、“惟气以成形，气聚则形存，气散则形亡”（《医门法律》），即人的形体是由气构成的，而人的精神意识思维活动也是由物质机体产生的一种气的活动，故曰：“形者生之舍也，气者生之元也，神者生之制也。形以气充，气耗形病，神依气位，气纳神存。”（《素问病机气宜保命集》）“人有五脏化五气，以生喜、怒、悲、忧、恐。”（《素问·天元纪大论》）

天地之气动而不息，运动是气的根本属性，气是具有动态功能的客观实体，气始终处于运动变化之中，或动静、聚散，或絪緼、清浊，或升降、屈伸，以运动变化作为自己存在的条件或形式。天地运动一气，翳万物而生。《内经》称气的运动为“变”、“化”，“物生谓之化，物极谓之变”（《素问·天元纪大论》）。“物之生，从乎化；物之极，由乎变。变化之相薄，成败之所由也”（《素问·六微旨大论》）。自然界一切事物的变化，不论是动植物的生育繁衍，还是无生命物体的生化聚散，天地万物的生成、发展和变更、凋亡，无不根源于气的运动。“气有胜复，胜复之作，有德有化，有用有变”（《素问·六微旨大论》）。气有胜复作用，即气本身具有克制与反克制的能力。气这种胜与复、克制与反克制的作用，是气自身运动的根源。气分阴阳，阴阳相错，而变由生。阴阳相错，又称阴阳交错、阴阳交感，即阴阳的相互作用。气的阴阳对立统一运动，表现为天地上下、升降、出入、动静、聚散、清浊的相互交感，这是气运动的具体表现形式。《内经》以“升降出入”四字概之，故曰：“气之升降，天地之更用也。……升已而降，降者谓天；降已而升，升者谓地。天气下降，气流于地；地气上升，气腾于天。高下相召，升降相因，而变作矣。”“出入废则神机化灭，升降息则气立孤危。故非出入则无以生、长、壮、老、已；非升降则无以生、长、化、收、藏。”（《素问·六微旨大论》）

气是构成宇宙的物质基础，气聚而成形，散而为气。形和气是物质存在的基本形式，而形和气的相互转化则是物质运动的基本形式。物之生由乎化，化为气之化，即气化。形气之间的相互转化就是气化作用的具体表现。气生形，形归气。气聚则形生，气散则形亡。形之存亡由乎气之聚散。气充塞于太虚之中，一切有形之物的生成和变化乃至消亡，无不由于气的气化作用。《内经》不仅在气化理论的基础上提出了气和形相互转化的思想，而且用阴阳学说阐明形气转化的根源。“阳化气，阴成形。”（《素问·阴阳应象大论》）中医学的形气转化理论对中国古代哲学史产生了深远的影响。

中医学将气一元论理论应用到医学方面，认为人是天地自然的产物，人体也是由气构成的，人体是一个不断发生着形气转化的升降出入气化作用的运动着的有机体，并以此阐述了人体内部气化运动的规律，精辟地论述了生命运动的基本规律，回答了生命科学的基本问题。如果说，中医学理论是建立在气一元论之上的，并不为过。

新陈代谢是生命的基本特征。人之生死由乎气，气是维持生命活动的物质基础。这种生命的物质——气，经常处于不断自我更新和自我复制的新陈代谢过程中。气的这种运动变化及其伴随发生的能量转化过程称之为“气化”。“味归形，形归气，气归精，精归化，精食气，形食味，化生精，气生形……精化为气”（《素问·阴阳应象大论》），就是对气化过程的概括。气化为形、形化为气的形气转化过程，包括了气、精、血、津液等物质的生成、转化、利用和排泄过程。“天食人以五气，地食人以五味”（《素问·六节藏象论》），是说人体必须不断地从周围环境摄取生命活动所必需的物质，否则，生命就无法维持。故曰：“平人不食饮七日而死者，水谷精气津液皆尽故也。”（《灵枢·平人绝谷》）

升降出入是人体气化运动的基本形式。人体内气的运动称之为“气机”。而气化运动的升降出入是通过脏腑的功能活动来实现的，故又有脏腑气机升降之说。人体通过脏腑气机的升降出入运动，把摄入体内的空气和水谷转化为气、血、津液、精等，完成“味归形，形归气；气归精，精归化；精食气，形食味；化生精，气生形”的物质和能量的代谢过程。这种气（元气）、精（水谷精微）、味（营养物质）、形（形体结构）相互作用的关系，说明了人体的正常生理活动是建立在物质（气）运动转换的基础之上的。脏腑气化功能升降正常，出入有序，方能维持“清阳出上窍，浊阴出下窍；清阳发腠理，浊阴走五脏；清阳实四肢，浊阴归六腑”的正常生理活动，使机体与外界环境不断地新陈代谢，保证了生命活动的物质基础——气的不断自我更新。

气在于人，和则为正气，不和则为邪气。故气的生理，贵在乎“和”。元气充盛，则能宣发周身，推动气血之运行，主宰人体脏腑各种功能活动，使精、气、血、津液生化不息。脏腑经络之气机旺盛，从而维持机体内部各器官、各系统间活动的相对平衡以及机体与周围环境的动态平衡。由此可见，人体的生理功能根源于气，故曰：“人之有生，全赖此气。”（《类经·摄生类》）

中医认为凡疾病之表里虚实，顺逆缓急，无不因气所致，所谓“百病生于气也”（《素问·举痛论》）。故“凡病之为虚为实，为寒为热，至其病变，莫可名状，欲求其本，则止一气足以尽之。盖气有不调之处，即病本所在之处也”（《景岳全书·诸气》）。因此，一切疾病的发生发展都与气的生成和运行失常有关。

中医诊断学中，四诊无一不与气密切相关。“有诸内者，必形诸外”（《丹溪心法》）。审察五脏之病形，可知真气之虚实。因此，正气的盛衰可以从面色、形态、声音、神志、脉象等方面表现出来。其中以神志和脉象尤为重要。神气的存亡是生命活动的标志，神以精气为物质基础，是脏腑气血盛衰的外露征象。故曰：“神者，正气也。”（《四诊抉微》）“神气者，元气也。元气完固，则精神昌盛无待言也。若元气微虚，则神气微去；元气大虚，则神气全去，神去则机息矣。”（《景岳全书·传忠录·虚实篇》）故望气色又可知内脏之盛衰、气血之虚实、邪气之浅深。

中医在诊断中，审查“胃气”如何，是决定疾病顺逆、生死的关键。有胃气则生，无胃气则死。

中医学认为，疾病的发生取决于邪气和正气双方的矛盾斗争，正气在发病上居主导地位。故曰：“正气存内，邪不可干。”“邪之所凑，其气必虚。”因此，治疗的准则不外乎扶正和祛邪。祛邪为了扶正，扶正即所以祛邪。“气者，人之根本也”（《难经·八难》）。治疗的目的旨在疏其血气，令其和平。气得其和为正气，失其和为邪气。治气贵在于“调”，这里的“调”，是调和之意，不仅仅是用理气药来调畅气机，而且是指通过各种治疗方法来调整脏腑的阴阳失调，使机体重新建立阴阳气血升降出入的动态平衡，即“谨察阴阳之所在而调之，以平为期”。可见气一元论对治疗疾病具有重要的指导意义。

第二节　阴阳学说

阴阳学说是在气一元论的基础上建立起来的中国古代的朴素的对立统一理论，属于中国古代唯物论和辩证法范畴，体现出中华民族辩证思维的特殊精神。其哲理玄奥，反映着宇宙的图式。其影响且远且大，成为人们行为义理的准则。

阴阳学说认为，世界是物质性的整体，宇宙间一切事物不仅其内部存在着阴阳的对立统一，而且其发生、发展和变化都是阴阳二气对立统一的结果。

中医学把阴阳学说应用于医学，形成了中医学的阴阳学说，促进了中医学理论体系的形成和发展，中医学的阴阳学说是中医学理论体系的基础之一和重要组成部分，是理解和掌握中医学理论体系的一把钥匙。“明于阴阳，如惑之解，如醉之醒”（《灵枢·病传》），“设能明彻阴阳，则医理虽玄，思过半矣”（《景岳全书·传忠录·阴阳篇》）。

中医学用阴阳学说阐明生命的起源和本质，人体的生理功能、病理变化，疾病的诊断和防治的根本规律，贯穿于中医的理、法、方、药，长期以来，一直有效地指导着实践。

一、阴阳的基本概念

（一）阴阳的含义

1. 阴阳的哲学含义

阴阳是中国古代哲学的基本范畴。气一物两体，分为阴阳。阴阳是气本身所具有的对立统一属性，含有对立统一的意思，所谓“阴阳者，一分为二也”（《类经·阴阳类》）。阴和阳之间有着既对立又统一的辩证关系。阴阳的对立统一是宇宙的总规律：阴阳不仅贯穿于中国古代哲学，而且与天文、历算、医学、农学等具体学科相结合，一并成为各门具体学科的理论基础，促进了各门具体学科的发展。阴阳的对立、互根、消长和转化构成了阴阳的矛盾运动，成为阴阳学说的基本内容。

2. 阴阳的医学含义

阴阳范畴引入医学领域，成为中医学理论体系的基石，成为基本的医学概念。在中医学中，阴阳是自然界的根本规律，是标示事物内在本质属性和性态特征的范畴。既标示两种对立特定的属性，如明与暗、表与里、寒与热等等；又标示两种对立的特定的运动趋向或状态，如动与静、上与下、内与外、迟与数等等。

总之，事物和现象相互对立方面的阴阳属性，是相比较而言的，是由其性质、位置、趋势等方面所决定的。阴阳是抽象的属性概念而不是具体事物的实体概念，也是一对关系范畴，它表示各种物质特性之间的对立统一关系。所以说：“阴阳者，有名而无形”（《灵枢·阴阳系日月》）。

（二）阴阳的普遍性、相对性和关联性

1. 阴阳的普遍性

阴阳的对立统一是天地万物运动变化的总规律。“阴阳者，天地之道也，万物之纲纪，变化之父母，生杀之本始”（《素问·阴阳应象大论》）。不论是空间还是时间，从宇宙间天地的回旋到万物的产生和消失，都是阴阳作用的结果。

2. 阴阳的相对性

具体事物的阴阳属性，并不是绝对的，而是相对的。也就是说，随着时间的推移或所运用范围的不同，事物的性质或对立面改变了，则其阴阳属性也就要随之而改变。

阴阳的这种相对性表现为：

（1）相互转化性：在一定条件下，阴和阳之间可以发生相互转化。阴可以转化为阳，

阳也可以转化为阴。如寒证和热证的转化，病变的寒热性质变了，其阴阳属性也随之改变。

（2）无限可分性：阴阳的无限可分性即阴中有阳，阳中有阴，阴阳之中复有阴阳，不断地一分为二，以至无穷。如，昼为阳，夜为阴。而上午为阳中之阳，下午则为阳中之阴；前半夜为阴中之阴，后半夜则为阴中之阳。随着对立面的改变，阴阳之中又可以再分阴阳。

3. **阴阳的关联性**

阴阳的关联性指阴阳所分析的事物或现象，应是在同一范畴、同一层次，即相关的基础之上的。只有相互关联的一对事物，或一个事物的两个方面，才能构成一对矛盾，才能用阴阳来说明。如天与地、昼与夜、寒与热等等。

（三）划分事物或现象阴阳属性的标准

“水火者，阴阳之征兆也”（《素问·阴阳应象大论》）。中医学以水火作为阴阳的征象，水为阴，火为阳，反映了阴阳的基本特性。如水性寒而就下，火性热而炎上。其运动状态，水比火相对的静，火较水相对的动。寒热、上下、动静，如此推演下去，即可以用来说明事物的阴阳属性。

划分事物或现象阴阳属性的标准是：

凡属于运动的、外向的、上升的、温热的、明亮的、功能的……属于阳的范畴；静止的、内在的、下降的、寒凉的、晦暗的、物质的……属于阴的范畴。由此可见，阴阳的基本特性，是划分事物和现象阴阳属性的依据。

（四）气与阴阳

中医古代哲学气一元论认为，气是世界的本原。气一物两体，分为阴气和阳气。阴阳是气的固有属性。气的运动是阴阳的对立统一运动。中医学认为，气是构成人体和维持人体生命活动的物质基础。人体之气按阴阳特性可分为阴阳两类，把对人体具有温煦推动作用的气称之为阳气，把对人体具有营养滋润作用的气称为阴气。气的阴阳对立统一运动是生命运动的根本规律。

二、阴阳学说的基本内容

阴阳学说的基本内容包括阴阳对立、阴阳互根、阴阳消长和阴阳转化四个方面。

1. **阴阳对立**

阴阳对立即指世间一切事物或现象都存在着相互对立的阴阳两个方面，如上与下、天与地、动与静、升与降等等。其中上属阳，下属阴；天为阳，地为阴；动为阳，静为阴；升属阳，降属阴。

例如，在自然界中，春、夏、秋、冬四季有温、热、凉、寒气候的变化。夏季本来是阳热盛，但夏至以后阴气却渐次以生，用以制约火热的阳气；而冬季本来是阴寒盛，但冬至以后阳气却随之而复，用以制约严寒的阴。春夏之所以温热是因为春夏阳气上升抑制了秋冬的寒凉之气，秋冬之所以寒冷是因为秋冬阴气上升抑制了春夏的温热之气的缘故。这是自然界阴阳相互制约、相互斗争的结果。

在人体，生命现象的主要矛盾，是生命发展的动力，贯穿于生命过程的始终。用阴阳来表述这种矛盾，就生命物质的结构和功能而言，则生命物质为阴（精），生命机能为阳（气）。其运动转化过程则是阳化气，阴成形。生命就是生命形体的气化运动。气化运动的本质就是阴精与阳气、化气与成形的矛盾运动，即阴阳的对立统一。阴阳在对立斗争中，取得了统一，维持着动态平衡状态，即所谓“阴平阳秘”，机体才能进行正常的生命活动。有斗争就要有胜负，如果阴阳的对立斗争激化，动态平衡被打破，出现阴阳胜负、阴阳失调，就会导致疾病的发生。

总之，阴阳的对立是用阴阳说明事物或现象相互对立的两个方面及其相互制约的关系。

2. 阴阳互根

对立的阴阳双方是互相依存的，任何一方都不能脱离另一方而单独存在。如上为阳，下为阴，没有上也就无所谓下；热为阳，冷为阴，没有冷同样就无所谓热。所以可以说，阳依存于阴，阴依存于阳，每一方都以其相对的另一方的存在作为自己存在的条件。这就是阴阳互根。“阴阳互根……阴以吸阳……阳以煦阴……阳盛之处而一阴已生，阴盛之处而一阳已化”（《素灵微蕴》）。中医学用阴阳互根的观点，阐述人体脏与腑、气与血、功能与物质等在生理病理上的关系。

阴阳互根是确定事物属性的依据：分析事物的阴阳属性，不仅要注意其差异性，还要注意其统一性，即相互关联性，从差异中寻找同一。双方共处于一个统一体中，才能运用阴阳来分析说明。如上属阳，下属阴。没有上之属阳，也就无所谓下之属阴；没有下之属阴，也就无所谓上之属阳。昼属阳，夜属阴。没有昼之属阳，就无所谓夜之属阴；没有夜之属阴，也就没有昼之属阳。所以说，阳依赖于阴，阴依赖于阳，每一方都以其对立的另一方作为自己存在的条件。

阴阳互根是事物发展变化的条件：因为阳根于阴，阴根于阳，阴与阳相互依赖，缺少任何一方，则另一方也就不复存在了。所以事物的发展变化，阴阳二者是缺一不可的。就个体的生理活动而言，在物质与功能之间、物质与物质之间、功能与功能之间，均存在着阴阳互根的关系。物质属阴，功能属阳，物质是生命的物质基础，功能是生命的主要标志。物质是功能的基础，功能则是物质的反映。脏腑功能活动健全，就会不断地促进营养物质的化生；而营养物质的充足，才能保护脏腑活动功能的平衡。平衡是中国古代整体思维形态之一。平衡，又称中和、中道。平衡思维的基本特征是注重事物的均衡性、适度性。平衡思维在中医学中作为科学形态，用以论述生命运动的规律。无过、无不及谓之平衡，过或不及谓之失衡。

运动变化是中医学对自然和人体生命活动认识的根本出发点，这是中医学的宇宙恒动观。这种运动变化，包含着量变和质变过程。阴阳消长是一个量变的过程。阴阳学说把人体正常的生理活动概括为“阴平阳秘”、“阴阳匀平”，即人体中阴阳对立的统一、矛盾双方基本上处于相对平衡状态，也就是阴阳双方在量的变化上没有超出一定的限度，没有突破阴阳协调的界限，所以人体脏腑活动功能正常。只有物质和功能协调平衡，才能保证人体的正常生理活动。所有相互对立的阴阳两个方面都是如此相互依存的，任何一方都不能脱离另一方而单独存在。如果双方失去了互为存在的条件，有阳无阴谓之“孤阳”，有阴无阳谓之“孤阴”。孤阴不生，独阳不长，一切生物也就不能存在，不能生化和滋长了。在生命活动过程中，如果正常的阴阳互根关系遭到破坏，就会导致疾病的发生，乃至危及生命。在病理情况下，人体内的阳气和阴液，一方的不足可以引起另一方的亏损，阳损可以耗阴，阴损可以耗阳。阳虚至一定程度，则“无阳则阴无以化”，故体内的阴液亏虚，称作“阳损及阴”。如长期食欲减退的病人，多表现为脾气（阳）虚弱，气血生化之源虚弱则化源不足，会导致阴（血）亏损，此为阳损及阴的气血两虚证。反之，阴虚至一定程度，则“无阴则阳无以生”，故体内的阳气虚损，故称作“阴损及阳”。如失血病人，由于血（阴）的大量损失，气随血脱，往往会出现形寒肢冷的阳虚之候，这可称之为阴损及阳的气血两虚证。如果人体内阳气与阴液、物质与功能等阴阳互根关系遭到严重破坏，以至一方已趋于消失，而使另一方失去了存在的前提，呈现孤阳或孤阴状态。这种阴阳的相离，意味着阴阳矛盾的消失，那么生命也就即将结束了。

阴阳互根是阴阳相互转化的内在根据：阴阳代表着相互关联的事物的双方或一个事物内部对立的两个方面，因而阴和阳在一定条件下，可以各向自己相反的方面转化。阴阳在一定条件下的相互转化，也是以它们的相互依存、相互为根的关系为基础的。因为阴阳对立的双方没有相互联结、相互依存的关系，也就不可能各自向着和自己相反的方向转化。

3. 阴阳消长

阴阳之间的对立制约、互根互用并不是一成不变的，而是始终处于一种消长变化过程中，阴阳在这种消长变化中达到动态的平衡。这种消长变化是绝对的，而动态平衡则是相对的。比如白天阳盛，人体的生理功能以兴奋为主；而夜间阴盛，机体的生理功能相应的以抑制为主。从子夜到中午，阳气渐盛，人体的生理功能逐渐由抑制转向兴奋，即阴消阳长；而从中午到子夜，阳气渐衰，则人体的生理功能由兴奋渐变为抑制，这就是阳消阴长。

阴阳双方在一定范围内的消长，体现了人体动态平衡的生理活动过程。如果这种“消长”关系超过了生理限度（常阈），便将出现阴阳某一方面的偏盛或偏衰，于是人体生理动态平衡失调，疾病就由此而生。在疾病过程中，同样也存在着阴阳消长的过程。一方太过，必然导致另一方的不及；反之，一方不及，也必然导致另一方的太过。阴阳偏盛，是属于阴阳消长中某一方“长”得太过的病变；而阴阳偏衰，是属于阴阳某一方面“消”得太过的病变。阴阳偏盛偏衰就是阴阳异常消长病变规律的高度概括。一般说来，阴阳消长有常有变，正常的阴阳消长是言其常，异常的阴阳消长是言其变。总之，自然界和人体所有复杂的发展变化，都包含着阴阳消长的过程，是阴阳双方对立斗争、依存互根的必然结果。

4. 阴阳转化

转化即转换、变化，指矛盾的双方经过斗争，在一定条件下走向自己的反面。阴阳双方在一定条件下还可以互相转化，即所谓物极必反。比如，某些急性温热病，由于热毒极重，大量耗伤机体元气，在持续高热的情况下，可突然出现体温下降、四肢厥冷、脉微欲绝等症状，这就是由阳证转化为阴证的表现。可以说，阴阳消长是一个量变的过程，而阴阳转化则是质变的过程。阴阳消长是阴阳转化的前提，而阴阳转化则是阴阳消长发展的结果。

阴阳转化是事物运动变化的基本规律。在阴阳消长过程中，事物由“化”至“极”，即发展到一定程度，超越了阴阳正常消长的阈值，事物必然向着相反的方面转化。阴阳的转化，必须具备一定的条件，这种条件中医学称之为“重”或“极”。故曰：“重阴必阳，重阳必阴。”“寒极生热，热极生寒。”（《素问·阴阳应象大论》）阴阳之理，极则生变。

但必须指出的是，阴阳的相互转化是有条件的。不具备一定的条件，二者就不能各自向相反的方向转化。阴阳的消长（量变）和转化（质变）是事物发展变化全过程密不可分的两个阶段。

以季节气候变化为例，一年四季，春至冬去，夏往秋来。春夏属阳，秋冬属阴，春夏秋冬四季运转不已，就具体体现了阴阳的互相转化。当寒冷的冬季结束转而进入温暖的春季，便是阴转化为阳；当炎热的夏季结束转而进入凉爽的秋季，则是由阳转化为阴。

在人体生命活动过程中，在生理上，物质与功能之间的新陈代谢过程，如营养物质（阴）不断地转化为功能活动（阳），功能活动（阳）又不断地转化为营养物质（阴）就是阴阳转化的表现。在疾病的发展过程中，阴阳转化常常表现为在一定条件下，表证与里证、寒证与热证、虚证与实证、阴证与阳证的互相转化等。

三、阴阳学说在中医学中的应用

在中医学理论体系中，处处体现着阴阳学说的思想。阴阳学说被用来阐释人体的组织结构及生理功能，说明人的病理变化，并用于指导疾病的诊断和治疗。

1. 阐释人的组织结构

阴阳学说认为，人体是一个有机的整体，人体内部充满着阴阳对立统一的关系。从人体部位来说，上部为阳，下部为阴；体表为阳，体内为阴；背属阳，腹属阴；四肢外侧为阳，四肢内侧为阴。以脏腑来分，五脏（心、肝、脾、肺、肾）属阴，因其功能以静为主；六腑（胆、胃、小肠、大肠、膀胱、三焦）属阳，因其功能以动为主。五脏之中又可根据其位置分为阳脏（心、肺）和阴脏（肝、脾、肾），每一脏腑之中又可将其功能归为阳，而其物质归为阴。此外，经络亦可分为阳经、阴经等等。

2. 概括人的生理功能

中医学认为，人体的正常生命活动是阴阳两个方面保持着对立统一的协调关系的结果。人体的物质基础属阴，而生理功能活动属阳，二者互相依存。生理活动以物质为基础，而生理活动的结果又不断促进物质的新陈代谢。如果人体的阴阳不能相互依存，相互为用，人的生命就会中止。

3. 说明人的病理变化

阴阳学说还被用来说明人体的病理变化。中医学认为疾病的发生，是人体阴阳失衡所致。阴阳失调，是指机体阴阳的平衡协调状态，由于某些因素的作用而遭到破坏，导致阴阳之间出现失衡与不和的情况，是对机体各种病理状态的高度概括。阴阳失调的表现形式很多，可归纳为阴或阳的偏盛偏衰，以及对另一方的累及等，这些可统称为“阴阳不和”。许多情况下，疾病发生、发展的过程，就是正邪抗争、各有胜负的过程。这一过程可以用阴阳偏胜、阴阳偏衰、阴阳互损、阴阳转化作概括性的解释。

（1）阴阳偏胜

阴阳偏胜包括阴偏胜和阳偏胜。阴或阳的偏盛，主要是指“邪气盛则实”的实证病机，是指在邪气作用下（或本身机能病理性亢奋）所致的阴或阳的任何一方高于正常水平的病变。《素问·阴阳应象大论》说：“阴胜则阳病，阳胜则阴病。阳胜则热，阴胜则寒。”

病邪侵入人体，在性质上，必从其类，即阳邪侵袭人体，则邪并于阳，而形成机体的阳偏胜；阴邪侵袭人体则邪并于阴，而形成机体的阴偏胜。

由于阴和阳是相互制约的，一般来说，阳长则阴消，阴长则阳消。所以阳偏胜必然会耗阴，从而导致阴液不足；阴偏盛也必然会损阳，从而导致阳气虚损。

①阳偏盛

阳主动，主升而为热。所以阳偏胜时，多见机体的机能活动亢奋、代谢亢进，机体反应性增强，热量过剩的病理状态。一般来说，阳胜的病机，多指阳气亢盛而阴液未虚的实热证。进一步发展，可成为阳盛阴虚之证。

阳胜的形成，多由于感受温热阳邪，或虽感受阴寒之邪，但入里从阳而化热，或情志内伤，五志过极而化火，或气滞、血瘀、食积等郁而化热所致。临床多见壮热、烦渴、面红、尿赤、便干、苔黄、脉数。若阳热亢盛过久，则必耗阴液，故阳盛实热病证，易于煎灼人体阴液，久之亦可导致人体津液不足，阴精亏损，转化为实热伤阴的病证。此即是“阳胜则阴病”。

②阴偏盛

阴主静，主内收而为寒，故在阴偏胜时，多见机体的机能活动代谢低下，热量不足，以及病理性代谢产物积聚等阴寒内盛的病理状态。一般来说，阴偏胜，多指阴邪偏盛而阳气未衰的实寒证。进一步发展可导致阳虚，则成为阴盛阳虚之证。

阴胜的形成，多由外感阴寒之邪，或过食生冷，阴寒内盛，遏抑机体的阳气，或由素体阳虚，阳不制阴，而致阴寒内盛。前者属实，后者则为虚实夹杂。此外，阴寒之邪壅盛，日久必伤阳气，故阴盛实寒病证，常可导致虚衰，出现机体生理功能活动减退情况，此即“阴胜则阳病”。

（2）阴阳偏衰

阴阳偏衰包括阴偏衰（阴虚）和阳偏衰（阳虚），指阴或阳低于正常水平的病理变化。阴或阳的偏衰，是指“精气夺则虚”的虚证。所谓“精气夺”，包括了机体的精、气、血、津液等基本物质的不足及其生理功能的减退，同时也包括了脏腑、经络等生理功能的减退和失调。

《素问·调经论》指出：“阳虚则外寒，阴虚则内热。”由于阳虚，不能制约阴寒，可出现虚寒征象，即阳消阴长，“阳虚则寒”；阴虚，无力制约阳气，可出现虚热征象，即阴消阳长，“阴虚则热”。

①阳偏衰

阳偏衰，即是阳虚，是指机体阳气虚损，机能减退或衰弱，机体反应性低下，代谢活动减退，热量不足的病理状态。多由于先天禀赋不足，或后天饮食失调，或劳倦内伤，或久病损伤阳气所致。

阳气不足，一般以脾肾阳虚为主，尤以肾阳虚衰（命门之火不足）最为重要，这是由于肾阳为诸阳之本的缘故。由于阳气虚衰，阳虚不能制阴，阳气的温煦功能减弱，脏腑经络等组织器官的功能活动亦因之而减退，血和津液的运行迟缓，水液不化而阴寒内盛。这是阳虚则寒的主要机理。

阳虚则寒，临床可见面色苍白，畏寒肢冷，舌淡脉迟等寒象，亦可见到倦卧神疲，小便清长，下利清谷等虚象，以及由于阳虚气化无力，阳不化阴，水液代谢功能减退或障碍而导致的水湿停滞等病变。

②阴偏衰

阴偏衰，即是阴虚，是指机体的精、血、津液等阴液亏耗，其滋养、宁静的作用减退。多由于阳邪伤阴，热邪炽盛伤津耗液，或因五志过极化火伤阴，或因久病耗伤阴液所致。

阴虚，虽然五脏皆可发生，但一般以肺、肝、肾之阴虚为主，其他脏腑之阴虚，久延不愈，最终亦多累及肺肾或者肝肾，所以临床上以肺肾阴虚与肝肾阴虚为多见。因为，肾阴为诸脏阴液之本，所以，肾阴不足在阴偏衰的病机中又占有极其重要的地位。

所谓阴虚则热，是指阴液不足，不能制约阳气，阳气相对亢盛，从而形成阴虚内热、阴虚火旺以及阴虚阳亢等病理表现。阴虚内热多有全身性虚热、五心烦热、骨蒸潮热、消瘦、盗汗、口干、舌红、脉细数；阴虚火旺多有咽干疼痛、牙龈肿痛、颧红升火、咳血或痰中带血等症；阴虚阳亢多见眩晕耳鸣、肢麻、肌肉颤动等症。

（3）阴阳互损

阴阳互损指体内的正气，特别是阴液与阳气之间的病理关系，包括阴损及阳和阳损及阴。阴阳互损体现了阴阳互根互用的关系。阴阳互损的最终表现为“阴阳俱损”、“阴阳两虚”。

阴损及阳，系指由于阴液（精、血、津液）亏损，累及阳气生化不足，或阳气无所依附而耗散，从而在阴虚的基础上又导致了阳虚，形成了以阴虚为主的阴阳两虚病理状态。

阳损及阴，系指由于阳气虚损，无阳则阴无以生，久之则阴液生化不足，从而在阳虚的基础上又导致了阴虚，形成了以阳虚为主的阴阳两虚病理状态。

（4）阴阳转化

阴阳转化指阴阳失调所表现出的病理现象，在一定的条件下可以相互转化，《素问·阴阳应象大论》中的“重寒则热，重热则寒”、“重阴必阳，重阳必阴”就是说明这类病理情况。

4. 指导疾病的诊断和治疗

中医认为疾病发生发展的原因是阴阳失调，所以对于任何疾病，无论其病情如何复杂多变，都可以用阴阳学说加以诊断。中医诊断疾病首先要分清阴阳，既可以用阴阳来概括证型，又可以用阴阳来分析四诊。如望诊色泽鲜明者属阳，晦暗者属阴；闻诊声音洪亮者属阳，语声低微者属阴；脉象浮、数、洪大者属阳，沉、迟、细小者属阴等等。从证型来看，病位在表属阳，实证属阳，热证属阳；而病位在里属阴，虚证属阴，寒证属阴等。

在决定治疗原则和临床用药时，中医学也是以阴阳学说作为指导的。如对于阳邪过盛所致的实热证，以热者寒之的原则用寒凉药物清热；对于阴盛所致的寒实证，则应以寒者热之的原则用温热药来祛寒。而对于阴虚所致的虚热证，要以滋阴药以补虚；对于阳虚引起的虚寒证，则要以温阳药以补阳。在阴阳两虚的情况下，就必须阴阳两补。

阴阳学说还可用来概括中药的性味，并用以指导临床使用。一般来说，寒、凉药属阴，温、热药属阳；味酸、苦、咸者属阴，味辛、甘、淡者属阳；具有收敛、沉降作用者属阴，而具发散、升浮作用者属阳。在临床用药时，应当根据疾病的阴阳性质决定治疗原则，再根据药物的阴阳属性来决定用药。

第三节 五行学说

一、五行的基本概念

五行指木、火、土、金、水。“五”，是木、火、土、金、水五种物质；“行”，四通八达，流行和行用之谓，是行动、运动的古义，即运动变化、运行不息的意思。五行学说为我国古代的一种哲学学说。五行学说认为五行是构成宇宙的基本物质元素，宇宙间各种物质都可以按照这五种基本物质的属性来归类，五行之间存在着一定的联系。自然界的一切事物和现象都可按照木、火、土、金、水的性质和特点归纳为五个系统。五个系统乃至每个系统之中的事物和现象都存在一定的内在关系，从而形成了一种复杂的网络状态，即所谓“五行大系”。五行大系还寻求和规定人与自然的对应关系，统摄自然与人事。人在天中，天在人中，你中有我，我中有你，天人交相生胜。五行学说认为大千世界是一个“变动不居”的变化世界，宇宙是一个动态的宇宙。

我国医学便借用五行学说来说明人体内部以及人体与外界环境之间的相互关系，用以补充阴阳学说。以系统结构观点来观察人体，阐述人体局部与局部、局部与整体之间的有机联系，以及人体与外界环境的统一，加强了中医学整体观念的论证，使中医学所采用的整体系统方法进一步系统化。五行学说对中医学特有的理论体系的形成，起了巨大的推动作用，成为中医学理论体系的哲学基础之一和重要组成部分。随着中医学的发展，中医学的五行学说与哲学上的五行学说日趋分离，着重用五行互藏理论说明自然界多维、多层次无限可分的物质结构和属性，以及脏腑的相互关系，特别是人体五脏之中各兼五脏，即五脏互藏规律，揭示机体内部与外界环境的动态平衡的调节机制，阐明健康与疾病、疾病的诊断和防治的规律。

中医学的五行，是中国古代哲学五行范畴与中医学相结合的产物，是中医学认识世界和生命运动的世界观和方法论。中医学对五行概念赋予了阴阳的含义，认为木、火、土、金、水乃至自然界的各种事物都是阴阳的矛盾运动所产生。阴阳的运动变化可以通过在天之风、热、温、燥、湿、寒六气和在地之木、火、土、金、水五行反映出来。中医学的五行不仅仅是指五类事物及其属性，更重要的是它包含了五类事物内部的阴阳矛盾运动。

二、五行学说的基本内容

（一）五行的特性

五行的特性，是古人在长期生活和生产实践中，对木、火、土、金、水五种物质的朴素认识的基础之上，进行抽象而逐渐形成的理论概念。

五行的特性是：

（1）“木曰曲直”：曲，屈也；直，伸也。曲直，即能曲能伸之义。木具有生长、能曲能伸、生发的特性。木代表生发力量的性能，标示宇宙万物具有生生不已的功能。凡具有这类特性的事物或现象，都可归属于“木”。

（2）“火曰炎上”：炎，热也；上，向上。火具有发热、温暖、向上的特性。火代表生发力量的升华，光辉而热力的性能。凡具有温热、升腾、茂盛性能的事物或现象，均可归属于“火”。

（3）“土爰稼穑”：春种曰稼，秋收曰穑，指农作物的播种和收获。土具有载物、生化的特性，故称土载四行，为万物之母。土具生生之义，为世界万物和人类生存之本，“四象五行皆借土”。五行以土为贵。凡具有生化、承载、受纳性能的事物或现象，皆归属于“土”。

（4）“金曰从革”：从，顺从、服从；革，革除、改革、变革。金具有能柔能刚、变革、肃杀的特性。金代表固体的性能，凡物生长之后，必会达到凝固状态，用金以示其坚固性。引申为肃杀、潜能、收敛、清洁之意。凡具有这类性能的事物或现象，均可归属于“金”。

（5）“水曰润下”：润，湿润；下，向下。水代表冻结含藏之意，水具有滋润、就下、闭藏的特性。凡具有寒凉、滋润、就下、闭藏性能的事物或现象都可归属于“水”。

由此可以看出，医学上所说的五行，不是指木火土金水这五种具体物质本身，而是五种物质不同属性的抽象概括。

（二）五行归类

五行学说以五行的特性对事物进行归类，将自然界的各种事物和现象的性质及作用与五行的特性相类比后，将其分别归属于五行之中。如事物的特性与木的特性相近，则归属于木，而与火的特性相类似的事物，则归属于火。按照五行学说，自然界及人体等可按其属性、形态相类同的，分别归纳成五大类，其关系简列如下表。

五行	木	火	土	金	水
五方	东	南	中	西	北
五季	春	夏	长夏	秋	冬
五华	生	长	化	收	藏
五气	风	暑	湿	燥	寒
五色	青	赤	黄	白	黑
五味	酸	苦	甘	辛	咸
五音	角	徵	宫	商	羽
五脏	肝	心	脾	肺	肾
六腑	胆	小肠	胃	大肠	膀胱
五官	目	舌	口	鼻	耳
五体	筋	脉	肉	皮毛	骨
五液	泪	汗	涎	涕	唾
情志	怒	喜	思	悲	恐惊
五声	呼	笑	歌	哭	吟

五行分类的具体推理方法是：

（1）类比：类比是根据两个或两类事物在某些属性或关系上的相似或相同，而推出它们在其他方面也可能相同或相似的一种逻辑方法。类比是一种推理方法，中医学称之为“援物比类”或“取象比类”。中医学五行学说运用类比方法，将事物的形象（指事物的性质、作用、形态）与五行属性相类比，如方位配五行，旭日东升，与木之生发特性相类，故东方归属于木；南方炎热，与火之炎上特性相类，故南方归属于火。又如五脏配五行，脾主运化而类于土之化物，故脾归属于土，肺主肃降而类于金之肃杀，故肺归属于金，等等。

（2）推衍：推衍是根据已知的某些事物的属性，推衍至其他相关事物，以得知这些事物的属性的推理方法。

以木行推衍为例，已知肝属于木，而肝合胆，主筋，开窍于目，故胆、筋、目眦属于木。他如五志之怒、五声之呼、变动之握，以及五季之春、五方之东、五气之风、五化之生、五色之青、五味之酸、五时之平旦、五音之角等等，亦归于木。根据木行的特性，在人体以肝为中心，推衍至胆、目、筋、怒、呼、握；在自然界以春为中心，推衍至东、风、生、青、酸、平旦、角等。肝与胆、目、筋、怒、呼、握，以及春与东、风、生、青、酸、平旦、角等之间并不存在包含关系，仅是在五脏之肝、五季之春的基础上发生了量的增加，其他四行均类此。

总之，五行学说以天人相应为指导思想，以五行为中心，以空间结构的五方、时间结构的五季、人体结构的五脏为基本框架，将自然界的各种事物和现象，以及人体的生理病理现象，按其属性进行归纳，即凡具有生发、柔和特性者统属于木；具有阳热、上炎特性者统属于火；具有长养、化育特性者统属于土；具有清静、收杀特性者统属于金；具有寒冷、滋润、就下、闭藏特性者统属于水。从而将人体的生命活动与自然界的事物和现象联系起来，形成了联系人体内外环境的五行结构系统，用以说明人体以及人与自然环境的统一性。

中国古代的科学方法具有勤于观察、善于推类、精于运数、重于应用和长于辩证的特点。推类，即善于用举一反三、引而申之的推类方法去研究自然界的未知事物。在“仰观天象，俯察地理”、“近取诸身，远取诸物”的“观物取象”的基础上，“以类族辨物”，并进一步“引而申之，触类而长之”，即触类旁通，由已知事物推广到其他未知的事物。五行学说的归类和推演的思维方法是：观物—取象—比类—运数（五行）—求道（规律），即应象以尽意。触类可为其象，合义可为其征，立象类比是手段，尽意求道是目的。这是一种以直接观察为基础的综合类比的思维方法。

（三）五行的调节机制

1. 五行的正常调节机制

五行生克制化：五行的生克制化规律是五行结构系统在正常情况下的自动调节机制。

（1）相生规律：相生即递相资生、助长、促进之意。五行之间互相滋生和促进的关系称作五行相生。

五行相生的次序是：木生火，火生土，土生金，金生水，水生木。

在相生关系中，任何一行都有“生我”、“我生”两方面的关系，《难经》把它比喻为“母”与“子”的关系。“生我”者为母，“我生”者为“子”。所以五行相生关系又称“母子关系”。以火为例，生“我”者木，木能生火，则木为火之母；“我”生者土，火能生土，则土为火之子。余可类推。

（2）相克规律：相克即相互制约、克制、抑制之意。五行之间相互制约的关系称之为五行相克。

五行相克的次序是：木克土，土克水，水克火，火克金，金克木，木克土。这种克制关系也是往复无穷的。木得金敛，则木不过散；火得水伏，则火不过炎；土得木疏，则土不过湿；金得火温，则金不过收；水得土渗，则水不过润。皆气化自然之妙用。

在相克的关系中，任何一行都有“克我”、“我克”两方面的关系。《黄帝内经》称之为“所胜”与“所不胜”的关系。“克我”者为“所不胜”，“我克”者为“所胜”。所以，五行相克的关系，又叫“所胜”与“所不胜”的关系。以土为例，“克我”者木，则木为土之“所不胜”。“我克”者水，则水为土之“所胜”。余可类推。

在上述生克关系中，任何一行皆有“生我”和“我生”、“克我”和“我克”四个方面的关系。以木为例，“生我”者水，“我生”者火；“克我”者金，“我克”者土。

（3）制化规律：五行中的制化关系，是五行生克关系的结合。相生与相克是不可分割的两个方面。没有生，就没有事物的发生和成长；没有克，就不能维持正常协调关系下的变化与发展。因此，必须生中有克（化中有制）、克中有生（制中有化），相反相成，才能维持和促进事物相对平衡协调和发展变化。五行之间这种生中有制、制中有生、相互生化、相互制约的生克关系，称之为制化。

2. 五行的异常调节机制

乘侮胜复：五行结构系统在异常情况下的自动调节机制为乘侮胜复。

（1）相乘相侮：相乘相侮，实际上是反常情况下的相克现象。

相乘规律：乘，即乘虚侵袭之意。相乘即相克太过，超过正常制约的程度，使事物之间失去了正常的协调关系。五行之间相乘的次序与相克同，但被克者更加虚弱。

相乘现象可分两个方面：其一，五行中任何一行本身不足（衰弱），使原来克它的一行乘虚侵袭（乘），而使它更加不足，即乘其虚而袭之。如以木克土为例：正常情况下，木克土，木为克者，土为被克者，由于它们之间相互制约而维持着相对平衡状态。异常情况下，木仍然处于正常水平，但土本身不足（衰弱），因此，两者之间失去了原来的平衡状态，则木乘土之虚而克它。这样的相克，超过了正常的制约关系，使土更虚。其二，五行中任何一行本身过度亢盛，而原来受它克制的那一行仍处于正常水平，在这种情况下，虽然“被克”一方正常，但由于“克”的一方超过了正常水平，所以也同样会打破两者之间的正常制约关系，出现过度相克的现象。如仍以木克土为例：正常情况下，木能制约土，维持正常的相对平衡。若土本身仍然处于正常水平，但由于木过度亢进，从而使两者之间失去了原来的平衡状态，出现了木亢乘土的现象。

“相克”和“相乘”是有区别的。前者是正常情况下的制约关系，后者是正常制约遭到破坏的异常相克现象。在人体，前者为生理现象，而后者为病理表现。

相侮规律：侮，即欺侮，有恃强凌弱之意。相侮是指五行中的任何一行本身太过，使原来克它的一行，不仅不能去制约它，反而被它所克制，即反克，又称反侮。

相侮现象也表现为两个方面。如以木为例：其一，当木过度亢盛时，金原是克木的，但由于木过度亢盛，则金不仅不能去克木，反而被木所克制，使金受损，这叫木反侮金。其二，当木过度衰弱时，金原克木，木又克土，但由于木过度衰弱，则不仅金来乘木，而且土亦乘木之衰而反侮之。习惯上把土反侮木称之为“土壅木郁”。

相乘、相侮均为破坏相对协调统一的异常表现。乘侮，都凭其太过而乘袭或欺侮。“乘”为相克之有余，而危害于被克者，也就是某一行对其“所胜”过度克制。“侮”为被克者有余，而反侮其克者，也就是某一行对其“所不胜”的反克。实际上，相乘和相侮是休戚相关的，是一个问题的两个方面。如木有余而金不能对木加以克制，木便过度克制其所胜之土，这叫做“乘”；同时，木还恃己之强反去克制其“所不胜”的金，这叫做“侮”。反之，木不足，则不仅金来乘木，而且其所胜之土又乘其虚而侮之。所以说：“气有余，则制己所胜而侮所不胜；其不及，则己所不胜侮而乘之，己所胜轻而侮之。”（《素问·五运行大论》）

（2）胜复规律：胜复指胜气和复气的关系。五行学说把由于太过或不及引起的对

“己所胜”的过度克制称之为“胜气”，而这种胜气在五行系统内必然招致一种相反的力量（报复之气），将其压抑下去，这种能报复“胜气”之气，称为“复气”，总称“胜复之气”。“有胜之气，其必来复也”（《素问·至真要大论》）。这是五行结构系统本身作为系统整体对于太过或不及的自行调节机制，旨在使之恢复正常制化调节状态。如木气太过，作为胜气则过度克土，而使土气偏衰，土衰不能制水，则水气偏胜而加剧克火，火气受制而减弱克金之力，于是金气旺盛起来，把太过的木气克伐下去，使其恢复正常。反之，若木气不足，则将受到金的过度克制，同时又因木衰不能制土而引起土气偏亢，土气偏亢则加强抑水而水气偏衰，水衰无以制火而火偏亢，火偏亢则导致金偏衰而不能制木，从而使不及的木气复归于平，以维持其正常调节状态。

胜复的调节规律是：先有胜，后必有复，以报其胜。“胜气”重，“复气”也重；“胜气”轻，“复气”也轻。通过胜复调节机制，使五行结构系统整体在局部出现较大不平衡的情况，进行自身调节，继续维持其整体的相对平衡。

总之，五行结构系统具有两种调节机制，一为正常情况下的生克制化调节机制，一为异常情况下的胜复调节机制。通过这两种调节机制，形成并保障了五行结构系统的动态平衡和循环运动。

三、五行学说在中医学中的应用

中医学的五行说，是将人体各部分归属成木、火、土、金、水五大类。归纳的同类事物之间发生纵的联系，各类事物之间发生横的联系。在纵的联系方面，例如属于木的，有肝、胆、目、筋、怒、青、酸、风等，其相互之间的联系是“肝开窍于目”、“肝主筋”、“怒伤肝”、肝病易生“肝风”等等。临床上，望诊时常以面部的色泽来辨别脏腑的病证，如青色多属肝风，赤色多属心火，黄色多属脾温，白色多属肺寒，黑色多属肾虚。而用药时，有时也可按五脏与五味的关系加以选择，如酸味入肝、苦味入心、甘味入脾、辛味入肺、咸味入肾等等。

在横的关系，就是各类事物之间，运用生克、乘侮等变化来说明五脏之间在生理和病理情况下的相互关系。

（一）说明人体的组织结构与脏腑的生理功能及其相互关系

1. 人体组织结构的分属　中医学在五行配五脏的基础上，又以类比的方法，根据脏腑组织的性能、特点，将人体的组织结构分属于五行，以五脏（肝、心、脾、肺、肾）为中心，以六腑（实际上是五腑：胃、小肠、大肠、膀胱、胆）为配合，支配五体（筋、脉、肉、皮毛、骨），开窍于五官（目、舌、口、鼻、耳），外荣于体表组织（爪、面、唇、毛、发）等，形成了以五脏为中心的脏腑组织的结构系统，从而为藏象学说奠定了理论基础。

2. 说明脏腑的生理功能　五行学说，将人体的内脏分别归属于五行，以五行的特性来说明五脏的部分生理功能。如：木性可曲可直，条顺畅达，有升发的特性，故肝喜条达而恶抑郁，有疏泄的功能；火性温热，其性炎上，心属火，故心阳有温煦之功；土性敦厚，有生化万物的特性，脾属土，脾有消化水谷，运送精微，营养五脏、六腑、四肢百骸之功，为气血生化之源；金性清肃、收敛，肺属金，故肺具清肃之性，肺气有肃降之能；水性润下，有寒润、下行、闭藏的特性，肾属水，故肾主闭藏，有藏精、主水等功能。

3. 说明脏腑之间的相互关系　中医五行学说对五脏五行的分属，不仅阐明了五脏的功能和特性，而且还运用五行生克制化的理论，来说明脏腑生理功能的内在联系。五脏之间既有相互滋生的关系，又有相互制约的关系。

（1）用五行相生说明脏腑之间的联系：如木生火，即肝木济心火，肝藏血，心主血脉，肝藏血功能正常有助于心主血脉功能的正常发挥。火生土，即心火温脾土，心主血脉、主神志，脾主运化、主生血统血，心主血脉功能正常，血能营脾，脾才能发挥主运化、生血、统血的功能。土生金，即脾土助肺金，脾能益气，化生气血，转输精微以充肺，促进肺主气的功能，使之宣肃正常。金生水，即肺金养肾水，肺主清肃，肾主藏精，肺气肃降有助于肾藏精、纳气、主水之功。水生木，即肾水滋肝木，肾藏精，肝藏血，肾精可化肝血，以助肝功能的正常发挥。这种五脏相互滋生的关系，就是用五行相生理论来阐明的。

（2）用五行相克说明五脏间的相互制约关系：如心属火，肾属水，水克火，即肾水能制约心火，如肾水上济于心，可以防止心火之亢烈。肺属金，心属火，火克金，即心火能制约肺金，如心火之阳热，可抑制肺气清肃之太过。肝属木，肺属金，金克木，即肺金能制约肝木。如肺气清肃太过，可抑制肝阳的上亢。脾属土，肝属木，木克土，即肝木能制约脾土。如肝气条达，可疏泄脾气之壅滞。肾属水，脾属土，土克水，即脾土能制约肾水。如脾土的运化，能防止肾水的泛滥。这种五脏之间的相互制约关系，就是用五行相克理论来说明的。

五脏中每一脏都具有生我、我生、克我、我克的关系。五脏之间的生克制化，说明每一脏在功能上有他脏的资助，不至于虚损，又能克制另外的脏器，使其不致过亢。本脏之气太盛，则有他脏之气制约；本脏之气虚损，则又可由他脏之气补之。如脾（土）之气，其虚，则有心（火）生之；其亢，则有肝木克之；肺（金）气不足，土可生之；肾（水）气过亢，土可克之。这种生克关系把五脏紧紧联系成一个整体，从而保证了人体内环境的对立统一。

就五行的相互关系而言，除五行之间的生克、制化、胜复外，尚有五行互藏。即五行的任何一行中，又复有五行。如木行中更具火土金水成分，余类推。中医学根据五行互藏而形成了五脏互藏理论，即五脏的网络调节机制。

4. 说明人体与内外环境的统一　事物属性的五行归类，除了将人体的脏腑组织结构分别归属于五行外，同时也将自然的有关事物和现象进行了归属。例如，人体的五脏、六腑、五体、五官等，与自然界的五方、五季、五味、五色等相应，这样就把人与自然环境统一起来。这种归类方法，不仅说明了人体内在脏腑的整体统一，而且也反映出人体与外界的协调统一。如春应东方，风气主令，故气候温和，气主生发，万物滋生。人体肝气与之相应，肝气旺于春。这样就将人体肝系统和自然春木之气统一起来。从而反映出人体内外环境统一的整体观念。

（二）说明五脏病变的传变规律

1. 发病

五脏外应五时，所以六气发病的规律，一般是主时之脏受邪发病。由于五脏各以所主之时而受病，当其时者，必先受之。所以，春天的时候，肝先受邪；夏天的时候，心先受邪；长夏的时候，脾先受邪；秋天的时候，肺先受邪；冬天的时候，肾先受邪。

主时之脏受邪发病，这是一般的规律，但是也有所胜和所不胜之脏受病的。气候失常，时令未到而气先至，属太过之气；时令已到而气未至，属不及之气。太过之气的发病规律，不仅可以反侮其所不胜之脏，而且还要乘其所胜之脏；不及之气的发病规律，不仅所胜之脏妄行而反侮，即使是我生之脏，亦有受病的可能。这是根据五行所胜与所不胜的生克乘侮规律而推测的。这种发病规律的推测，虽然不能完全符合临床实践，但它说明了五脏疾病的发生，受着自然气候变化的影响。

2. 传变

人体是一个有机的整体，内脏之间又是相互滋生、相互制约的，因而在病理上必然相互影响。本脏之病可以传至他脏，他脏之病也可以传至本脏，这种病理上的相互影响称之为传变。从五行学说来说明五脏病变的传变，可以分为相生关系传变和相克关系传变。

（1）相生关系传变：包括“母病及子”和“子病犯母”两个方面。

①母病及子：又称“母虚累子”。母病及子系病邪从母脏传来，侵入属子之脏，即先有母脏的病变后有子脏的病变。如水不涵木，即肾阴虚不能滋养肝木，其临床表现在肾，则为肾阴不足，多见耳鸣、腰膝酸软、遗精等；在肝，则为肝之阴血不足，多见眩晕、消瘦、乏力、肢体麻木，或手足蠕动，甚则震颤抽掣等。阴虚生内热，故亦现低热、颧红、五心烦热等症状。肾属水，肝属木，水能生木。现水不生木，其病由肾及肝，由母传子。由于相生的关系，病情虽有发展，但互相滋生作用不绝，病情较轻。

②子病犯母：又称“子盗母气”。子病犯母系病邪从子脏传来，侵入属母之脏，即先有子脏的病变，后有母脏的病变。如心火亢盛而致肝火炽盛，有升无降，最终导致心肝火旺。心火亢盛，则见心烦或狂躁谵语、口舌生疮、舌尖红赤疼痛等症状；肝火偏旺，则现烦躁易怒、头痛眩晕、面红目赤等症状。心属火，肝属木，木能生火。肝为母，心为子。其病由心及肝，由于传母，病情较重。

疾病按相生规律传变，有轻重之分，“母病及子”为顺，其病轻；“子病犯母”为逆，病重。

（2）相克关系传变：包括“相乘”和“反侮”两个方面。

①相乘：是相克太过为病，如木旺乘土，又称木横克土。木旺乘土，即肝木克伐脾胃，先有肝的病变，后有脾胃的病变。由于肝气横逆，疏泄太过，影响脾胃，导致消化机

能紊乱。肝气横逆，则现眩晕头痛、烦躁易怒、胸闷胁痛等症状；及脾则表现为脘腹胀痛、厌食、大便溏泄或不调等脾虚之候；及胃则表现为纳呆、嗳气、吞酸、呕吐等胃失和降之证。由肝传脾称肝气犯脾，由肝传胃称肝气犯胃。木旺乘土，除了肝气横逆的病变外，往往是脾气虚弱和胃失和降的病变同时存在。肝属木，脾（胃）属土，木能克土，木气有余，相克太过，其病由肝传脾（胃）。病邪从相克方面传来，侵犯被克脏器。

②相侮：又称反侮，是反克为害，如木火刑金，由于肝火偏旺，影响肺气清肃，临床表现既有胸胁疼痛、口苦、烦躁易怒、脉弦数等肝火过旺之证，又有咳嗽、咳痰，甚或痰中带血等肺失清肃之候：肝病在先，肺病在后。肝属木，肺属金，金能克木，今肝木太过，反侮肺金，其病由肝传肺。病邪从被克脏器传来，此属相侮规律传变。生理上既制约于我，病则其邪必微，其病较轻，故《难经》谓“从所胜来者为微邪”。

总之，五脏之间的病理影响及其传变规律，可以用五行生克、乘侮规律来解释。如肝脏有病，可以传心称为母病及子；传肾，称为子病及母。这是按相生规律传变，其病轻浅，称为“顺传”。若肝病传脾，称为木乘土；传肺，称为木侮金。这是按乘侮规律传变，其病深重，称为“逆传”，

（三）用于指导疾病的诊断

人体是一个有机的整体，当内脏有病时，人体内脏功能活动及其相互关系的异常变化，可以反映到体表相应的组织器官，出现色泽、声音、形态、脉象等诸方面的异常变化。由于五脏与五色、五音、五味等都以五行分类归属形成了一定的联系，这种五脏系统的层次结构，为诊断和治疗奠定了理论基础。因此，在临床诊断疾病时，就可以综合望、闻、问、切四诊所得的材料，根据五行的所属及其生克乘侮的变化规律，来推断病情。

1. 从本脏所主之色、味、脉来诊断本脏之病　如面见青色，喜食酸味，脉见弦象，可以诊断为肝病；面见赤色，口味苦，脉象洪，可以诊断为心火亢盛。

2. 推断脏腑相兼病变　从他脏所主之色来推测五脏病的传变。脾虚的病人，面见青色，为木来乘土；心脏病人，面见黑色，为水来克火，等等。

3. 推断病变的预后　从脉与色之间的生克关系来判断疾病的预后。如肝病色青见弦脉，为色脉相符；如果不得弦脉反见浮脉则属相胜之脉，即克色之脉（金克木）为逆；若得沉脉则属相生之脉，即生色之脉（水生木）为顺。

（四）用于指导疾病的防治

五行学说在治疗上的应用，体现于药物、针灸、精神等疗法之中，主要表现在以下几个方面。

1. 控制疾病传变　运用五行子母相及和乘侮规律，可以判断五脏疾病的发展趋势。一脏受病，可以波及其他四脏，如肝脏有病可以影响到心、肺、脾、肾等脏。他脏有病亦可传给本脏，如心、肺、脾、肾之病变，也可以影响到肝。因此，在治疗时，除对所病本脏进行处理外，还应考虑到其他有关脏腑的传变关系。根据五行的生克乘侮规律，来调整

其太过与不及，控制其传变，使其恢复正常的功能活动。如肝气太过，木旺必克土，此时应先健脾胃以防其传变。脾胃不伤，则病不传，易于痊愈。这是用五行生克乘侮理论阐述疾病传变规律和确定预防性治疗措施。至于能否传变，则取决于脏腑的机能状态，即五脏虚则传，实则不传。

2. 确定治则治法　五行学说不仅用以说明人体的生理活动和病理现象，综合四诊，推断病情，而且也可以确定治疗原则和制订治疗方法。

（1）根据相生规律确定治疗原则：临床上运用相生规律来治疗疾病，多属母病及子，其次为子盗母气。其基本治疗原则是补母和泻子，所谓“虚则补其母，实则泻其子”。

①补母：补母即“虚则补其母”，用于母子关系的虚证。如肾阴不足，不能滋养肝木，而致肝阴不足者，称为水不生木或水不涵木。其治疗，不直接治肝，而补肾之虚。因为肾为肝母，肾水生肝木，所以补肾水以生肝木。针灸疗法，凡是虚证，可补其所属的母经或母穴，如肝虚证取用肾经合穴（水穴）阴谷，或本经合穴（水穴）曲泉来治疗。这些虚证，利用母子关系治疗，即所谓“虚则补其母”。

②泻子：泻子即“实则泻其子”，用于母子关系的实证。如肝火炽盛，有升无降，出现肝实证时，肝木是母，心火是子，这种肝之实火的治疗，可采用泻心法，泻心火有助于泻肝火。针灸疗法，凡是实证，可泻其所属的子经或子穴。如肝实证可取心经荥穴（火穴）少府，或本经荥穴（火穴）行间治疗。这就是“实则泻其子”的意思。

临床上运用相生规律来治疗，除母病及子、子盗母气外，还有单纯子病，均可用母子关系加强相生力量。所以相生治法的运用，主要是掌握母子关系，它的原则是“虚则补其母”，“实则泻其子”。凡母虚累子，应先有母的症状；子盗母气，应先有子的症状；单纯子病，须有子虚久不复原的病史。

根据相生关系确定的治疗方法，常用的有以下几种。

①滋水涵木法：滋水涵木法是滋养肾阴以养肝阴的方法，又称滋养肝肾法、滋补肝肾法、乙癸同源法。适用于肾阴亏损而肝阴不足，甚者肝阳偏亢之证。表现为头目眩晕，眼干目涩，耳鸣颧红，口干，五心烦热，腰膝酸软，男子遗精，女子月经不调，舌红苔少，脉细弦数等。

②益火补土法：益火补土法是温肾阳而补脾阳的一种方法，又称温肾健脾法、温补脾肾法，适用于肾阳式微而致脾阳不振之证。表现为畏寒，四肢不温，纳减腹胀，泄泻，浮肿等。就五行生克关系而言，心属火、脾属土。火不生土应当是心火不生脾土。但是，此处的“火不生土”多是指命门之火（肾阳）不能温煦脾土的脾肾阳虚之证，少指心火与脾阳的关系。

③培土生金法：培土生金法是用补脾益气而补益肺气的方法，又称补养脾肺法，适用于脾胃虚弱，不能滋养肺脏而肺虚脾弱之候。该证表现为久咳不已，痰多清稀，或痰少而黏，食欲减退，大便溏薄，四肢乏力，舌淡脉弱等。

④金水相生法：金水相生法是滋养肺肾阴虚的一种治疗方法，又称补肺滋肾法、滋养肺肾法。金水相生是肺肾同治的方法，有“金能生水，水能润金”之妙。适用于肺虚不

能输布津液以滋肾，或肾阴不足，精气不能上滋于肺，而致肺肾阴虚者，表现为咳嗽气逆，干咳或咳血，音哑，骨蒸潮热，口干，盗汗，遗精，腰酸腿软，身体消瘦，舌红苔少，脉细数等。

（2）根据相克规律确定治疗原则：临床上由于相克规律的异常而出现的病理变化，虽有相克太过、相克不及和反克之不同，但总的来说，可分强弱两个方面，即克者属强，表现为功能亢进，被克者属弱，表现为功能衰退。因而，在治疗上同时采取抑强扶弱的手段，并侧重在制其强盛，使弱者易于恢复。另一方面强盛而尚未发生相克现象，必要时也可利用这一规律，预先加强被克者的力量，以防止病情的发展。

①抑强：用于相克太过。如肝气横逆，犯胃克脾，出现肝脾不调，肝胃不和之证，称为木旺克土，用疏肝、平肝为主。或者木本克土，反为土克，称为反克，亦叫反侮。如脾胃壅滞，影响肝气条达，当以运脾和胃为主。抑制其强者，则被克者的功能自然易于恢复。

②扶弱：用于相克不及。如肝虚郁滞，影响脾胃健运，称为木不疏土。治宜和肝为主，兼顾健脾，以加强双方的功能。

运用五行生克规律来治疗，必须分清主次，或是治母为主，兼顾其子；治子为主，兼顾其母。或是抑强为主，扶弱为辅，扶弱为主，抑强为辅。但是又要从矛盾双方来考虑，不得顾此失彼。

根据相克规律确定的治疗方法，常用的有以下几种。

①抑木扶土法：抑木扶土法是以疏肝健脾药治疗肝旺脾虚的方法。疏肝健脾法、平肝和胃法、调理肝脾法属此法范畴，适用于木旺克土之证，临床表现为胸闷胁胀，不思饮食，腹胀肠鸣，大便或秘或溏，或脘痞腹痛，嗳气，矢气等。

②培土制水法：培土制水法是用温运脾阳或温肾健脾药以治疗水湿停聚为病的方法，又称敦土利水法、温肾健脾法。适用于脾虚不运、水湿泛滥而致水肿胀满之候。

若肾阳虚衰，不能温煦脾阳，则肾不主水，脾不制水，水湿不化，常见于水肿证，这是水反克土。治当温肾为主，兼顾健脾。

③佐金平木法：佐金平木法是清肃肺气以抑制肝木的一种治疗方法，又称泻肝清肺法。临床上多用于肝火偏盛，影响肺气清肃之证，又称“木火刑金”。表现为胁痛，口苦，咳嗽，痰中带血，急躁烦闷，脉弦数等。

④泻南补北法：泻南补北法即泻心火滋肾水，又称泻火补水法、滋阴降火法。适用于肾阴不足、心火偏旺、水火不济、心肾不交之证。该证表现为腰膝酸痛、心烦失眠、遗精等。因心主火，火属南方；肾主水，水属北方，故称本法为泻南补北，这是水不制火时的治法。

3. 指导脏腑用药　中药以色味为基础，以归经和性能为依据，按五行学说加以归类：如青色、酸味入肝；赤色、苦味入心；黄色、甘味入脾；白色、辛味入肺；黑色、咸味入肾。这种归类是脏腑选择用药的参考依据。

4. 指导针灸取穴　在针灸疗法上，针灸医学将手足十二经四肢末端的穴位分属于五行，即井、荥、输、经、合五种穴位属于木、火、土、金、水。临床根据不同的病情以五行生克、乘侮规律进行选穴治疗。

5. 指导情志疾病的治疗　精神疗法主要用于治疗情志疾病。情志生于五脏，五脏之间有着生克关系，所以，情志之间也存在这种关系。由于在生理上人的情志变化有着相互抑制的作用，在病理上和内脏有密切关系，故在临床上可以用情志的相互制约关系来达到治疗的目的。如“怒伤肝，悲胜怒……喜伤心，恐胜喜……思伤脾，怒胜思……忧伤肺，喜胜忧……恐伤肾，思胜恐”。此即所谓以情胜情。

由此可见，临床上依据五行生克规律进行治疗，确有其一定的实用价值。但是，并非所有的疾病都可用五行生克这一规律来治疗，不要机械地生搬硬套。换言之，在临床上既要正确地掌握五行生克的规律，又要根据具体病情进行辨证施治。

第四章 藏象学说

“藏象”二字，首见于《素问·六节藏象论》。藏指藏于体内的内脏。象其义有二，一指脏腑的解剖形态，“象者，像也。论脏腑之形象，以应天地之阴阳也”；其二指脏腑的生理病理表现于外的征象。“象”是“藏”的外在反映，“藏”是“象”的内在本质，两者结合起来就叫做“藏象”。所以藏象包括各个内脏实体及其生理活动和病理变化表现于外的各种征象。藏象学说是研究人体各个脏腑的生理功能、病理变化及其相互关系的学说。它是历代医家在医疗实践的基础上，在阴阳五行学说的指导下，概括总结而成的，是中医学理论体系中极其重要的组成部分。实际上，藏象是一个动态的生理、病理概念，是生命本质与现象的统一。

藏象学说以脏腑为基础。脏腑是内脏的总称。按照生理功能特点，脏腑分为五脏、六腑和奇恒之府。以五脏为中心，一脏一腑、一阴一阳为表里，由经络相互络属。五脏，即肝、心、脾、肺、肾，其共同特点是能贮藏人体生命活动所必需的各种精微物质，如精、气、血、津液等。六腑，即胃、小肠、大肠、膀胱、胆、三焦，其共同生理特点是主管饮食物的受纳、传导、变化和排泄糟粕。奇恒之府，即脑、髓、骨、脉、胆、女子胞（子宫），其共同特点是它们同是一类相对密闭的组织器官，却不与水谷直接接触，即似腑非腑；但具有类似于五脏贮藏精气的作用，即似脏非脏。

藏象学说的形成，主要有三个方面：一是来源于古代的解剖知识。如《灵枢·经水》中说：“夫八尺之士，皮肉在此，外可度量切循而得之，其死，可解剖而视之。其脏之坚脆，腑之大小，谷之多少，脉之长短，血之清浊……皆有大数。”二是长期对人体生理、病理现象的观察。例如因皮肤受凉而感冒，会出现鼻塞、流涕、咳嗽等症状，因而认识到皮毛、鼻窍和肺之间存在着密切联系。三是长期医疗经验的总结。如从一些补肾药能加速骨折愈合的认识中产生了“肾主骨”之说。

中医认为，藏象学说中的脏腑不单纯是一个解剖学的概念，更重要的则是概括了人体某一系统的生理和病理学概念。肝、心、脾、肺、肾等脏腑名称，虽与现代人体解剖学的脏器名称相同，但在生理或病理的含义中，却不完全相同。一般来讲，中医藏象学说中一个脏腑的生理功能，可能包含着现代解剖生理学中的几个脏器的生理功能；而现代解剖生理学中的一个脏器的生理功能，亦可能分散在藏象学说的某几个脏腑的生理功能之中。

人体是一个有机的整体，各脏腑之间密切联系，它们不仅在生理功能上相互制约，相互依存，相互为用，而且以经络为联系通道，相互传递各种信息，在气血津液环周于全身的情况下，形成一个非常协调和统一的整体。人体根据五行学说以五脏为中心建立的五个功能活动系统都受天地四时阴阳的影响，同时互相之间也紧密联系，从而使人体整体与局部、局部与局部，以及人体与外界环境成为一个复杂的网络结构。

五脏：肝、心、脾、肺、肾合称五脏。从形象上看，五脏属于实体性器官；从功能上看，五脏是主“藏精气”，即生化和贮藏气血、津液、精气等精微物质，主持复杂的生命活动。所以说：“五脏者，藏精气而不泻也，故满而不能实。”满，指精气盈满；实，指水谷充实。满而不能实，就是说五脏贮藏的都是精气，而不是水谷或废料。

六腑：胆、小肠、胃、大肠、膀胱、三焦合称六腑。腑通“府”，有府库之意。从形象上看，六腑属于管腔性器官；从功能上看，六腑是主“传化物”，即受纳和腐熟水谷，传化和排泄糟粕，主要是对饮食物起消化、吸收、输送、排泄的作用。所以说：“六腑者，传化物而不藏，故实而不能满也。”六腑传导、消化饮食物，经常充盈水谷，而不贮藏精气。因传化不藏，故虽有积实而不能充满。

奇恒之府：脑、髓、骨、脉、胆、女子胞六者合称奇恒之府。奇者异也，恒者常也。奇恒之府，形多中空，与腑相近，内藏精气，又类于脏，似脏非脏，似腑非腑，故称之为“奇恒之府”。所以说：“脑、髓、骨、脉、胆、女子胞，此六者，地气之所生也，皆藏于阴而象于地，故藏而不泻，名曰奇恒之府。”

藏象学说的内容主要为脏腑、形体和官窍等。其中，以脏腑，特别是五脏为重点。五脏是生命活动的中心，六腑和奇恒之府均隶属于五脏。因此，五脏理论是藏象学说中最重要的内容。

形体，其广义者，泛指具有一定形态结构的组织，包括头、躯干和脏腑在内；其狭义者，指皮、肉、筋、骨、脉五种组织结构，又称五体。

官窍，官指机体有特定功能的器官，如耳、目、口、唇、鼻、舌，又称五官，它们分属于五脏，为五脏的外候。窍，有孔穴、苗窍之意，是人体与外界相通连的窗口。官必有窍，窍多成官，故官窍并称。窍有七窍，七窍指头面部七个孔窍（眼二、耳二、鼻孔二、口）。五脏的精气分别通达于七窍。九窍又称九官，指七窍又前阴和后阴而言。

第一节 五 脏

肝、心、肺、脾、肾称为五脏，加上心包络又称六脏。但习惯上把心包络附属于心，称五脏即概括了心包络。五脏具有化生和贮藏精气的共同生理功能，同时又各有专司，且与躯体官窍有着特殊的联系，形成了以五脏为中心的特殊系统。其中，心的生理功能起着主宰作用。

一、心

心居于胸腔，横膈膜之上，有卫护于外。心为神之主，脉之宗，起着主宰生命活动的作用，故《素问·灵兰秘典论》称之为“君主之官”。心的生理功能主要有两方面：一是主血脉，二是主神志。心与小肠互为表里。

心主血脉包括主血和主脉两个方面。全身的血液都在脉中运行，依赖于心脏的搏动而输送到全身，发挥其濡养的作用。心脏的正常搏动，在中医学理论中认为主要依赖于心气。心气旺盛，才能维持血液在脉内正常地运行，周流不息，营养全身。心气不足，可引起心血管系统的诸多病变。

心主神志。在中医学理论中，神有广义和狭义之分。广义之神，是指整个人体生命活动的外在表现。狭义之神，即是指心所主的神志，即人的精神、意识、思维活动。在中医学的藏象学说中，将人的精神、意识、思维活动不仅归属于五脏，而且主要归属于心的生理功能。《素问·灵兰秘典论》说："心者，君主之官，神明出焉。"《素问·邪客》说："心者，五脏六腑之大主也，精神之所舍也。"心主神明的生理功能正常，则神志清晰，思维敏捷，精神充沛；如心有病变，影响到神志活动，则可出现精神意识思维方面的异常表现，可见失眠、多梦、神志不宁，甚则谵狂；或见反应迟钝、健忘、精神萎靡，甚则昏迷等临床表现。

心在体合脉，其华在面。脉的生理功能可概括为两个方面：一是气血运行的通道，即血脉对血的运行有一定的约束力，使之循着一定方向、一定路径而循环贯注，流行不止。二是运载水谷精微，以布散周身，滋养脏腑组织器官。这些功能全赖于心主血脉的生理功能。其华在面，是指心的生理功能是否正常，以及气血的盛衰，可以从面部色泽的变化而显露出来。如心气旺盛，血脉充盈，则面部红润光泽；如心气不足，则可见面色发白、晦滞。

心开窍于舌。舌为心之苗窍。舌的功能是主司味觉，表达语言。而味觉的功能正常和语言的正确表达，则有赖于心主血脉和心主神志功能的正常。如心的功能正常，则舌质红润，舌体柔软，语言清晰，味觉灵敏。如心主神志功能异常，则见舌强语謇，或失语等。

［附］心包络

心包络，简称心包，又可称"膻中"，是指包在心脏外面的组织，具有保护心脏的作用，代心受邪。如热病过程中出现高热、神昏等病证，中医学称之为"热入心包"或"蒙蔽心包"。

二、肺

肺居胸腔，在诸脏腑中，其位最高，故称"华盖"。肺叶娇嫩，不耐寒热，易被邪侵，故又称"娇脏"。肺与大肠相为表里。其主要生理功能有：主气，主宣发肃降，主通调水道，朝百脉。

1. 肺主气

肺主气的功能包括两个方面，即主呼吸之气和主一身之气。肺主呼吸之气是说肺有司呼吸的作用。肺是体内外气体交换的主要场所，人体通过肺，从自然界吸入清气，呼出体内的浊气，从而保证人体新陈代谢的正常进行。若肺受邪而功能异常，可出现咳嗽、气喘、呼吸不利等呼吸系症状。

肺主一身之气，是指肺有主持并调节全身各脏腑组织器官之气的作用。首先体现在气的生成方面，特别是宗气的生成，主要依靠肺吸入的清气与脾胃运化的水谷精气相结合而成。其次体现在对全身气机具有调节作用。肺有节律地一呼一吸，对全身之气的升降出入运动具有重要调节作用。因此，肺主一身之气的功能异常，可影响宗气的生成和全身气机升降出入运动，表现为气短、声低、乏力等。

2. 肺主宣发和肃降

肺主宣发，是指肺气具有向上、向外、升宣、发散的生理功能。主要体现在：一是通过肺的宣发，排出体内的浊气。二是将卫气、津液和水谷精微布散周身，外达于皮毛，以充养身体，温润肌腠和皮毛。

肃降，即清肃、洁净和下降之意。肺主肃降的功能主要体现在以下三个方面：一是吸入自然界的清气；二是将吸入的清气和脾转输来的津液和水谷精微向下布散；三是肃清肺和呼吸道内的异物，以保持呼吸道的洁净。

肺的宣发和肃降，是相反相成的两个方面。如果两者失调，就会出现“肺气不宣”或“肺失肃降”的病变，表现为咳嗽、喘息、胸闷等。

3. 肺主通调水道

肺的通调水道功能是指肺的宣发和肃降对于体内的水液代谢起着疏通和调节的作用。主要体现在下述两个方面：一是肺主宣发。肺不但将津液和水谷精微布散于周身，而且主司腠理的开合，调节汗液的排泄。二是肺气肃降。肺可将体内的水液不断地向下输送，经肾和膀胱的气化作用，生成尿液而排出体外。所以说“肺主行水”、“肺为水之上源”。肺通调水道的功能异常，则水的输布、排泄障碍，出现小便不利、水肿和痰饮等。

4. 肺朝百脉

肺朝百脉是指全身的血液都通过经脉而会聚于肺，通过肺的呼吸，进行体内外清浊之气的交换，然后将富含清气的血液输送至全身的作用，即肺协助心脏推动血液在脉管内运行的作用。全身的血液，都要通过经脉而流经于肺，通过肺的呼吸进行气体交换，然后再输布全身。“食气入胃，浊气归心，淫精于脉，脉气流经，经气归于肺，肺朝百脉，输精于皮毛”。

肺朝百脉的生理作用为助心行血。肺主气，心主血，全身的血和脉，均统属于心。心脏的搏动，是血液运行的基本动力。血的运行，又依赖于气的推动，随着气的升降而运行到全身。肺主一身之气，贯通百脉，调节全身的气机，故能协助心脏主持血液循行。所以，血液的运行，亦有赖于肺气的敷布和调节。“人之一身，皆气血之所循行，气非血不和，血非气不运”。

5. 肺开窍于鼻

鼻是肺的门户，为气体出入的通道，具有通气和主嗅觉的功能，均有赖于肺气的作用来维持。肺气的功能调和，则鼻的通气功能正常、嗅觉灵敏。肺的某些病变，常可影响及鼻，使之产生多种病理表现，如鼻塞流涕、不闻香臭，或鼻衄等。

6. 肺在体合皮，其华在毛

皮毛包括皮肤、汗腺、毫毛等组织，是一身之表，依赖于卫气和津液的温养和润泽，成为抵御外邪侵袭的屏障。肺合皮毛是说肺能输布津液、宣发卫气于皮毛，使皮肤润泽，肌腠致密，抵御外邪的能力增强。如果肺气虚则体表不固，常自汗出，抵抗力下降则易于感冒。由于肺和皮毛相合，所以外邪侵犯皮毛也常常影响肺的功能而招致相应病变。

三、脾

脾位于中焦，在横膈之下。其主要生理功能是主运化、主升清和主统血。脾和胃相为表里。两者均是主要的消化器官。人出生后其生命活动的维持和气血津液的化生，都有赖于脾胃运化的水谷精微，故称脾胃为“气血生化之源”、“后天之本”。《素问·灵兰秘典论》说：“脾胃者，仓廪之官，五味出焉。”

1. 脾主运化

运，即转运输送；化，即消化吸收。脾主运化的生理功能包括运化水谷精微和运化水液两个方面。运化水谷精微，即是指对饮食物的消化和吸收，并转输其精微物质的作用。中医认为，饮食物经脾、胃消化吸收后，须赖于脾的运化功能，才能将水谷转化为精微物质，并依赖于脾的转输和散精功能，才能将水谷精微布散于全身，从而使五脏六腑、四肢百骸等各个组织、器官得到充足的营养，以维持正常的生理功能。脾的运化水谷精微功能旺盛，则饮食水谷方能化为精微，生成精、气、血、津液，以充养人体，进行正常生理活动。反之，若脾失健运，则出现食欲不振、腹胀、便溏、消化不良，以至倦怠、消瘦等气血生化不足的病变。

脾的运化水液，是指脾对水液的吸收、转输和布散作用。脾的这一功能正常，能防止水液在体内停滞，也就防止湿、痰、饮等病理产物的生成。反之，就会导致水液在体内的停滞，而产生湿、痰、饮等致病因素而发生多种疾病如水肿、泄泻等。

2. 脾主升清

“升”即上升之意；“清”是指水谷精微等营养物质。脾主升清概括了脾的生理功能特点，体现在以下两方面：一是将水谷精微物质上输于心、肺，通过心肺的作用化生气血，以营养全身。二是主升提，以维持机体内脏的正常位置。所以若脾失升清，则水谷精微上升布散失职，则可出现神疲乏力、头目眩晕、腹胀泄泻等症，故《素问·阴阳应象大论》说：“清气在下，则生飧泄。”脾气下陷，则可引发内脏下垂，如胃下垂、子宫脱垂等或发为久泄脱肛等病证。

3. 脾主统血

脾主统血是指脾能统摄、控制血液，使之正常地循行于脉内，而不溢出于脉外。如脾气虚弱失去统血的功能，则血不循经而溢于脉外，可出现某种出血证，如便血、皮下出血、子宫出血等，并伴有一些脾气虚的症状。

4. 脾开窍于口，其华在唇

饮食口味及食欲的正常与否与脾的运化功能有密切关系。脾气健运，则口味和食欲正常。反之，若脾失健运，则可出现食欲的减退或口味的异常，如口淡无味、口甜、口腻等。口唇的色泽与全身的气血是否充盈有关，而脾胃为气血生化之源，所以口唇的色泽是否红润，实际是脾运化功能状态的外在体现。

5. 脾在体合肌肉，主四肢

人体有赖于脾所运化的水谷精微的营养，才能使肌肉丰满发达，四肢活动有力。因此脾的运化功能健全与否，往往直接关系到肌肉的壮实与瘦削，以及四肢功能活动正常与否。若脾虚不健，肌肉失其营养则逐渐消瘦或痿软松弛，四肢则痿废不用。

四、肝

肝位于上腹部，横膈之下。其主要生理功能是主疏泄和藏血。肝与胆本身直接相连，又互为表里。肝的经脉循行于胁肋、小腹和外生殖器等部位，故这些部位的病证多从肝论治。

1. 肝主疏泄

肝主疏泄，泛指肝气具有疏通、条达、升发、畅泄等综合生理功能。古人以木气的冲和条达之象来类比肝的疏泄功能，故在五行中将其归属于木，故《素问·灵兰秘典论》说："肝者，将军之官，谋虑出焉。"《素问·六节藏象论》说："肝者，罢极之本，魂之居也。"肝主疏泄的功能主要表现在调节精神情志、促进消化吸收，以及维持气血、津液的运行三方面。

（1）调节精神情志。中医认为，人的精神活动除由心所主外，还与肝的疏泄功能有关。肝的这一功能正常，人体就能较好地协调自身的精神、情志活动，表现为精神愉快、心情舒畅、理智灵敏；疏泄不及，则表现为精神抑郁、多愁善虑、沉闷欲哭、嗳气太息、胸胁胀闷等；疏泄太过，则表现为兴奋状态，如烦躁易怒、头晕胀痛、失眠多梦等。

（2）促进消化吸收。肝的疏泄功能有助于脾胃的升降和胆汁的分泌，以保持正常的消化、吸收功能。如肝失疏泄，可影响脾胃的升降和胆汁的排泄，从而出现消化功能异常的症状，如食欲不振、消化不良、嗳气泛酸，或腹胀、腹泻等，中医称为"肝胃不和"或"肝脾不调"。

（3）维持气血、津液的运行。肝的疏泄功能直接影响着气机的调畅。如肝失疏泄，气机阻滞，可出现胸胁、乳房或少腹胀痛。气是血液运行的动力，气行则血行，气滞则血瘀。若肝失疏泄，气滞血瘀，则可见胸胁刺痛，甚至癥积、肿块，女子还可出现经行不畅、痛经和经闭等。

肝的疏泄功能还有疏利三焦、通调水道的作用。故肝失疏泄，有时还可出现腹水、水肿等。

2. 肝主藏血

肝有贮藏血液和调节血量的功能。当人体在休息或情绪稳定时，机体的需血量减少，大量血液贮藏于肝；当劳动或情绪激动时，机体的需血量增加，肝排出其所储藏的血液，以供应机体活动的需要。如肝藏血的功能异常，则会引起血虚或出血的病变。若肝血不足，不能濡养于目，则两目干涩昏花，或为夜盲；若失于对筋脉的濡养，则筋脉拘急、肢体麻木、屈伸不利等。

3. 肝开窍于目

目的视觉功能主要依赖肝之阴血的濡养，肝的经脉又上联目系。因此，肝的功能正常与否常常在目上反映出来。例如，肝血不足可出现视物模糊、夜盲；肝阴亏损，则两目干涩、视力减退；肝火上炎，则目赤肿痛。

4. 在体合筋，其华在爪

肝主筋。筋的活动有赖于肝血的滋养。肝血不足，筋失濡养可导致一系列症状，如前所述。若热邪炽盛，灼伤肝的阴血，可出现四肢抽搐、牙关紧闭、角弓反张等，中医称之为“肝风内动”。

“爪”包括指甲和趾甲，有“爪为筋之余”之说。肝血充足，则指甲红润、坚韧；肝血不足，则爪甲枯槁、软薄，或凹陷变形。

五、肾

肾位于腰部，故《素问·脉要精微论》说：“腰者，肾之府。”由于肾藏有“先天之精”，为脏腑阴阳之本，生命之源，故称为“先天之本”。肾在五行属水，肾与膀胱互为表里，肾的主要生理功能为肾藏精，主生长发育和生殖；肾主水液；以及肾主纳气。

1. 肾藏精，主生长发育和生殖

精有精华之意，指人体最重要的物质基础。肾所藏之精包括“先天之精”和“后天之精”。“先天之精”是禀受于父母的生死之精，是构成胚胎发育的原始物质，即《灵枢·本神》所说的“生之来，谓之精”，所以称“肾为先天之本”。先天之精有赖于后天之精的不断充实壮大。“后天之精”来源于水谷精微，由脾胃化生，转输五脏六腑，成为脏腑之精。脏腑之精充盛，除供应本身生理活动所需外，其剩余部分则贮藏于肾，以备不时之需。故《素问·上古天真论》说：“肾者主水，受五脏六腑之精而藏之。”当五脏六腑需要时，肾再把所藏的精气重新供给五脏六腑。故肾精的盛衰，对各脏腑的功能都有影响。

肾所藏之精化生为肾气，肾气的充盈与否与人体的生、长、壮、老、已的生命过程密切相关。例如，人在七八岁时，由于肾气的逐渐充盛，所以有“齿更发长”的变化；发育到青春期，肾气充盛，产生了一种叫做“天癸”的物质，于是男子就能产生精子，女子开始排卵，出现月经，性机能也逐渐成熟而有生殖能力；待到老年，肾气渐衰，性机能和生殖能力随之逐渐减退而消失。

2. 肾主水

肾主水是指肾具有主持全身水液代谢、维持体内水液平衡的作用。人体的水液代谢包括两个方面：一是将来自水谷精微，具有濡养、滋润脏腑组织作用的津液输布全身；二是将各脏腑组织代谢后的浊液排出体外。而水液代谢过程的实现，主要依赖肾的“气化”功能。

肾有司开阖的作用。开，则水液得以排出；阖，则机体需要的水液得以在体内潴留。

如果肾的气化正常，则开阖有度，尿液排泄也就正常。如果肾主水的功能失调，开阖失度，就会引起水液代谢紊乱。如阖多开少，可见尿少、水肿；开多阖少，则尿多、尿频。

3. **肾主纳气**

纳即收纳、摄纳的意思。肾主纳气，是指肾有摄纳肺所吸入的清气，从而保证体内外气体正常交换的作用。只有这样才能保持一定的呼吸深度。故肾的纳气功能正常，则呼吸均匀和调。如肾虚不能纳气，可出现呼多吸少、吸气困难、动则喘甚等症，称为“肾不纳气”。

4. **肾开窍于耳及二阴**

耳的听觉功能依赖于肾精的充养。肾精充足，则听觉灵敏；肾精不足，则出现耳鸣、听力减退等。二阴是前阴与后阴的总称。前阴包括尿道和生殖器。尿液的贮存和排泄虽为膀胱的功能，但须依赖肾的气化作用才能完成。因此，凡尿频、遗尿或尿少、尿闭多与肾的功能失常有关。后阴指肛门。粪便的排泄虽由大肠所主，但中医认为亦与肾有关。如肾阴不足可致肠液枯涸而便秘；肾阳虚衰，脾失温煦，水湿不运，可致大便泄泻；肾气不固，可致久泄、滑脱。

5. **肾在体为骨，其华在发**

肾藏精，精能生髓，髓藏于骨腔中以营养骨骼，称为“肾主骨”、“肾生骨髓”。肾精充足，则骨髓充盈，骨骼得到骨髓的充分滋养，则坚固有力。如果肾精虚少，骨髓的化源不足，不能营养骨骼，便会出现骨骼软弱无力，甚至发育不良，所以临床所见小儿囟门迟闭、骨软无力，常因肾精不足所致。牙齿与骨一样，也是由肾精所充养，称为“齿为骨之余”。故凡小儿牙齿生长迟缓、成人牙齿松动或早期脱落，中医认为均由肾精不足所致。

发的营养虽源于血，但其生机却根源于肾。因为肾藏精，精能化血，精血旺盛，则毛发多而润泽，即所谓“其华在发”。凡久病而见头发稀疏、枯槁、脱落，或未老先衰、早脱、早白者，多属肾精不足和血虚。

第二节　六　腑

六腑，是胆、小肠、胃、大肠、膀胱、三焦的总称。它们的共同生理功能是“传化物”，其生理特点是“泻而不藏”，“实而不能满”。饮食物入口，通过食道入胃，经胃的腐熟，下传于小肠，经小肠的分清泌浊，其清者（精微、津液）由脾吸收，转输于肺，而布散全身，以供脏腑经络生命活动之需要；其浊者（糟粕）下达于大肠，经大肠的传导，形成大便排出体外；而废液则经肾之气化而形成尿液，渗入膀胱，排出体外。饮食物在消化、吸收、排泄过程中，须通过消化道的七个要冲，即“七冲门”，意为七个冲要门户：“唇为飞门，齿为户门，会厌为吸门，胃为贲门，太仓下口为幽门，大肠小肠会为阑门，下极为魄门，故曰七冲门也。”（《难经・四十四难》）

六腑的生理特性是受盛和传化水谷，具有通降下行的特性。“六腑者，传化物而不藏，故实而不能满也。所以然者，水谷入口，则胃实而肠虚。食下，则肠实而胃虚。”（《素问·五藏别论》）每一腑都必须适时排空其内容物，才能保持六腑通畅，功能协调，故有“六腑以通为用，以降为顺”之说。突出强调“通”、“降”二字，若通和降的太过与不及，均属于病态。

一、胆

胆居六腑之首，又属于奇恒之府。胆与肝相连，附于肝之短叶间。胆与肝又有经脉相互络属，而为表里。《素问·本输》称：“胆者，中精之府。”内藏清净之液，即胆汁，胆汁直接有助于饮食物的消化。胆的生理功能是贮藏和排泄胆汁，主决断，调节脏腑气机。

1. 贮藏和排泄胆汁

胆汁的化生和排泄由肝的疏泄功能所控制和调节。胆汁由肝之精气所化生，汇集于胆，泄于小肠，以助饮食物消化吸收。若肝失疏泄，则可导致胆汁生成和排泄异常，影响饮食消化吸收，则可出现多种消化不良症状，如厌食、腹胀、便溏等；胆汁外溢则发为黄疸，表现为目黄、身黄和尿黄等。

2. 胆主决断

胆主决断指胆在精神意识思维活动过程中，具有判断事物、作出决定的作用。胆主决断对于防御和消除某些精神刺激（如大惊大恐）的不良影响，以维持和控制气血的正常运行，确保脏器之间的协调关系有着重要的作用。

3. 调节脏腑气机

胆合于肝，助肝之疏泄，以调畅气机，则内而脏腑，外而肌肉，升降出入，纵横往来，并行不悖，从而维持脏腑之间的协调平衡。胆的功能正常，则诸脏易安，故有“凡十一脏取决于胆”（《素问·六节藏象论》）之说。

由于胆本身并无传化饮食物的生理功能，且贮藏精汁，故又属奇恒之府。

二、胃

胃，居于膈下，腹腔上部，中医将其分为上、中、下三部。胃的上部称上脘，包括贲门；中部称中脘，即胃体部位；下部称下脘，包括幽门。胃的主要生理功能是受纳与腐熟水谷，胃以降为和，与脾相表里。

1. 胃主受纳、腐熟水谷

受纳是接受和容纳的意思。腐熟是饮食物经过胃的初步消化，形成食糜的意思。饮食入口，经过食管，容纳于胃，故称胃为“太仓”、“水谷之海”。机体的生理活动和气血津液的化生，都需要依靠饮食物的营养，故又称胃为“水谷气血之海”。《灵枢·玉版》说：“人之所受气者，谷也；谷之所注者，胃也是；胃者，水谷气血之海也。”容纳于胃中的饮食水谷，经过胃的腐熟后，下传于小肠以进一步消化吸收。如果胃的这一功能发生障碍，可出现食欲不振、食少、消化不良、胃脘胀痛等。

胃的受纳腐熟水谷功能必须与脾的运化功能相配合，故脾胃对饮食水谷的消化吸收功能概括为“胃气”。中医学非常重视“胃气”，认为“人以胃气为本”。胃气强则五脏俱盛，胃气弱则五脏俱衰；有胃气则生，无胃气则死。胃气的盛衰有无，直接关系到人体的生命活动及其存亡。因而又称脾胃为人的“后天之本”。故临证处方用药应切记“勿伤胃气”，否则胃气一败，百药难施。

2. 胃主通降，以降为和

饮食物经过胃的受纳腐熟后，必须下行而入小肠，以便进一步消化吸收。所以说，胃主通降，以降为和。在藏象学说中，胃的通降作用，还概括了小肠将食物残渣下输于大肠，以及大肠传化糟粕的功能在内。若胃失和降，则影响食欲，并出现口臭、脘腹胀满疼痛等；胃气上逆则出现嗳气吞酸、呃逆、恶心、呕吐等。

三、小肠

小肠位居腹中，其上口在幽门处与胃之下口相接，其下口在阑门处与大肠之上口相连。小肠的主要生理功能是受盛、化物和泌别清浊。小肠与心相为表里。

1. 小肠主受盛和化物

受盛即接受或以器盛物的意思。化物，具有变化、消化、化生的意思。小肠接受由胃初步消化的饮食物，并对其作进一步消化，将水谷化为精微。《素问·灵兰秘典论》说：“小肠者，受盛之官，化物出焉。”小肠这一功能异常，可导致消化吸收障碍，表现为腹胀、腹泻、便溏等。

2. 小肠主泌别清浊

小肠将经过进一步消化后的饮食物，分别为水谷精微和食物残渣两部分，并将水谷精微吸收，将食物残渣向大肠输送，同时，也吸收大量的水液，而无用的水液则渗入于膀胱排出体外。因而，小肠的泌别清浊功能，还和大便、小便的质量有关。如小肠的泌别清浊功能正常，则二便正常；反之，则大便稀薄而小便短少。

四、大肠

大肠居于下腹中，上接小肠，下接肛门。其主要生理功能是传化糟粕。大肠与肺相表里。

大肠接受经过小肠泌别清浊后所剩下的食物残渣，吸收多余的水分，形成粪便，经肛门而排出体外。《素问·灵兰秘典论》说：“大肠者，传导之官，变化出焉。”大肠的这一功能是胃的降浊功能的延伸，同时与肺的肃降功能有关。如大肠传导失常，可出现大便质、量以及次数的异常变化，如泄泻或便秘或便脓血等。

五、膀胱

膀胱位于小腹中，主要生理功能是贮尿和排尿。其与肾直接相通，又相表里。

尿液为津液所化，在肾的气化作用下，其浊者下输于膀胱，并由膀胱暂时贮存，当贮留至一定程度时，在膀胱气化作用下以排出体外。《素问·灵兰秘典论》说："膀胱者，州都之官，津液藏焉，气化则能出矣。"膀胱的贮尿和排尿功能，全赖于肾的气化功能，膀胱的气化，实际上隶属于肾的蒸腾气化。膀胱的病变，主要表现为尿频、尿急、尿痛；或小便不利，尿有余沥，甚至尿闭或遗尿、小便失禁等。

六、三焦

三焦是中医藏象学说中一个特有的名词，是上焦、中焦和下焦的合称。上焦为膈以上的部位，包括心、肺；中焦为膈以下、脐以上的部位，包括脾、胃；下焦为脐以下部位，包括肾、膀胱、大小肠、女子胞等。三焦与心包络相表里。

三焦的生理功能一为通行元气，二为水液运行之道。

三焦主持诸气，总司全身的气机和气化。三焦是气的升降出入的通道，又是气化的场所。元气，是人体最根本的气，元气根于肾，通过三焦而充沛于全身，故说："三焦者，气之所终始也。"《难经·三十八难》说三焦"有原气之别焉，主持诸气"。三焦为水液运行之道路。《素问·灵兰秘典论》说："三焦者，决渎之官，水道出焉。"也就是说三焦有疏通水道、运行水液的作用。

上焦、中焦、下焦的部位划分有其各自的生理功能特点。

上焦主气，司呼吸，主血脉，其特点是主宣发，将饮食物所化生的水谷精气敷布周身，如雾露一样可以滋养全身脏腑组织，因而喻为"上焦如雾"。

中焦主运化，即腐熟水谷，运化精微，以化气血，故喻之为"中焦如沤"。"沤"即是饮食水谷腐熟时的泡沫浮游状态。

下焦主分别清浊、排泄尿液与大便，其具有向下、向外排泄的特点，故称"下焦如渎"。"渎"指沟渠。

第三节　奇恒之府

奇恒之府，即脑、髓、骨、脉、胆、女子胞（子宫）。奇恒，异于平常之谓。其共同特点是它们同是一类相对密闭的组织器官，却不与水谷直接接触，即似腑非腑；但具有类似于五脏贮藏精气的作用，即似脏非脏。奇恒之府，除胆属六腑外，都没有和五脏的表里配属关系，但有的与八脉相联系。"……六者主藏而不泻，此所以象地也。其脏为奇，无所与偶，而至有恒不变，名曰奇恒之脏。"

一、脑

脑居颅内。《素问·五藏生成》中的"诸髓者，皆属于脑"，《灵枢·海论》中的"脑为髓之海"，指出了脑是髓汇集而成，而且说明了髓与脑的关系。脑的功能，如《素问·脉要精微论》所说："头者，精明之府。"清代王清任的《医林改错》在前人认识的基础上，对脑的功能作了较为详细的论述，把忆、视、听、嗅、言等感官功能都归于脑。

藏象学说将脑的生理和病理归于心而分属于五脏，认为心是“君主之官，神明出焉”；同时，把人体的精神意识思维活动与五脏作了联系。

而脑的具体生理功能有：①主宰生命活动，认为“脑为元神之府”，是生命的枢机，主宰人体的生命活动；②主精神意识，认为“脑为元神之府，精髓之海，实记忆所凭也”；③主感觉运动。眼、耳、口、鼻、舌为五脏外窍，与脑相通。故人的视、听、言、动等，皆与脑有密切关系。“……耳目口鼻之所导入，最近于脑，必以脑先受其象而觉之，而寄之，而存之也。”

二、髓

髓的生成与先天之精、后天之精都有关系，其功能有充养脑髓、滋养骨骼和化生血液三个方面。

三、女子胞

女子胞位于小腹内，为女性的生殖器官。其主要功能为主持月经和孕育胎儿。中医认为，女子胞的生理功能主要与心、肝、脾、肾以及冲任二脉有关。这是因为其主持月经、孕育胎儿的功能无不与血、精有关。而心主血，肝藏血，脾统血，肾藏精，任主胎胞，冲为血海。在病理上，当各种因素导致上述脏器、经脉功能异常，即影响女子胞的功能，引起月经失调与不孕。

[附] 精室

女子之胞名曰子宫，具有主持月经、孕育胎儿的功能，是女性生殖器官之一。男子之胞名为精室，具有贮藏精液、生育繁衍的功能。精室是男性生殖器官，亦属肾所主，与冲任相关。精室包括解剖学所说的睾丸、附睾、精囊腺和前列腺等，具有化生和贮藏精子等功能，主司生育繁衍。精室的功能与肾之精气盛衰密切相关。睾丸，又称外肾，“睾丸者，肾之外候。”

四、骨

骨有贮藏骨髓、支持形体和主管运动的功能。

骨为髓府，髓藏骨中，所以说骨有贮藏骨髓的作用。骨髓能充养骨骼。骨的生长、发育和骨质的坚脆等都与髓的盈亏有关。骨髓充盈，骨骼得养，则骨骼刚健。反之，会出现骨的生长发育和骨质的异常变化。骨具坚刚之性，为人身之支架，能支持形体，保护脏腑，故云：“骨为干。”而在运动过程中，骨及由骨组成的关节起到了支点和支撑并具体实施动作等重要作用。

脉的生理功能可概括为两个方面：一是气血运行的通道，即血脉对血的运行有一定的约束力，使之循着一定方向、一定路径而循环贯注，流行不止。二是运载水谷精微，以布散周身，滋养脏腑组织器官。同时还可以传递信息，而反映人体气血之多寡、脏腑功能之盛衰。

胆附于肝之短叶间，与肝直接相连。胆与肝又互为表里。胆的生理功能是贮藏和排泄胆汁。胆汁的化生和排泄由肝的疏泄功能所控制和调节。胆汁由肝之精气所化生，汇集于胆，泄于小肠，以助饮食物消化吸收。胆汁直接有助于饮食物的消化，为六腑之首。但是，由于胆本身并无传化饮食物的生理功能，且贮藏精汁，故又属奇恒之府。

中医藏象学说也包括形体官窍等，这些是人体躯干、四肢、头面部等组织结构或器官的统称，是人体结构的组成部分，主要包括五体和五官九窍，以及五脏外华等内容。藏象学说认为，形体官窍虽为相对独立的组织或器官，各具不同的生理功能，但它们又都从属于五脏，分别为某一脏腑功能系统的组成部分。形体器官依赖脏腑经络的正常生理活动为之提供气血津液等营养物质而发挥正常的生理作用，其中与五脏的关系尤为密切。藏象学说采用以表知里的方法，着重通过活动的机体的外部表征来推导人体内部脏腑组织的运动规律，从而确定“象”与“脏”的关系。

第四节　脏腑之间的关系

一、脏与腑之间的关系

脏与腑的关系是阴阳表里的关系。脏属阴，为里；腑属阳，为表。脏腑之间通过经脉形成相互络属的关系。

1. 心与小肠

心与小肠通过手少阴心经及手太阳小肠经互相络属，形成表里关系。临床上可见心经实火移热于小肠的病例，出现尿少、尿热、尿赤、尿痛等症状；也可见小肠热盛，循经上炎于心，出现心烦、口舌生疮等症。

2. 肺与大肠

肺与大肠通过手太阴肺经和手阳明大肠经相络属成为表里关系。肺气肃降可以帮助大肠的传导功能；而大肠传导正常，又有助于肺气的肃降。如果肺失肃降，津液无法下行，大肠的传导功能受其影响，则会出现排便困难、便秘等症；而大肠传导不利，腑气不通，又会影响肺气的肃降，出现咳嗽、气喘、胸闷等症。

3. 脾与胃

脾与胃通过足太阴脾经和足阳明胃经相络属而构成表里关系。脾主运化，胃主受纳；脾气主升，胃气主降；脾属阴喜燥恶湿，胃属阳喜润恶燥。两脏一运一纳，一升一降，一燥一润，相互配合，共同完成食物的消化吸收和水谷精微的传输。临床上如果脾虚运化功能不良，胃的受纳和降功能也会同时受影响，出现食少、恶心、呕吐等症。同样，如果饮食不节，胃失和降，也会影响脾的运化功能，出现腹胀、腹泻等症。

4. 肝与胆

胆附于肝，肝胆通过足少阳胆经与足厥阴肝经互为络属而形成表里关系。胆汁的排泄依赖于肝的疏泄功能，而胆汁排泄的通畅与否，也会影响肝的疏泄。临床上，肝病常影响到胆，胆病也常波及至肝，出现肝胆同病的现象。

5. 肾与膀胱

肾与膀胱通过足少阴肾经和足太阳膀胱经互为络属而成表里关系。膀胱贮尿排尿功能有赖于肾脏的气化。肾气充足，固摄正常，则膀胱开阖有度，水液代谢正常。如果肾气虚，气化失常，膀胱固摄不利，开阖失职，则会出现小便不利或小便失禁、遗尿、尿频等症。

二、脏与脏之间的关系

1. 心与肺

"诸血者，皆属于心"，"诸气者，皆属于肺"，心主血，肺主气。心与肺的关系，是气和血相互依存、相互为用的关系。血的运行有赖于气的推动，而气的输散分布也需要血的运载。如果肺气虚或肺失宣降，会影响心的行血功能，从而导致血瘀，出现胸闷、心率改变、口唇青紫等症状体征。若心气不足或心阳不振，血液运行不畅，也将影响肺的宣发肃降，出现咳嗽、气促等临床表现。

2. 心与脾

心主血，脾统血，二者的关系主要表现在血的生成和运行两个方面。脾气旺盛，生血功能正常，则心有所主；而心血充足，则可营养脾气。血液在体内的循行，一方面要靠心气的推动，另一方面还要靠脾气的统摄才不致溢出脉外。如果思虑过度，耗伤心血，脾的运化功能也会受到影响，出现食欲不振、疲倦乏力等症状；反之要是脾气虚弱，气血生化不利，或脾不统血，血液外溢，则可致心血虚，心无所主，临床表现为心悸、失眠、多梦等。

3. 心与肝

心主血，肝藏血。心行血功能正常，则血液供应充分，肝有所藏；如果肝藏血功能失常，心无所主，血液运行也会受影响。临床上常见心血虚与肝血虚同时出现的病例。

心主神志，肝主疏泄，人的精神意识和情志与这两脏均有密切关系。心、肝病变也都可表现为精神、心理活动的异常。比如，肝阳上亢患者既可有头晕、目眩、烦躁易怒等肝病症状，又可兼有心悸、失眠等心病表现。

4. 心与肾

心位居于上属阳，五行属火；肾位居于下属阴，五行属水。在正常情况下心火应当降于肾，以助肾阳温肾水，使肾水不寒；而肾水则须上济于心，以资心阴，从而防止心阳过亢。心肾之间的这种正常的相互帮助、相互制约的关系，被称为"心肾相交"。如果肾水不足，不能滋润心阴以制约心阳，就会出现心阳过亢，临床可见心烦、失眠、多梦、遗精等症。若心阳不振，心火不能下温肾水，使肾水不能化气，反而上凌于心，则可出现心悸、水肿等症。

5. **肺与脾**

肺与脾的关系主要涉及气的生成和津液的输布代谢两方面。

人体之气主要是由肺吸入的清气和脾胃所运化的水谷之气所组成。故肺的呼吸功能和脾的运化功能的健强，是人体气盛的保证。另一方面，津液在体内的输布代谢主要是由肺的宣发肃降、通调水道及脾的运化水液、输布津液的功能来完成的。肺以脾所运化输布的水谷精微为营养，才能使其功能活动得到保障；而脾运化水谷和水湿的功能，也需要肺的宣降、通调水道功能来实现。如果脾气虚损，会导致肺气不足，出现疲乏倦怠、少气懒言等症。若脾虚运化失调，水湿内停，生成痰饮，也会影响肺的宣降功能，出现咳嗽、喘息等症。而肺气虚衰，无法通调水道，水湿内停，则会使脾阳受阻，出现腹胀、便溏、水肿等症。

6. **肺与肝**

肺与肝的关系主要涉及气机的调节。肺气肃降，肝气升发，升降协调，则气机通畅。如果肝升太过，或肺降不及，则会出现肝气上逆，表现为胁痛、易怒、咳逆、咯血等症，即所谓“肝火犯肺”。反之，如果肺失清肃，燥热内停，亦会导致肝失疏泄，气机郁结，出现咳嗽、胸胁胀满、头晕头痛等症。

7. **肺与肾**

肺与肾的关系主要涉及津液代谢和呼吸运动两方面。

肾主水，能升清降浊，负责水液的蒸腾气化；肺为水之上源，可宣发肃降，通调水道。肺肾两脏相互配合，共同维持体内水液代谢的平衡。如果在病理状态下，肺失宣降，或肾的气化失调，均可影响水液代谢，出现尿少、水肿、喘促、喘逆等症。

肺主呼吸，肾主纳气，人体的呼吸运动由肺肾二脏相互配合，共同完成。如果肾气虚损，不能摄纳肺吸入之清气，气浮于上，则会出现呼多吸少，活动后症状加剧的情况。

此外，肺肾二脏之阴液相互资生。若其中之一受损，必会影响另一方面，出现潮热、盗汗、干咳、音哑、腰膝酸软等症。

8. **肝与脾**

肝与脾的关系主要涉及饮食的消化和血液的生成、贮藏及运行。脾运化水谷的功能及脾胃升降功能有赖于肝的疏泄功能，而肝又需要依靠脾胃运化水谷精微，提供营养，才能保持疏泄功能的正常。若肝失疏泄，影响脾胃功能，则可见抑郁、胸闷、腹胀、腹泻、便溏等肝脾不和之证。而脾失健运，水湿内停，则可使肝胆疏泄不利，出现黄疸。此外，脾为气血生化之源，且脾主统血，而肝主藏血，两脏均与血液的生理、病理情况相关。

9. **肝与肾**

肝与肾的关系主要是精和血之间相互滋生相互转化的关系。肝藏血，肾藏精。肝血需要肾精的滋养，肾精又依赖于肝血的化生。中医称之为精血同源，或肝肾同源。如果肾精亏损，则会导致肝血不足，而肝血不足，也会影响致肾精亏损。此外，肝主疏泄功能与肾主封藏功能之间也是相互制约、相反相成的。如果肝之疏泄与肾之封藏功能失调，则会影响女子的月经来潮和男子的泄精生理功能。

10. **脾与肾**

肾为先天之本，脾为后天之本，脾肾二者的关系是先后天相互滋养的关系。脾气的健运，要依靠肾阳的温煦，而肾精也需要脾所运化的水谷精微的补充。脾肾两脏生理上相互滋助促进，病理上互相影响，互为因果。此外，脾可以运化水湿，肾负责气化水液，脾肾两脏在津液代谢方面也是共同起作用的。

第五章　精、气、血、津液

精、气、血、津液学说中的精、气概念，与中国古代哲学的精、精气、气范畴有着密切的关系。但哲学上的精、精气、气范畴是标示世界本原的物质存在，是抽象的概念，而精、气、血、津液学说中的精、精气、气则是医学科学中的具体物质概念。

在精、气、血、津液学说中，精、气、血、津液等虽然是生命的基本物质，属于生命科学的具体物质概念，但是我们理解其内涵时，必须按中国传统的有体有用、体用如一的思维模式来认识，把精、气、血、津液理解为实体及其作用、功能、属性的辩证统一。

精、气、血、津液是构成人体和维持人体生命活动的基本物贡。精，泛指人体内一切有用的精微物质；气，是人体内活力很强、运行不息、无形可见的极细微物质。既是人体的重要组成部分，又是机体生命活动的动力。血，是红色的液态物质。津液，是人体内的正常水液的总称。精、气、血、津液，既是脏腑经络及组织器官生理活动的产物，又是脏腑经络及组织器官生理活动的物质基础。

精、气、血、津液是人体生命活动的物质基础，其运动变化规律也是人体生命活动的规律。精、气、血、津液的生成和代谢，有赖于脏腑经络各组织器官的生理活动，而脏腑经络及组织器官的生理活功，又必须依靠气的推动、温煦等作用，以及精、血、津液的滋养和濡润。

气与精、血、津液若分阴阳，则气为阳。阳气动，具有推动、温煦等作用，宜运行不息而不宜郁滞。精、血、津液为阴，阴主静，具有滋养、濡润作用，宜宁谧、秘藏而不宜妄泄。

生命物质虽有精、气、血、津液之分，但皆本源于气。气聚而成形，散而无形。气与精、血液、津液相对而言，则气无形；而精、血、津液有形。气与精、血、津液的相互化生与转化，体现了在生命活动中，形化为气、气化为形、形气相互转化的气化过程。精血同源、津血同源，精、津液化而为血，血涵蕴精与津液。故中医学对人体生命活动的基本物质，又常以气血而称，强调“人之生，以气血为本；人之病，未有不先伤其气血者”（《妇人良方·调经门》）、“气血者，人之所赖以生者也”（《医宗必读·古今元气不同论》）。

精、气、血、津液学说中，以气血为要。而气血之中，尤以气为最。

第一节 精

一、精的基本概念

1. 精的哲学含义

在中国古代哲学思想发展史上，在气的概念的演变过程中，将气范畴规定为精、精气，提出了精气说，认为精气是最细微而能变化的气，是最细微的物质存在，是世界的本原，是生命的来源。

精、精气即是气，是形成天地万物和人类的精微物质，是最细微的物质存在。

2. 精的医学含义

精（精气）在中医学上，其义有五。

（1）精泛指构成人体和维持生命活动的基本物质，包括先天之精和后天之精。禀受于父母，充实于水谷之精，而归藏于肾者，谓之先天之精；由饮食物化生的精，称为水谷之精。

（2）精指生殖之精，即先天之精。系禀受于父母，与生俱来，为生育繁殖，构成人体的原始物质。

（3）精指脏腑之精，即后天之精。脏腑之精来源于摄入的饮食物，通过脾胃的运化及脏腑的生理活动，化为精微，并转输到五脏六腑，故称为五脏六腑之精。

（4）精是指精、血、津、液的统称，实为生命物质气、血、精、津、液的概称。

（5）精指人体正气。

在中医学的精、气、血、津液学说中，精或精气是一种有形的，多是液态的精微物质。其基本含义有广义和狭义之分。广义的精，泛指构成人体和维持生命活动的精微物质，包括精、血、津、液在内。狭义的精，指肾藏之精，即生殖之精，是促进人体生长、发育和生殖功能的基本物质。

二、精的生成

人之精根源于先天而充养于后天，从精的来源言，则有先天与后天之分。

1. 先天之精

人之始生，秉精血以成，借阴阳而赋命。父主阳施，犹天雨露；母主阴受，若地资生。男女媾精，胎孕乃成。

父母生殖之精结合，形成胚胎之时，便转化为胚胎自身之精，此即禀受于父母以构成脏腑组织的原始生命物质。胚胎形成之后，在女子胞中，直至胎儿发育成熟，全赖气血育养。胞中气血为母体摄取的水谷之精而化生。因此，先天之精，实际上包括原始生命物质，以及从母体所获得的各种营养物质，主要秘藏于肾。

2. 后天之精

胎儿月足离怀，出生之后，赖母乳以长气血，生精神，益智慧。脾胃为水谷之海，气血之父。脾胃运化水谷之精微，输布到五脏六腑而成为五脏六腑之精，以维持脏腑的生理活动，其盈者藏于肾中。

人体之精主要藏于肾中，虽有先天和后天之分，但“命门得先天之气也，脾胃得后天之气也，是以水谷之精本赖先天为之主，而精血又必赖后天为之资”（《景岳全书·脾胃》），两者相互依存，相互促进，借以保持人体之精气充盈。

三、精的功能

精是构成人体和维持人体生命活动的精微物质，其生理功能如下。

1. 繁衍生殖

生殖之精与生俱来，为生命起源的原始物质，具有生殖以繁衍后代的作用。这种具有生殖能力的精称之为天癸。男子二八天癸至，精气溢泻；女子二七而天癸至，月事应时而下。精盈而天癸至，则具有生殖能力。男女媾精，阴阳和调，胎孕方成，故能有子而繁衍后代。俟至老年，精气衰微，天癸竭而地道不通，则丧失了生殖繁衍能力。精是繁衍后代的物质基础，肾精充足，则生殖能力强；肾精不足，就会影响生殖能力。

2. 生长发育

人之生始于精，由精而成形，精是胚胎形成和发育的物质基础。人出生之后，犹赖于精的充养，才能维持正常的生长发育。随着精气由盛而衰的变化，人则从幼年而青年而壮年而步入老年，呈现出生、长、壮、老、已的生命运动规律。

3. 生髓化血

肾藏精，精生髓，髓居骨中，骨赖髓以养。肾精充足，则骨髓充满，骨骼因得髓之滋养而坚固有力，运动轻捷。齿为骨之余，牙齿亦赖肾精生髓而充养，肾精充足则牙齿坚固而有光泽。脑为髓海，故肾精充盛，则脑髓充足而肢体行动灵活，耳目聪敏。

精生髓，髓可化血，精足则血充，故有精血同源之说。

4. 濡润脏腑

人以水谷为本，受水谷之气以生。饮食经脾胃消化吸收，转化为精。水谷精微不断地输布到五脏六腑等全身各组织器官之中，起着滋养作用，维持人体的正常生理活动。其剩余部分则归藏于肾，储以备用。肾中所藏之精，既贮藏又输泄，如此生生不息。中医有“久病必穷肾”之说。

第二节 气

一、气的基本概念

中医认为，气是构成人体最基本的物质基础，也是人体生命活动的最基本物质。人体的各种生命活动均可以用气的运动变化来解释。

所以气的含义为：一是指维持人体生命活动的基本物质，如饮食中的水谷之气，吸入之清气（即氧气）等，即所谓“人之有生，全赖此气”。二是指生命活动的动力，如脏腑之气。所以，气有物质和功能两种含义。

二、气的生成

气的生成来自于三个方面。

1. 先天之精气　即受之于父母的先天禀赋之气，也称为元气，由先天之精化生而成。其生理功能的发挥有赖于肾藏精气。

2. 水谷之精气　即饮食水谷经脾胃运化后所得的营养物质，即后天之气。

3. 吸入之清气　即由肺吸入的自然界的清气。

先天之气与后天之气合而称为真气或称正气。《内经》说：“真气者，所受于天，与谷气并而充身者也。”就是气的来源与生成的概括。

三、气的功能

作为人体生命活动的基本物质，气的功能主要有以下几个方面。

1. 推动作用　气可以促进人体生长发育，激发各脏腑组织器官的功能活动，推动经气的运行、血液的循行，以及津液的生成、输布和排泄。

2. 温煦作用　气的运动是人体热量的来源。气维持并调节着人体的正常体温，气的温煦作用保证着人体各脏腑组织器官及经络的生理活动，并使血液和津液能够始终正常运行而不致凝滞、停聚。

3. 防御作用　气具有抵御邪气的作用。一方面，气可以护卫肌表，防止外邪入侵；另一方面，气可以与入侵的邪气作斗争，以驱邪外出。

4. 固摄作用　气可以保持脏腑器官位置的相对稳定；并可统摄血液防止其溢于脉外，控制和调节汗液、尿液、唾液的分泌和排泄，防止体液流失；固藏精液以防遗精滑泄。

5. 气化作用　气化作用即在通过气的运动可使人体产生各种正常的变化，包括精、气、血、津液等物质的新陈代谢及相互转化。实际上，气化过程就是物质转化和能量转化的过程。

6. 营养作用　气的营养作用，指气为机体脏腑功能活动提供营养物质的作用。具体表现在三个方面。

其一，人以水谷为本，水谷精微为化生气血的主要物质基础。气血是维持全身脏腑经络机能的基本物质。因此说，水谷精气为全身提供生命活动所必需的营养物质。其二，气通过卫气以温养肌肉、筋骨、皮肤、腠理。通过营气化生血液，以营养五脏六腑、四肢百骸。其三，气通过经络之气，起到输送营养、濡养脏腑经络的作用。

气的各种功能相互配合，相互为用，共同维持着人体的正常生理活动。比如，气的推动作用和气的固摄作用就是相反相成的：一方面，气推动血液的运行和津液的输布、排泄；另一方面，气又控制和调节着血液和津液的分泌、运行和排泄。推动和固摄的相互协调，使正常的功能活动得以维持。

四、气的运动

气的运动被称为气机，气的功能是通过气机来实现的。气的运动的基本形式包括升、降、出、入四个方面，并体现在脏腑、经络、组织、器官的生理活动之中。例如，肺呼气为出，吸气为入，宣发为升，肃降为降。又如，脾主升清，胃主降浊。气机的升降出入应当保持协调、平衡，这样才能维持正常的生理活动。

五、气的分类

根据所在的部位、功能及来源的不同，气可分为以下各类。

1. 元气　元气又称原气，是人体生命活动的原动力。元气由先天之精所化生，并受后天水谷精气不断补充和培养。元气根源于肾，通过三焦循行于全身，内至脏腑，外达肌肤腠理。元气的功能是推动和促进人体的生长发育，温煦和激发脏腑、经络、组织器官的生理活动。因此，可以说元气是维持人体生命活动的最基本的物质。

2. 宗气　宗气即胸中之气，由肺吸入之清气和脾胃运化的水谷精气结合而生成。宗气的功能一是上走息道以行呼吸，二是贯注心脉以行气血。肢体的温度和活动能力、视听功能、心搏的强弱及节律均与宗气的盛衰有关。由于宗气积于胸中，临床上常以心尖搏动部位（虚里）的搏动情况和脉象来了解宗气的盛衰。

3. 营气　营气即运行于脉中、具有营养作用的气，主要由脾胃运化的水谷精气所化生。营气的功能表现为注入血脉、化生血液及循脉上下、营养全身两个方面。

4. 卫气　卫气即行于脉外、具有保卫作用的气，与营气一样，也主要是由脾胃运化的水谷精气所化生。卫气的功能包括：护卫肌表，防御外邪入侵；温养脏腑、肌肉、皮毛；调节控制汗孔的开阖和汗液的排泄，以维持体温的恒定。

此外，还有“脏腑之气”、“经络之气”等等。所谓“脏腑之气”和“经络之气”，实际上都是由真气所派生的，真气分布于某一脏腑或某一经络，即成为某脏腑或某经络之气，它属于人体气的一部分，是构成各脏腑、经络的最基本物质，又是推动和维持各脏腑经络进行生理活动的物质基础。如心有心气、脾有脾气等等。心气不足，则出现心悸、气短等；脾气不足则有食欲不振、腹胀便溏等。可见各脏腑之气又是维持其生理功能的动力。

在中医学中，气的名称还有很多。如正气与邪气；风寒暑湿燥火六种正常气候，称之为“六气”；异常状态下的六气，又称之为“六淫之气”；中药的寒热温凉四种性质和作用，称作“四气”等。由此可见，“气”在中医学里是一字多义，或作“性质”，或作“功能”，或作“气候”等等。但是这些气和我们所论述的构成人体最基本物质的“气”是有区别的。

以上各气，虽然名称不同，分布各异，但其功能可归结为三点：①气能生化万物，滋养人体的一切脏器组织。②由于气的动力作用，能使一切营养物质输布于全身。③有保护人体、防御外邪、调节内外环境统一的作用。

第三节　血

一、血的基本概念

血，即血液，是循行于脉中的富有营养的红色的液态物质，是构成人体和维持人体生命活动的基本物质之一。血主于心，藏于肝，统于脾，布于肺，根于肾，有规律地循行于脉管之中，在脉内营运不息，充分发挥灌溉一身的生理效应。

脉是血液循行的管道，又称“血府”。血在脉中循环流动，运载精气，营养全身的液体。营气行于脉中，故营气为血液的组成部分，而循脉上下、营运全身的主要组成成分。营气和血的关系密切，可分而不可离，常合称为营血。

二、血的生成

（一）血液化生的物质基础

1. 血液的最基本的物质　脾胃化生的水谷精微是血液生成的最基本物质，所以有脾胃为“气血生化之源”。饮食营养的优劣、脾胃运化功能的强弱，直接影响着血液的化生。

2. 营气　营气是血液的组成部分。

3. 精髓　“肾藏精，精者，血之所成也。”

4. 津液　“中焦出气如露，上注溪谷，而渗孙脉，津液和调，变化而赤为血。”（《灵枢·痈疽》）津液可以化生为血，不断补充血液量，以使血液满盈。

（二）血液生成与脏腑的关系

1. 心　心主血脉，一则行血以输送营养物质，使全身各脏腑获得充足的营养，维持其正常的功能活动，从而也促进血液的生成。

2. 肺　肺主一身之气，参与宗气之生成和运行。气能生血，气旺则生血功能亦强。肺通过主一身之气的作用，使脏腑之功能旺盛，从而促进了血液的生成。

3. 脾　脾为后天之本，气血生化之源。脾胃所化生的水谷精微是化生血液的最基本物质。中医学已认识到血液与营养物质的关系，也认识到脾是一个造血器官。

4. 肝　肝主疏泄而藏血。肝脏是一个贮血器官。因精血同源，肝血充足，故肾亦有所藏，精有所资，精充则血足。

5. 肾　肾藏精，精生髓。精髓也是化生血液的基本物质，故有血之源头在于肾之说。

综上所述，血液是以水谷精微和精髓为主要物质基础，在脾胃、心肺、肝肾等脏腑的共同作用下而生成的。故临床上常用补养心血、补益心脾、滋养肝血和补肾益髓等法以治血虚之候。

三、血的循行

1. 血液循行的方向　脉为血之府，脉管是一个相对密闭、如环无端、自我衔接的管道系统。血液在脉管中运行不息，流布于全身，环周不休，以营养人体的周身内外上下。血液循行的方式为“阴阳相贯，如环无端”、“营周不休”。故曰：“营在脉中，卫在脉外，营周不休，五十而复大会，阴阳相贯，如环无端。”（《灵枢・营卫生会》）

血液循行的具体方向是：“食气入胃，散精于肝……食气入胃，浊气归心，淫精于脉，脉气流经，经气归于肺，肺朝百脉，输精于皮毛。毛脉合精，行气于府。府精神明，留于四脏，气归于权衡。”（《素问・经脉别论》）这段论述说明了水谷精气的走行方向，并明确地指出了水谷精气是进入血液循环的。从中可以了解血液离心性和向心性的具体循行方向。这个方向已明确提出了心、肺和脉构成了血液的循环系统。

2. 血液运行的机制　血液正常循行必须具备两个条件：一是脉管系统的完整性；二是全身各脏腑发挥正常生理功能，特别是与心、肺、肝、脾四脏的关系尤为密切。

（1）心主血脉：心为血液循行的动力，脉是血液循行的通路，血在心的推动下循行于脉管之中。心脏、脉管和血液构成了一个相对独立的系统。心主血脉，心气是维持心的正常搏动，从而推动血液循行的根本动力。

（2）肺朝百脉：心脏的搏动是血液运行的基本动力，而血非气不运，血的运行，又依赖气的推动，随着气的升降而运至全身。肺司呼吸而主一身之气，调节着全身的气机，辅助心脏，推动和调节血液的运行。

（3）脾主统血：五脏六腑之血全赖脾气统摄。脾之所以统血，与脾为气血生化之源密切相关。脾气健旺，则气之固摄作用也就健全，而血液就不会逸出脉外。

（4）肝主藏血：肝主藏血，具有贮藏血液和调节血流量的功能。根据人体动静的不同情况，调节脉管中的血液流量，使脉中循环血液维持在一个恒定水平上。此外，肝的疏泄功能能调畅气机，对血液通畅地循行也起着一定的作用。

从上可以看出，血液正常地循行需要两种力量：推动力和固摄力。推动力是血液循环的动力，具体地体现在心主血脉、肺助心行血及肝的疏泄功能方面。另一方面是固摄的力量，它是保障血液不致外溢的因素，具体地体现在脾统血和肝藏血的功能方面。

四、血的生理功能

（一）营养滋润全身

血的营养作用是由其组成成分所决定的。血循行于脉内，是其发挥营养作用和血沿脉管循行于全身，为全身各脏腑组织的功能活动提供营养的前提。《难经·二十二难》将血的这一作用概括为“血主濡之”。全身各部（内脏、五官、九窍、四肢、百骸）无一不是在血的濡养作用下而发挥功能的。所以，血，“目得之而能视，耳得之而能听，手得之而能摄，掌得之而能握，足得之而能步，脏得之而能液，腑得之而能气。是以出入升降，濡润宣通者，由此使然也”。

（二）神志活动的物质基础

血的这一作用是古人通过大量的临床观察而认识到的：无论何种原因形成的血虚或运行失常，均可以出现不同程度的神志方面的症状。心血虚、肝血虚，常有惊悸、失眠、多梦等神志不安的表现，失血甚者还可出现烦躁、恍惚、癫狂、昏迷等神志失常的改变。

第四节 津 液

一、津液的概念

津液是人体一切正常水液的总称。津液包括各脏腑组织的正常体液和正常的分泌物，胃液、肠液、唾液、关节液等。习惯上也包括代谢产物中的尿、汗、泪等。津液以水分为主体，含有大量营养物质，是构成人体和维持人体生命活动的基本物质。

在体内，除血液之外，其他所有正常的水液均属于津液范畴。

津与液虽同属水液，但在性状、功能及其分布部位等方面又有一定的区别。一般地说，性质清稀、流动性大、主要布散于体表皮肤、肌肉和孔窍等部位，并渗入血脉，起滋润作用者，称为津；其性较为稠厚、流动性较小、灌注于骨节、脏腑、脑、髓等组织器官，起濡养作用者，称之为液。

二、津液的代谢

（一）津液的生成

津液的生成、输布和排泄，是一个涉及多个脏腑一系列生理活动的复杂的生理过程。“饮入于胃，游溢精气，上输于脾，脾气散精，上归于肺，通调水道，下输膀胱，水精四布，五经并行”，是对津液代谢过程的简要概括。

津液来源于饮食，通过脾、胃、小肠和大肠消化吸收饮食中的水分和营养而生成的。其具体过程是：

1. 脾胃腐熟运化　胃为水谷之海，主受纳腐熟，赖游溢精气而吸收水谷中部分精微。脾主运化，赖脾气之升清，将胃肠吸收的谷气与津液上输于心肺，而后输布全身。

2. 小肠主液　小肠泌别清浊，吸收饮食物中大部分的营养物质和水分，上输于脾，而布散全身，并将水液代谢产物经肾输入膀胱，把糟粕下输于大肠。

3. 大肠主津　大肠接受小肠下注的饮食物残渣和剩余水分，将其中部分水液重新吸收，使残渣形成粪便而排出体外。大肠通过其主津功能参与人体内津液的生成。

总之，津液的生成取决于如下两方面的因素：其一是充足的水饮类食物，这是生成津液的物质基础；其二是脏腑功能正常，特别是脾胃、大小肠的功能正常。

（二）津液的输布

津液的输布主要依靠脾、肺、肾、肝、心和三焦等脏腑生理功能的综合作用而完成的。

心主血脉，津液和血液赖心阳之动力，方能正常运行，环周不休。

脾气散精，脾主运化水谷精微，通过其转输作用，一方面将津液上输于肺，由肺的宣发和肃降，使津液输布全身而灌溉脏腑、形体和诸窍。另一方面，又可直接将津液向四周布散至全身。

肺主行水，通调水道，为水之上源。肺接受从脾转输而来的津液之后，一方面通过宣发作用将津液输布至人体上部和体表；另一方面，通过肃降作用，将津液输布至肾和膀胱以及人体下部形体。

肾主津液，“肾者水脏，主津液”（《素问·逆调论》）。肾对津液输布起着主宰作用，主要表现在两个方面：一，肾中阳气的蒸腾气化作用，是胃“游溢精气”、脾的散精、肺的通调水道，以及小肠的分别清浊等作用的动力，推动着津液的输布。二，由肺下输至肾的津液，在肾的气化作用下，清者蒸腾，经三焦上输于肺而布散于全身，浊者化为尿液注入膀胱。

肝主疏泄，使气机调畅，三焦气治，气行则津行，促进了津液的输布环流。

三焦决渎。三焦为“决渎之官”，气为水母，气能化水布津，三焦对水液有通调决渎之功，是津液在体内流注输布的通道。

津液的输布虽与五脏皆有密切关系，但主要是由脾、肺、肾和三焦来完成的。脾将胃肠而来的津液上输于肺，肺通过宣发肃降功能，经三焦通道，使津液外达皮毛，内灌脏腑，输布全身。

（三）津液的排泄

津液的排泄与津液的输布一样，主要依赖于肺、脾、肾等脏腑的综合作用，其具体排泄途径为：

汗、呼气：肺气宣发，将津液输布到体表皮毛，被阳气蒸腾而形成汗液，由汗孔排出体外。肺主呼吸，肺在呼气时也带走部分津液（水分）。

尿液：为津液代谢的最终产物，其形成虽与肺、脾、肾等脏腑密切相关，但尤以肾为最。肾之气化作用与膀胱的气化作用相配合，共同形成尿液排出体外。

粪：大肠排出的水谷糟粕所形成的粪便中亦带走一些津液。腹泻时，大便中含水多，带走大量津液，易引起伤津。

津液代谢的生理过程，需要多个脏腑的综合调节，以肺、脾、肾三脏为要。

三、津液的功能

津液的功能主要包括滋润濡养、化生血液、调节阴阳和排泄废物等。

（一）滋润濡养

津液以水为主体，具有很强的滋润作用，富含多种营养物质，具有营养功能。津之与液，津之质最轻清，液则清而晶莹，厚而凝结。精、血、津、液四者在人之身，血为最多，精为最重，而津液之用为最大。内而脏腑筋骨，外而皮肤毫毛，莫不赖津液以濡养。分布于体表的津液，能滋润皮肤、温养肌肉，使肌肉丰润、毛发光泽；体内的津液能滋养脏腑，维持各脏腑的正常功能；注入孔窍的津液，使口、眼、鼻等九窍滋润；流入关节的津液，能滑利关节；渗入骨髓的津液，能充养骨髓和脑髓。

（二）化生血液

津液经孙络渗入血脉之中，成为化生血液的基本成分之一。津液使血液充盈，并濡养和滑利血脉，而血液环流不息。

（三）调节阴阳

在正常情况下，人体阴阳之间处于相对的平衡状态。津液作为阴精的一部分，对调节人体的阴阳平衡起着重要作用。脏腑之阴的正常与否，与津液的盛衰是分不开的。人体根据体内的生理状况和外界环境的变化，通过津液的自我调节使机体保持正常状态，以适应外界的变化。如寒冷的时候，皮肤汗孔闭合，津液不能借汗液排出体外，而下降入膀胱，使小便增多；夏暑季节，汗多则津液减少下行，使小便减少。当体内丢失水液后，则多饮水以增加体内的津液。

（四）排泄废物

津液在其自身的代谢过程中，能把机体的代谢产物通过汗、尿等方式不断地排出体外，使机体各脏腑的气化活动正常。若这一作用受到损害和发生障碍，就会使代谢产物潴留于体内，而产生痰、饮、水、湿等多种病理变化。

四、五脏化液

汗、涕、泪、涎、唾五种分泌物或排泄物称之为五液。五液由五脏所化生，即心为汗，肺为涕，肝为泪，脾为涎，肾为唾。五液由五脏所化生并分属于五脏，故称五脏化五液。五液本属津液范畴，皆由津液所化生，分布于五脏所属官窍之中，起着濡养、滋润以及调节津液代谢的作用。五液的化生、输布和排泄是在津液的化生、输布和排泄的气化过程中完成的，是多个脏腑综合作用的结果。但五脏是藏象学说的核心，故又将汗、涕、泪、涎、唾分属于五脏。

1. 汗为心之液　什么是汗？“阳加于阴谓之汗”（《素问·阴阳别论》）。“阳”，是指体内的阳气；“阴”，是指体内的阴液。所谓“阳加于阴谓之汗”，是说汗液为津液通过阳气的蒸腾气化后，从玄府（汗孔）排出的液体。

汗为津液所化，血与津液又同出一源，因此有“汗血同源”之说。血又为心所主，汗为血之液，气化而为汗，故有“汗为心之液”之称。就汗与血液的关系而言，汗出过多，可耗血伤津。反之，津亏血少，汗源不足。故临床上出现血虚之候时，应慎用汗法。“夺血者无汗，夺汗者无血”的道理就在于此。

2. 涕为肺之液　涕是由鼻内分泌的黏液，有润泽鼻窍的功能。

3. 涎为脾之液　涎为口津，唾液中较清稀的称作涎。涎具有保护和清洁口腔的作用。在进食时涎分泌较多，还可湿润和溶解食物，使之易于吞咽和消化。

4. 泪为肝之液　肝开窍于目，泪从目出。泪有濡润、保护眼睛的功能。在正常情况下，泪液的分泌，是濡润而不外溢，但在异物侵入目中时，泪液即可大量分泌，起到清洁眼目和排除异物的作用。

5. 唾为肾之液　唾与涎同为口津，即唾液。较稠者为唾，较稀薄者为涎。脾之液为涎而肾之液为唾。唾液除了具有湿润与溶解食物，使之易于吞咽，以及清洁和保护口腔的作用外，还有滋养肾精之功。

第六章　病因与发病

中医学认为，人体各脏腑组织之间，以及人体与外界环境之间，相互作用，维持着相对的动态平衡，从而保持着人体正常的生理活动。当这种动态平衡因某种原因而遭到破坏，又不能立即自行调节得以恢复时，人体就会发生疾病。

病因，就是破坏人体相对平衡状态而引起疾病的原因，又称作“致病因素”、“病原”（古作“病源”）、“病邪”。古代中医病因学将致病因素分为三种：即外因、内因和不内外因。其实，中医的所谓“不内外因”，有的即是外因，如外伤等；有的则是内因为主，但常结合外因而致病的，如饮食不节、劳逸损伤等皆属此类。没有一种致病因素既不属于内因，又不属于外因的，充其量是某一致病因素，可能由内因与外因的协同作用形成，因而严格说来，中医所认识的病因是内因与外因两大类。

根据邪正交争的理论，中医学认为，无论外感六淫，还是内伤七情、饮食劳逸，在正气旺盛、生理功能正常的情况下，不会导致人体发病。只有在正气虚弱，人体功能活动不能适应诸因素的变化时，才会成为致病因素，使人发病。所以说疾病与健康是相对的。人体脏腑、经络的生理活动正常，气血阴阳协调平衡，即“阴平阳秘”；当人体在某种致病因素作用下，生理活动异常，气血阴阳平衡协调关系被破坏，导致“阴阳失调”，出现各种症状，便发生了疾病。中医学认为，疾病的发生和变化，总其大要，不外关系到人体本身的正气和邪气两方面。

根据疾病的发病途径及形成过程，可将病因分为外感病因、内伤病因、病理产物形成的病因，以及其他病因四类。

一、中医病因学的特点

1. 整体观念　中医学认为，人体内部各脏腑组织之间，以及人体与外界环境之间是一个统一的整体。因此，中医学将人体与自然环境、人体内部各脏腑组织的功能联系起来，用整体的、联系的、发展的观点，来探讨致病因素在疾病发生、发展、变化中的作用；并且，在天人相应统一整体观的指导下，辩证地探讨了气候变化、饮食劳倦和精神活动等在发病过程中的作用。如肝属木，在四时应春，在六气为风，在五味为酸，在志为怒，在体合筋，开窍于目，与胆相表里。故气候异常变化的“风”，情志过激的“怒”，饮食失调的“酸”等均可成为引起肝脏发病的原因。肝一旦发病，就会导致肝脏功能系统之胆、筋、目等产生病理改变。

2. 辨证求因　一切疾病的发生，都是某种致病因素影响和作用于机体的结果。由于病因的性质和致病特点不同，以及机体对致病因素的反应各异，所以表现出来的症状和体征也不尽相同。因此，根据疾病反映出来的临床表现，通过分析疾病的症状来推求病因，就可以为临床治疗提供理论依据。从人体的反应状态和生活条件变化及治疗手段等因果关系，总结出规律性的认识，从症状和体征来推求病因。以病证的临床表现为依据，通过综合分析疾病的症状、体征来推求病因，为治疗用药提供依据。这种方法称之为“辨证求因”、“审症求因”，这是中医特有的认识病因的方法。就症状而言，如周身游走性疼痛或瘙痒，因风性善行，风胜则动，故确认其病因为“风”邪。把这一临床表现和产生这一表现的一切因素，都概括为“风”邪，这就是辨证求因。临床上，不管实际致病因素多么复杂，只要人体出现了“风”这种反应状态，就可以用“风邪”来概括之。治疗时只要用相应的“祛风”药物，就可使临床症状消失，当然也同时消除了病因及其病理反应。只有采用辨证求因的方法认识病因，把对病因的研究与对症状、体征的辨析联系起来，才能对临床治疗起指导作用。

第一节 外感病因

外感病因，是指由外而入，或从皮毛，或从口鼻，侵入机体，引起外感疾病的致病因素。外感病是由外感病因而引起的一类疾病，一般发病较急，病初多见寒热、咽痛、骨节酸楚等。外感病因大致分为六淫和疫疠两类。

一、六淫

（一）六淫的概念

六淫就是风、寒、暑、湿、燥、火六种致病因素。

在正常情况下，风、寒、暑、湿、燥、火是自然界的六种气候变化，称为“六气”。六气的正常运行变化，有利于万物的生长变化。但如果六气太过或不及，则气候反常，在人体抵抗力低下时，就能成为致病因素，则称“六淫”或“六邪”。

六淫病邪均由外而入，多与季节气候、居住环境有关。如春季多风病，冬季多寒病，秋季多燥病，夏季及高温作业多中暑，居住潮湿易感湿邪等。

六淫可单独作用机体而致病；也可两三种邪气同时侵袭人体致病，如风寒感冒、风热感冒，湿热黄疸，风寒湿痹等；且可互相转化，如风寒不解入里化热，热邪不解耗伤津液可化燥，热极生风等。

中医除指六淫为病因外，也将六气的特征与该病症状联系起来认识而形成病证名称，即风证、寒证、湿证、火证、燥证……。这些病证与六淫有一定的因果关系，如风邪侵袭引起外感风寒，但有的并不是外感疾病而有类似风寒湿燥火的证候，如风疹块，临床表现起病急、消退快、瘙痒等，与风的“善行而数变”的特点相似，一般多认为是由风邪所致，由于脏腑阴阳气血功能失调，也可产生与外感六淫所具有的某些类似的性质和证候特点，中医为区别外感六淫称之为内风、内寒、内燥、内火、内湿等。以下所讨论的以外感六淫为主，包括致病因素的特点和与病因相关的证候。

六气太过、不及或不应时，影响到人体的调节适应机能及病原体的孳生传播，成为致病的邪气，属于外感病（包括一些流行性病和传染病）的病因。六淫致病，自外而入，称为外因。《三因极一病证方论》："然六淫，天之常气，冒之则先自经络流入，内合于脏腑，为外所因。"

六淫致病的共同特点：

1. 外感性　一是指病邪从肌表、口鼻侵犯人体，自外而来；二是指感受六淫之邪，初期多见表证。

2. 季节性　六淫致病常有明显的季节性，如夏季多暑病等。

3. 地域性　六淫致病常与居住地区和环境密切相关，如西北高原地区气候寒冷而干燥等。

4. 相兼性　六淫邪气既可单独侵犯人体而发病，又可两种以上同时侵犯人体而致病。

5. 转化性　六淫致病在一定的条件下，其证候的性质可以发生转化。如表寒证可入里化热形成里热证。引起转化的原因有两点，一是人的体质不同；二是治疗不当。

（二）六淫的性质和致病特征

1. 风邪

（1）基本概念：自然界中具有风之轻扬开泄、善动不居特性的外邪，称为"风邪"。风邪致病引起外风病。风邪致病一年四季皆有，但以春季为多见。

（2）风邪的性质及致病特点：

①风性轻扬开泄，易袭阳位：风性具有轻扬、向上、向外、升散的特性。风邪侵犯机体可致机体腠理疏泄开张，表现为汗出恶风之症；从病位而言，风邪多侵犯人体的上部、肌表、腰背等阳位。

②风性善行而数变：善行，是以自然界的风具有走窜流行、善动不居之性，说明风邪侵犯人体具有病位游移、行无定处的特点。如风气盛所导致的"行痹"，四肢关节疼痛，游移不定。数变，是指风邪致病具有发病急、变化快的特点。如荨麻疹的皮疹，皮肤瘙痒，发无定处，此起彼伏。

③风性主动：风在自然界具有善动不居的特点，风邪侵犯人体可使机体出现动摇、震颤的症状。如临床上常见的因受外伤，再感受风邪，出现四肢抽搐、角弓反张等症状。

④风为百病之长：长，始也，首也。风为百病之长，有两个含义：一是指风为外感致病因素的先导，六淫中的其他五气多依附于风侵袭人体而发病，所以古人把风邪当作外感致病因素的总称。二是指风邪致病广泛，风邪极易侵犯人体，无处不到，引起多种疾病。

2. 寒邪

（1）基本概念：自然界中具有寒冷、凝滞特性的外邪称为"寒邪"。寒邪为病导致外寒病。寒邪多见于冬季。寒邪为病有伤寒和中寒之分。寒邪伤于肌表，阻遏卫阳，称为"伤寒"；寒邪直中于里，伤及脏腑阳气，则为"中寒"。

（2）寒邪的性质及致病特点：

①寒为阴邪，易伤阳气：寒邪性质属于阴，其气清冷，寒邪侵犯人体，导致阴寒偏

盛，最易损伤人体的阳气。

②寒性凝滞而主痛：凝，凝结；滞，阻滞。寒邪侵犯人体可使气血津液运行迟缓，凝结阻滞不通。由于血、津液“得温则行，得寒则凝”，而“不通则痛”，故寒邪侵犯人体可使机体出现各种疼痛的症状。寒邪所致疼痛的特点是遇寒加重，得温减轻。

③寒性收引：收，收缩；引，牵引。寒邪侵犯人体可使机体的气机收敛，腠理闭塞，经络筋脉收缩而挛急。临床有两种表现形式：一是寒邪侵犯肌表，可致腠理闭塞、汗孔闭合，出现发热恶寒、无汗等症状。二是寒邪侵犯经络，引起筋脉收缩挛急，气血不通，见关节挛急疼痛、屈伸不利等症状。

3. 湿邪

（1）基本概念：自然界中具有水湿之重浊、黏滞、趋下特性的外邪称为“湿邪”。湿邪致病引起外湿病。外湿病多见于长夏季节，此为一年之中湿气最盛的时期。

（2）湿邪的性质及致病特点：

①湿为阴邪，易阻滞气机，损伤阳气：湿性属于阴，湿邪侵犯机体可损伤机体的阳气；湿为有形之邪，侵犯人体，易留滞脏腑经络，阻碍气机的运行。

②湿性重浊：“重”，即沉重、重着之意。湿邪侵犯人体可使人体出现沉重、重着的症状。“浊”，即浑浊、秽浊不清之意。湿邪为病，其分泌物和排泄物的性质具有秽浊不清的特点。

③湿性黏滞：黏，黏腻；滞，停滞。湿邪致病具有黏腻停滞的特点，主要表现在两个方面：一是症状的黏滞性，如湿滞大肠，大便黏腻不爽；二是病程的缠绵性。由于湿性黏滞，停滞于某些脏腑组织，难以化解，故湿邪为病，多病程较长，反复发作，缠绵难愈。

④湿性趋下，易袭阴位：湿性类水，水性趋下，故湿邪为病易侵犯人体的下部。

4. 燥邪

（1）基本概念：自然界中具有干燥、收敛、清肃特性的外邪称为“燥邪”。燥邪侵犯人体，出现一系列的干燥症状，成为燥病。燥邪致病多见于秋季，有凉燥和温燥之分。初秋时节，夏季之余热与秋季之燥邪相结合形成“温燥”；秋末时节，初冬之寒气与秋季之燥邪相结合则形成“凉燥”。

（2）燥的性质及致病特点：

①燥性干涩，易伤津液：干，干燥；涩，涩滞。燥为缺乏津液的表现，燥邪侵犯人体最易损伤机体的阴液，使皮肤、孔窍失于滋养而出现各种干燥、涩滞不畅的症状。

②燥易伤肺：肺为娇脏，喜润而恶燥。肺主气司呼吸，与外界大气直接相通。肺又开窍于鼻，外合皮毛，故燥邪伤人，最易损伤肺津，影响肺的宣发肃降生理功能，从而出现干咳少痰，或痰液胶黏难咳，或痰中带血，以及喘息胸痛等症。肺与大肠相表里，燥邪自肺影响到大肠，则可出现大便干燥不畅等症。

5. 火（热）邪

（1）基本概念：自然界中具有火之炎热特性的外邪称为“热邪”。热邪为病成为外感热病。热邪致病多在夏季。

（2）火（热）邪的性质及致病特点：

①火热为阳邪，易伤津耗气：热为阳邪，热邪侵犯人体可出现高热等一系列的阳热症状。火热之邪伤人最易迫津外泄，损伤人体的阴液；津能载气，热邪在迫津外泄之时，往往导致气随津泄，且“壮火食气”，故热邪致病，还可出现体倦乏力少气等气虚的症状。

②火热性炎上：“火曰炎上”，火热之邪具有燔灼向上的特性，故侵犯人体多表现上部症状比较突出。

③火热邪易生风、动血：“生风”是指热邪侵犯人体易引起“肝风内动”，热邪引起的肝风内动，又称“热极生风”。其生风的机理有两点：一是热邪耗伤津液，使筋脉失养，而出现手足颤动；二是热盛易助阳，使肝阳升动不止，阳气升动无制则化风。

“动血”是指热邪为病，易引起各种出血的病证，如吐血、便血、皮肤发斑等。其机理也有两点：一是热邪使血行加快，迫使血液妄行横溢，容易导致出血；二是热邪可灼伤血络，使血出脉外。

④热邪易扰心神：火热之邪侵入到营血分，可扰乱心神，而出现一些神志症状，如烦躁、神昏、谵语等。

⑤火邪易致疮痈：火邪侵入人体血分，可聚于局部，腐蚀血肉而发为疮疡痈肿。

6. 暑邪

（1）基本概念：暑为夏季的火热之邪，凡在夏至以后、立秋之前，自然界中的火热外邪，称为“暑邪”。暑邪致病具有两个显著的特点：一是具有明显的季节性；二是暑邪为病只有外感，没有内生。

（2）暑邪的性质及致病特点：

①暑为阳邪，其性炎热：暑邪为夏季的火热之气所化，故为阳邪。火热之气具有炎热的特性。

②暑性升散，最易伤津耗气：暑为阳邪，主升主散，暑邪侵犯人体可致人体的腠理开泄而汗出，损伤机体的阴液。

③暑多挟湿：夏季不仅气候炎热，而且是多雨的季节，使空气中的湿度增加，故暑邪为病常兼挟湿邪同时侵犯人体而发病。

二、疠气

（一）疠气的概念

疠气，即疫疠之气，是一类具有强烈传染性的病邪。在中医文献中，又有“瘟疫”、“疫毒”、“戾气”、“异气”、“毒气”、“乖戾之气”等名称。

疠气致病，具有发病急骤、病情较重、症状相似、传染性强、易于流行等特点。如大头瘟、虾蟆瘟、疫痢、白喉、烂喉丹痧、天花、霍乱等。正如《素问·遗篇·刺法论》所说：“五疫之至，皆相染易，无问大小，病状相似。”又《诸病源候论·卷十》说：“人感乖戾之气而生病，则病气转相染易，乃至灭门。”古人在这里不仅指出了疠气病邪有传染性，同时也指出了疫疠对人类的严重危害。《温疫论·原病》说：“疫者，感天地之疠气……此气之来，无论老少强弱，触之者即病，邪从口鼻而入。”这里又明确指出了疠气病邪可通过空气传染，多从口鼻侵入人体而致病。

（二）疠气的性质及其致病特点

1. 发病急骤，病情危笃　疫疠之气，其性急速、燔灼，且热毒炽盛。故其致病具有发病急骤、来势凶猛、病情险恶、变化多端、传变快的特点，且易伤津、扰神、动血、生风。疠气为害颇似火热致病，具有一派热盛之象，但毒热较火热为甚，不仅热毒炽盛，而且常挟有湿毒、毒雾、瘴气等秽浊之气，故其致病作用更为剧烈险恶，死亡率也高。

2. 传染性强，易于流行　疫疠之气具有强烈的传染性和流行性，可通过口鼻等多种途径在人群中传播。疫疠之气致病可散在地发生，也可以大面积流行。因此，疫疠具有传染性强、流行广泛、死亡率高的特点。诸如大头瘟（由疫毒感染而发病，以头面红肿或咽喉肿痛为特征）、虾蟆瘟（人体感受疫毒之后，以颈项肿大为主症，连及头面，状如虾蟆，故名）、疫痢、白喉、烂喉丹痧、天花、霍乱、鼠疫等，实际包括现代医学许多传染病和烈性传染病。

3. 特适性与偏中性　特适性指疠气致病的病位与病种的特异性。疠气作用何腑何脏，发为何病，具有特异性定位的特点。疠气对机体作用部位具有一定选择性，从而在不同部位上产生相应的病证。疠气种类不同，所致之病各异。每一种疠气所致之疫病，均有各自的临床特征和传变规律，所谓“一气致一病”。偏中性指疠气的种属感受性。疠气有偏中于人者，偏中于动物者。偏中于人的，则不传染给动物；偏中于动物的，也不传染给人。即使偏中于动物的，因动物种属不同，也不互相传染。

疫疠的发生与流行，多与下列因素有关。

1. 气候因素　自然界气候的反常变化，如久旱、酷热、湿雾瘴气等。

2. 环境和饮食　如空气、水源、食物的污染。

3. 没有及时做好预防隔离工作。

4. 社会因素影响　疫疠的流行，与社会的经济、文化状况有关。一般来说，经济、文化较落后的国家和地区，疫疠较易流行；经济、文化发达的国家和地区，疫疠较少流行。

总之，六淫和疠气，均属外感病邪，其性质和致病特点各有不同，但因其所致之病，多以火热之候为之，故常统称为外感热病。

第二节　内伤病因

内伤病因，又称内伤，泛指因人的情志或行为不循常度，超过人体自身调节范围，直接伤及脏腑而发病的致病因素，如七情内伤、饮食失宜、劳逸失当等。内伤病因系导致脏腑气血阴阳失调而为病。由内伤病因所引起的疾病称之为内伤病。内伤病因，是与外感病因相对而言的，因其病自内而外，非外邪所侵，故称内伤。

一、七情内伤

七情，即喜、怒、忧、思、悲、恐、惊七种情志变化，是机体的精神状态。七情是人体对客观事物的不同反应，在正常的情况下，一般不会使人致病。只有突然、强烈或长期持久的情志刺激，超过了人体本身的正常生理活动范围，使人体气机紊乱、脏腑阴阳气血失调，才会导致疾病的发生。由于它是造成内伤病的主要致病因素之一，故又称“内伤七情”。

（一）七情与内脏气血的关系

中医认为，人的精神活动与内脏密切相关，如《素问·阴阳应象大论》说：“人有五脏化五气，以生喜怒思忧恐。”可见情志活动必须以五脏精气作为物质基础。又说心“在志为喜”，肝“在志为怒”，脾“在志为思”，肺“在志为忧”，肾“在志为恐”。喜怒思忧恐，简称“五志”。不同的情志变化对各脏腑有不同的影响，而脏腑气血的变化，也会影响情志的变化，如《素问·调经论》说：“血有余则怒，不足则恐。”《灵枢·本神》又说：“肝气虚则恐，实则怒。心气虚则悲，实则笑不休。”故七情与内脏气血关系密切。

（二）七情致病的特点

七情致病不同于六淫。六淫侵袭人体，从皮肤或口鼻而入，发病之初均见表证。而七情内伤，则直接影响相应的内脏，使脏腑气机逆乱、气血失调，导致多种病变的发生。

1. 直接伤及内脏

《素问·阴阳应象大论》说：“怒伤肝”、“喜伤心”、“思伤脾”、“忧伤肺”、“恐伤肾”。临床上不同的情志刺激，可对各脏有不同的影响，但并非绝对如此。因为人体是一个有机的整体，如《灵枢·口问》说：“心者，五脏六腑之主也……故悲哀愁忧则心动，心动则五脏六腑皆摇。”这里即指出了各种情志刺激都与心脏有关，心是五脏六腑之大主，心神受损可涉及其他脏腑。又如郁怒伤肝，肝气横逆，又常犯脾胃，出现肝脾不调、肝胃不和等证。

心主血而藏神，肝藏血主疏泄，脾主运化而位于中焦，是气机升降的枢纽，为气血生化之源。故情志所伤的病证，以心、肝、脾三脏气血失调为多见。如思虑劳神过度，常损伤心脾，导致心脾气血两虚，出现神志异常和脾失健运等症；郁怒伤肝，怒则气上，血随气逆，可出现肝经气郁的两胁胀痛、善太息等症；或气滞血瘀，出现胁痛，妇女痛经、闭经，癥瘕等证。此外，情志内伤还可化火，即“五志化火”，而致阴虚火旺等症，或导致湿、食、痰诸郁为病。

2. 影响脏腑气机

《素问·举痛论》说：“怒则气上，喜则气缓，悲则气消，恐则气下，惊则气乱，思则气结。”

怒则气上，是指过度愤怒可使肝气横逆上冲，血随气逆，并走于上。临床可见气逆、面红目赤，或呕血，甚则昏厥卒倒。

喜则气缓，包括缓解紧张情绪和心气涣散两个方面。在正常情况下，喜能缓和紧张，使营卫通利，心情舒畅。《素问·举痛论》说："喜则气和先达，营卫通利，故气缓矣。"但暴喜过度，又可使心气涣散，神不守舍，出现精神不能集中，甚则失神狂乱等症，故《灵枢·本神》说："喜乐者，神惮散而不藏。"

悲则气消，是指过度悲忧，可使肺气抑郁，意志消沉，肺气耗伤。

恐则气下，是指恐惧过度，可使肾气不固，气泄于下，临床可见二便失禁，或恐惧不解则伤精，发生骨酸痿厥、遗精等症。

惊则气乱，是指突然受惊，以致心无所倚，神无所归，虑无所定，惊慌失措。

思则气结，是指思虑过度，伤神损脾，可导致气机郁结。古人认为思发于脾，而成于心，故思虑过度不但耗伤心神，也会影响脾气。思虑过度，则伤心脾，暗耗阴血，心神失养则心悸、健忘、失眠、多梦；气机郁结阻滞，脾则运化无力，胃的受纳腐熟失职，便会出现纳呆、脘腹胀满、便溏等症。

情志异常波动，可使病情加重，或迅速恶化。根据临床观察，在许多疾病的过程中，若患者有较剧烈的情志波动，往往会使病情加重，或急剧恶化。如有高血压史的患者，若遇事恼怒，肝阳暴张，血压可以迅速升高，发生眩晕，甚至突然昏厥，或昏仆不语、半身不遂、口眼歪斜。

二、饮食失宜

饮食是健康的基本条件。饮食所化生的水谷精微是化生气血，维持人体生长、发育，完成各种生理功能，保证生命生存和健康的基本条件。

正常饮食，是人体维持生命活动之气血阴阳的主要来源之一，但饮食失宜，常是导致许多疾病的原因。饮食物主要依靠脾胃消化吸收，如饮食失宜，首先可以损伤脾胃，导致脾胃的腐熟、运化功能失常，引起消化机能障碍；其次，还能生热、生痰、生湿，产生种种病变，成为疾病发生的一个重要原因。

饮食失宜包括饥饱无度、饮食不洁、饮食偏嗜等。饮食失宜能导致疾病的发生，为内伤病的主要致病因素之一。

（一）饮食不节

1. 饥饱失常

饮食应以适量为宜，过饥过饱均可发生疾病。明显低于本人的适度的饮食量，称为过饥；明显超过本人的适度的饮食量，称为过饱。过饥，则摄食不足，化源缺乏，终致气血衰少。反之，暴饮暴食，过饱，超过脾胃的消化、吸收功能，可致饮食阻滞，脘腹胀满、嗳腐泛酸、厌食、吐泻等食伤脾胃之病。

饥饱失常，在小儿尤为多见，因其脾胃较成人为弱，食滞日久，可以郁而化热；伤于生冷寒凉，又可以聚湿、生痰。婴幼儿食滞日久还可以出现手足心热、心烦易哭、脘腹胀满、面黄饥瘦等症，称之为“疳积”。

2. 饮食无时

按固定时间，有规律地进食，可以保证消化、吸收功能有节奏地进行，脾胃则可协调配合，有张有弛，水谷精微化生有序，并有条不紊地输布全身。自古以来，就有一日三餐，“早饭宜好，午饭宜饱，晚饭宜少”之说。若饮食无时，亦可损伤脾胃，而变生他病。

（二）饮食偏嗜

饮食结构合理，五味调和，寒热适中，无所偏嗜，才能使人体获得各种需要的营养。若偏嗜或膳食结构失宜，或过寒过热，或五味有所偏嗜，可导致阴阳失调，或某些营养缺乏而发生疾病。

1. 种类偏嗜　饮食种类合理搭配，膳食结构合理，才能获得充足的营养，以满足生命活动的需要。若结构不适，调配不宜，有所偏嗜，则味有所偏，脏有偏胜，从而导致脏腑功能紊乱。

2. 寒热偏嗜　饮食宜寒温适中，否则多食生冷寒凉，可损伤脾胃阳气，寒湿内生。偏食辛温燥热，可使胃肠积热。

3. 五味偏嗜　人的精神气血，都由五味资生。五味与五脏，各有其亲和性，如酸入肝，苦入心，甘入脾，辛入肺，咸入肾。如果长期嗜好某种食物，就会使该脏腑机能偏盛偏衰，久之可以按五脏间相克关系传变，损伤他脏而发生疾病。饮食五味应当适宜，平时不要偏嗜，病时注意饮食宜忌，食与病变相宜，能辅助治疗，促进疾病好转。反之，疾病就会加重。只有“谨和五味”才能“长有天命”。

（三）饮食不洁

进食不洁，会引起多种胃肠道疾病，出现腹痛、吐泻、痢疾等；或引起寄生虫病，如蛔虫、蛲虫、寸白虫等。临床表现为腹痛、嗜食异物、面黄肌瘦等症。若进食腐败变质有毒食物，可致食物中毒，出现腹痛、吐泻，重者可昏迷或死亡。

三、劳逸损伤

劳逸，包括过度劳累和过度安逸两个方面。正常的劳动和体力锻炼，有助于气血流通，增强体质。必要的休息，可以消除疲劳，恢复体力和脑力，不会使人致病。只有比较长时间的过度劳累，包括体力劳动、脑力劳动及房劳过度，或过度安逸，完全不劳动、不运动、劳逸才能成为致病因素而使人发病。

过劳指过度劳累，包括劳力、劳神和房劳过度三个方面。

1. 劳力过度　是指较长时间的过度用力而积劳成疾。劳力过度则伤气，久之则气少力衰，神疲消瘦。如《素问·举痛论》说：“劳则气耗。”《素问·宣明五气》说：“久立伤骨、久行伤筋。”即指此而言。

2. 劳神过度　是指思虑太过，劳伤心脾而言。《素问·阴阳应象大论》说：“脾在志为思。”而心主血藏神，所以思虑劳神过度，则耗伤心血，损伤脾气，可出现心神失养的心悸、健忘、失眠、多梦及脾不健运的纳呆、腹胀、便溏等症。

3. 房劳过度　是指性生活不节，房事过度而言。肾藏精，主封藏。肾精不宜过度耗泄。若房事过频则肾精耗伤，临床常出现腰膝酸软，眩晕耳鸣，精神萎靡，男子则遗精、早泄，甚则阳痿，女子则月经不调、痛经、闭经等病证。

过逸指过度安逸、不参加劳动又不运动而言。人体每天需要适当的活动，气血才能流畅。若长期不劳动，又不从事体力锻炼，易使人体气血不畅，脾胃功能减弱，可出现食少乏力，精神不振，肢体软弱，或发胖臃肿，动则心悸、气喘、汗出等症，或继发他病。《素问·宣明五气》所说“久卧伤气”，即是这个道理。

第三节　病理性因素

在疾病发生和发展过程中，原因和结果可以相互交替和相互转化。由原始致病因素所引起的后果，可以在一定条件下转化为另一些变化的原因，成为继发性致病因素。痰饮、瘀血、结石都是在疾病过程中所形成的病理产物。它们滞留体内而不去，又可成为新的致病因素，作用于机体，引起各种新的病理变化，因其常继发于其他病理过程而产生，故又称“继发性病因”。

一、痰饮

（一）痰饮的概念

痰饮，是人体脏腑功能失调，津液代谢障碍，由津液凝聚而成的病理产物，可由多种原因引起。如外邪侵犯肺、脾、肾等脏，使水液敷布，排泄失常，或致三焦水道失畅，影响水液的正常代谢，乃致水湿停聚，酿成痰饮。如情志内伤，肝气郁结，气郁化火，煎熬津液而成痰；或素食肥甘、嗜酒，亦能引起湿聚而生痰，一般以质稠浊者为痰，清稀者为饮，通常多为混合。

痰饮一旦产生，便能流窜全身，停聚各处，导致多种疾病发生。停留在肺，则出现喘咳、胸闷、咯痰；蒙蔽于心，可见胸闷、心悸、失眠、神昏，甚则狂癫；停聚于胃，会致脘闷痞胀、恶心呕吐、食欲不振；流于经络筋骨，可出现肢体麻木，半身不遂，或成痰核瘰疬、阴疽流注；痰饮上扰，可致眩晕、昏迷；痰气凝郁于咽喉，则咽部不适，常有如物梗喉感；饮停胸胁，可见胸胁胀满，咳嗽引痛；若留聚肠间，则肠鸣漉漉，甚至便溏腹泻。可见其害甚多，故有“百病多因痰作祟”之说。

在传统上，痰饮有有形和无形、狭义和广义之分。

1. 有形的痰饮　有形的痰饮是指视之可见、触之可及、闻之有声的实质性的痰浊和水饮而言。如咳咯而出的痰液，呕泄而出之水饮痰浊等。

2. 无形的痰饮　无形的痰饮是指由痰饮引起的特殊症状和体征，只见其症，不见其形，看不到实质性的痰饮，因无形可征，故称无形之痰饮。其作用于人体，可表现出头晕目眩、心悸气短、恶心呕吐、神昏谵妄等，多以苔腻、脉滑为重要临床特征。

3. 狭义的痰饮　狭义的痰饮是指肺部渗出物和呼吸道的分泌物，或咳吐而出，或呕恶而出，易于被人们察觉和理解，又称之为外痰。

4. 广义的痰饮　广义的痰饮泛指由水液代谢失常所形成的病理产物及其病理变化和临床症状，不易被人察觉和理解，又称之为内痰。

（二）痰饮的致病特点

1. 阻碍经脉气血运行　痰饮随气流行，机体内外无所不至。若痰饮流注经络，易使经络阻滞，气血运行不畅，出现肢体麻木、屈伸不利，甚至半身不遂等。若结聚于局部，则形成瘰疬、痰核，或形成阴疽、流注等。

2. 阻滞气机升降出入　痰饮为水湿所聚，停滞于中，易于阻遏气机，使脏腑气机升降失常。例如，痰饮停肺，使肺失宣肃，可出现胸闷、咳嗽、喘促；痰饮停留于胃，使胃失和降，则出现恶心呕吐等。

3. 影响水液代谢　痰饮本为水液代谢失常的病理产物，其一旦形成之后，便作为一种致病因素反过来作用于机体，进一步影响肺、脾、肾的水液代谢功能。如寒饮阻肺，可致宣降失常，水道不通；痰湿困脾，可致水湿不运；饮停于下，影响肾阳的功能，可致蒸化无力。

4. 易于蒙蔽神明　痰浊上扰，蒙蔽清阳，则会出现头昏目眩、精神不振、痰迷心窍，或痰火扰心、心神被蒙，则可导致胸闷心悸、神昏谵妄，或引起癫狂痫等疾病。

5. 症状复杂，变幻多端　从发病部位言，饮多见于胸腹四肢，与脾胃关系较为密切。痰之为病，则全身各处均可出现，无处不到，与五脏之病均有关系，其临床表现也十分复杂。一般说来，痰之为病，多表现为胸部痞闷、咳嗽、痰多、恶心、呕吐腹泻、心悸、眩晕、癫狂、皮肤麻木、关节疼痛或肿胀、皮下肿块，或溃破流脓，久而不愈。饮之为害，多表现为咳喘、水肿、疼痛、泄泻等。总之，痰饮在不同的部位表现出不同的症状，变化多端，其临床表现，可归纳为咳、喘、悸、眩、呕、满、肿、痛八大症。

二、瘀血

瘀血，又称蓄血、恶血、败血、虾血。瘀乃血液停积，不能活动之意。所谓瘀血，是指因血行失度，使机体某一局部的血液凝聚而形成的一种病理产物。这种病理产物一经形成，就成为某些疾病的致病因素而存在于体内。故瘀血又是一种继发性的致病因素。瘀血证则是由瘀血而引起的各种病理变化，临床上表现出一系列的症状和体征。

瘀血是由气虚、气滞、外伤、出血、血寒、血热、情绪和生活失宜等原因所致。

盖气为血之帅，气行则血行。气虚则血行无力，无力则血易停滞，从而产生瘀血；气滞则血凝，凝则成瘀；血寒则气涩，血液乃不畅，不畅则血易凝滞成瘀；外伤则血溢于经，离经之血停聚而成瘀。

各种外伤，诸如跌打损伤、负重过度等，使血离经脉，停留体内，不能及时消散或排出体外，或血液运行不畅，从而形成瘀血。

出血之后，离经之血未能排出体外而为瘀，所谓“离经之血为瘀血”。或因出血之后，专事止涩，过用寒凉，使离经之血凝涩，未离经之血郁滞不畅而形成瘀血。

血得温则行，得寒则凝。感受外寒，或阴寒内盛，使血液凝涩，运行不畅，则成瘀血。热入营血，血热互结，或使血液黏滞而运行不畅；或热灼脉络，血溢于脏腑组织之间，亦可导致瘀血。

情志内伤，亦可导致血瘀，多因气郁而致血瘀。此外，饮食起居失宜也可导致血瘀而变生百病。

瘀血形成后，既会影响血液的运行，又能导致脏腑功能失调而引起各种病证。如瘀阻心络，会出现胸闷、心痛、口唇青紫、脉多结代；瘀阻肺络，可见胸痛、咳血；瘀阻于肝，则见胁痛、痞块癥瘕；瘀阻于胃，可见呕血，胃脘作痛，大便漆黑；瘀阻胞宫，可致小腹疼痛、月经不调、经闭、痛经，甚至崩漏；瘀在肢体，局部可见肿痛或青紫，甚则活动不利。

尽管瘀血为病繁多，但临床表现可概括为以下几点。

1. 疼痛　一般多刺痛，固定不移，且多有昼轻夜重的特征，病程较长。

2. 肿块　肿块固定不移，在体表色青紫或青黄，在体内为癥积，较硬或有压痛。

3. 出血　血色紫暗或夹有瘀块。

4. 发绀　面部、口唇、爪甲青紫。

5. 舌质紫暗（或瘀点瘀斑）　是瘀血最常见的也是最敏感的指征。

6. 脉细涩沉弦或结代。

此外，面色黧黑、肌肤甲错、皮肤紫癜、精神神经症状（善忘、狂躁、昏迷）等也较为多见。

三、结石

（一）结石的概念

结石，是指停滞于脏腑管腔的坚硬如石的物质，是一种砂石样的病理产物。其形态各异，大小不一，停滞体内，又可成为继发的致病因素，引起一些疾病。

结石的成因较为复杂，机制亦不甚清楚。下列一些因素可能影响较大。

1. 饮食不当　偏嗜肥甘厚味，影响脾胃运化，蕴生湿热。空腹多吃柿子，影响胃的受纳通降。饮水中含有过量或异常的矿物及杂质等，也可为成因。

2. 情志内伤　情欲不遂，肝气郁结，疏泄失职，胆气不达，胆汁郁结，排泄受阻，日久可煎熬而成结石。

3. 服药不当　长期过量服用某些药物，致使脏腑功能失调，或药物潴留残存体内，诱使结石形成。

4. 其他因素　外感六淫、过度安逸等，也可导致气机不利，湿热内生，形成结石。结石的发生亦与年龄、性别、体质和生活习惯有关。

（二）结石的致病特点

结石停聚，阻滞气机，影响气血，损伤脏腑，使脏腑气机壅塞不通，而发生疼痛，为其基本特征。

1. 好发部位　多发于胆、胃、肝、肾、膀胱等脏腑，也可发生于眼（角膜结石、前房结石）、鼻（鼻石）、耳（耳石）等部位。

2. 病程较长，轻重不一　结石多半为湿热内蕴，日久煎熬而成，故大多数结石的形成过程缓慢而漫长，大小不等，停留部位不一，其临床表现各异。

3. 阻滞气机，损伤脉络　结石为有形实邪，势必阻滞气机，影响气血津液运行。可见局部胀闷酸痛等，程度不一，时轻时重，甚则结石损伤脉络而出血。

4. 疼痛　结石引起的疼痛，以阵发性为多，亦呈持续性，或为隐痛、胀痛，甚或绞痛。疼痛部位常固定不移，可随结石的移动而变化。缓解时一如常人。

第四节　其他病因

在中医病因学中，除了外感病因、七情内伤和病理性因素以外，还有外伤、寄生虫、胎传等。因其不属外感内伤和病理因素，故称其为其他病因。

一、外伤

（一）概念

外伤指因受外力如扑击、跌仆、利器等击撞，以及虫兽咬伤、烫伤、烧伤、冻伤等而致皮肤、肌肉、筋骨损伤的因素。

（二）外伤的致病特点

1. 枪弹、金刃、跌打损伤、持重努伤　可致皮肤肌肉瘀血肿痛、出血，或筋伤骨折、脱臼。重则损伤内脏，或出血过多，可致昏迷、抽搐、亡阳等重症。

2. 烧烫伤　烧烫伤即“火烧伤”、“火疮”等，多由沸水（油）、高温物品、烈火、电等作用于人体而引起，一般以火焰和热烫伤为多见。中医学在治疗烧烫伤方面积累了丰富的经验。我国在烧伤防治工作方面已取得了很大的成绩。

烧烫伤以火毒为患，受伤的部位立即发生外证。轻者损伤肌肤，创面红、肿、热、痛，表面干燥或起水疱，剧痛。重度可损伤肌肉筋骨，痛觉消失，创面如皮革样，蜡白、焦黄或炭化，干燥。热毒炽盛，必内侵脏腑，火热内攻，体液蒸发或渗出，而烦躁不安、发热、口干渴、尿少尿闭等，及至亡阴亡阳。

3. 冻伤　冻伤是人体遭受低温侵袭所引起的全身性或局部性损伤，在北方冬季常见。温度越低，受冻时间越长，则冻伤程度越重。全身性冻伤称为“冻僵”；局部性冻伤常根据受冻环境而分类，如“战壕足”、“水浸足”等，而指、趾、耳、鼻等暴露部位受寒冷影响，出现紫斑、水肿等，则称为“冻疮”。寒冷是造成冻伤的重要条件。

(1) 全身性冻伤：寒为阴邪，易伤阳气，寒主凝滞收引。阳气受损，失去温煦和推动血行作用，则为寒战，体温逐渐下降，面色苍白，唇舌、指甲青紫，感觉麻木，神疲乏力，或昏睡，呼吸减弱，脉迟细，如不救治，易致死亡。

(2) 局部性冻伤：局部冻伤多发生于手、足、耳郭、鼻尖和面颊部。寒主收引，经脉挛急，气血凝滞不畅，影响受冻局部的温煦和营养，初起致局部苍白、冷麻，继则肿胀青紫，痒痛灼热，或出现大小不等的水疱等；重则受冻部位皮肤亦呈苍白，冷痛麻木，触觉丧失，甚则暗红漫肿，水疮疱破后创面是紫色，出现腐烂或溃疡，乃至损伤肌肉筋骨而呈干燥黑色，亦可因毒邪内陷而危及生命。

4. 虫兽伤　虫兽伤包括毒蛇、猛兽、疯狗咬伤等。轻则局部肿疼、出血，重可损伤内脏，或出血过多，或毒邪内陷而死亡。

(1) 毒蛇咬伤：毒蛇咬伤后，依其临床表现，可分为风毒、火毒和风火毒三类。

风毒（神经毒）：常见银环蛇、金环蛇和海蛇咬伤，伤口表现以麻木为主，无明显红肿热痛。全身症状：轻者头晕头痛、出汗、胸闷，四肢无力，重者昏迷、瞳孔散大、视物模糊、语言不清、流涎、牙关紧闭、吞咽困难、呼吸减弱或停止。

火毒（血循毒）：常见蝰蛇、尖吻蝮蛇、青竹蛇和烙铁头蛇咬伤。伤口红肿灼热疼痛，起水疱，甚至发黑，日久形成疡。全身症状见寒战发热，全身肌肉酸痛，皮下或内脏出血，尿血、便血、吐血、衄血，继则出现黄疸和贫血等，严重中毒死亡。

风火毒（混合毒）：如眼镜蛇、大眼镜蛇咬伤，兼有风毒和火毒的症状。

(2) 疯狗咬伤：疯狗咬伤初起仅局部疼痛、出血，伤口愈合后，经一段潜伏期，然后出现烦躁、惶恐不安、牙关紧闭、抽搐、恐水、恐风等症。

二、寄生虫

（一）概念

寄生虫是动物性寄生物的统称。寄生虫寄居于人体内，不仅消耗人的气血津液等营养物质，而且能损伤脏腑的生理功能，导致疾病的发生。

（二）寄生虫的致病特点

中医学早已认识到寄生虫能导致疾病的发生。诸如蛔虫、钩虫、蛲虫、绦虫（又称寸白虫）、血吸虫等。患病之人，或因进食被寄生虫虫卵污染的食物，或接触疫水、疫土而发病。由于感染的途径和寄生虫寄生的部位不同，临床表现也不一样。如蛔虫病，常可见胃脘疼痛，甚则四肢厥冷等，称之为“蛔厥”；蛲虫病可有肛门瘙痒之苦；血吸虫病，因血液运行不畅，久则水液停聚于腹，形成“蛊胀”。上述蛔虫、钩虫、绦虫等肠道寄生虫，其为病多有面黄肌瘦、嗜食异物、腹痛等临床特征。

中医学虽然已经认识到寄生虫病与摄食不洁食物有关，在中医文献中又有“湿热生虫”之说。所谓“湿热生虫”，是说脾胃湿热为引起肠寄生虫病的内在因素之一，而某些肠寄生虫往往以“脾胃湿热”的症状为主要临床表现。

三、胎传

（一）概念

胎传是指禀赋与疾病由亲代经母体而传及子代的过程。禀赋和疾病经胎传使胎儿出生之后易于发生某些疾病，成为一种由胎传而来的致病因素。胎传因素引起的疾病称之为胎证、胎中病。胎寒、胎热、胎肥、胎弱、胎毒、解颅、五软等，均属胎疾范围。

胎病发生的原因，一般分为胎弱和胎毒两类。

（二）胎传的致病特点

1. 胎弱　又称胎怯、胎瘦，为小儿禀赋不足、气血虚弱的泛称。胎儿禀赋的强弱主要取决于父母的体质。

胎弱的表现是多方面的，如皮肤脆薄、毛发不生、形寒肢冷、面黄肌瘦、筋骨不利、腰膝酸软，及五迟、五软、解颅等病证。

胎弱的主要病机为五脏气血阴阳不足。胎儿在母体能否正常生长发育，除与禀受于父母的精气有关外，还与母体的营养状态密切相关。如母体之五脏气血阴阳不足，必然会导致胎儿气血阴阳的不足，而出现五脏系统的病变。如禀肺气不足，则皮薄怯寒；禀心气不足，则血不华色；受脾气不足，则肌肉不生；受肝气不足，则筋不束骨；受肾气不足，则骨节软弱。

2. 胎毒　指婴儿在胎妊期间受自母体毒火，因而出生后发生疮疹和遗毒等病的病因。胎毒多由父母恣食肥甘，或多郁怒悲思，纵情淫欲，梅疮等毒火蕴藏于精血之中，隐于母胞，传于胎儿而成。胎毒为病，一指胎寒、胎热、胎黄、胎搐、疮疹等；二指遗毒，又名遗毒烂斑，即先天性梅毒，系染父母梅疮遗毒所致。

由胎传因素而导致的疾病，包括了遗传性疾病和先天性疾病。遗传性疾病如某些出血性疾病（血友病）、精神分裂症、癫痫、糖尿病、多指（趾）症、高血压病、色盲、近视以及过敏性疾病等。此外，由于遗传的影响，可以使机体的抵抗力降低，或代谢的调节发生某种缺陷，或体质或反应性发生改变，从而使后代易于罹患某些其他的疾病。

先天性疾病是指个体出生即表现出来的疾病。如主要表现为形态结构异常，则称为先天性畸形，如先天性心脏病、先天性无子宫、无卵巢、兔唇等。

胎传因素所导致的疾病，也是可以防治的。除早期诊治外，早期预防更为重要，注意护胎与孕期卫生，对保证胎儿正常生长发育，避免发生胎传疾病。

第七章　病机学说

病机，是指疾病发生、发展、变化及其结局的机理。以阴阳五行、气血津液、藏象、经络、病因和发病等基础理论，探讨和阐述疾病发生、发展、变化和结局的机理及其基本规律，即病机学说。病机的理论，在《黄帝内经》中已奠定了基础，病机之名，首见于《素问·至真要大论》的“审查病机，无失气宜”和“谨守病机，各司其属”。又如《素问·至真要大论》的“诸风掉眩，皆属于肝……”等“病机十九条”，是以“五运六气”的“六气”与五脏相应的理论，将临床常见的诸多症状，分别归属于肝、心、脾、肺、肾之疾患，风、寒、湿、热、火之疾患，病变部位是在“上”或“下”等。但必须指出：《内经》之论述病机，内容非常广泛，并不局限于“病机十九条”，它与邪正和阴阳之盛衰，气血和脏腑之虚实，以及某些病证（如疼痛、痿、痹、厥、痈疽等）的病机，均有详尽的论述。

病机学说的具体内容可以概括为以下几个方面。

1. 从整体上探讨疾病的发生、发展、变化和结局的基本规律，如邪正盛衰、阴阳失调、气血失常、津液代谢失常等。

2. 从脏腑、经络等某一系统研究疾病的发生、发展、变化和结局的基本规律，如脏腑病机、经络病机等。

3. 探讨某一类疾病的发生、发展、变化和结局的基本规律，如六经传变病机、卫气营血传变病机和三焦传变病机等。

4. 研究某一种病证的发生、发展、变化和结局的基本规律，如感冒的病机、哮喘的病机、痰饮的病机、疟疾的病机等等。

5. 研究某一种症状的发生、发展的病机，如疼痛的机理、恶寒发热的机理、失眠的机理等等。

6. 研究由于气血津液、脏腑等生理功能失调所引起的综合性病机变化，如内生“五邪”。

第一节　基本病机

一、邪正盛衰

邪正盛衰，是指在疾病过程中，致病邪气与机体正气之间的盛衰变化，决定着病机的虚或实，并直接影响着疾病的发展变化及其转归。

邪正盛衰与病机虚实的关系，《素问·通评虚实论》有“邪气盛则实，精气夺则虚”

之说，即，实的病机主要是邪气盛；虚的病机主要是正气虚。然而疾病的种类极多，疾病的过程亦较复杂，使邪正之间的盛衰变化呈现错综复杂。

在疾病过程中，虚和实的病机经常发生转化和错杂，在临床上均有一定的征象可循。但是，临床征象仅仅是疾病的现象，在现象与本质相一致的情况下，可以反映病机的或虚或实；而在疾病的现象与本质不完全一致的特殊情况下，假象不能反映病机的虚实，故临床分析病机，要透过现象看本质，不可为假象所迷惑。

在疾病的发生、发展及其转归的过程中，邪正的消长盛衰不是不变的。在一般状况下，正胜则邪退，疾病趋向于痊愈或好转；邪胜则正衰，疾病趋向于恶化，甚则可以导致死亡。

正盛则邪退是指正气来复，正气战胜邪气，疾病趋向好转而痊愈。这是在许多疾病中最常见的一种结局。如六淫之邪所致的外感疾病，由于患者的正气来复，抗御病邪的能力较强，则可促使邪从外解。

邪盛则正衰是指邪气旺盛，正气渐衰，疾病趋向恶化，甚则死亡的一种转归。如外感热病过程中，亡阴、亡阳等的出现，即是正不胜邪，邪盛正衰的典型表现。

此外，若邪正双方势均力敌，则亦可出现邪正相持，或正虚邪恋，或邪祛而正气不复等情况，是许多疾病由急性转为慢性，或遗留某些后遗症，或慢性病持久不愈的主要原因之一。

1. “实”的病机

“实”的病机，主要是由于邪气亢盛，正气尚未虚衰，邪正之间剧烈抗争的病理变化。多见于外感的早、中期；食积停滞不化，痰涎壅盛，水湿泛滥，瘀血内阻等。《素问·玉机真藏论》有“五实”证候的记载。现在一般认为壮热、狂躁、声高气粗、腹痛拒按、二便不通、脉实有力等，为“邪气盛则实”的表现。

2. “虚”的病机

“虚”的病机，主要是由于正气不足，机体的脏腑、经络等组织器官及其生理功能减弱，抗御致病邪气的能力低下，所以邪正之间剧烈抗争的现象不明显，而出现的病理变化。临床多见于素体虚弱或疾病的后期，或因大病、久病、大汗、吐利、大出血等耗伤机体的正气；或因致病邪气的久留而伤正等，均可导致正气虚衰而成虚证。《素问·玉机真藏论》有“五虚”证候的记载。现在一般认为神疲乏力、形容憔悴、神思恍惚、心悸气短、自汗盗汗、二便失禁、脉微弱无力；或五心烦热、畏寒肢冷等，为“精气夺则虚”的表现。

3. 病机的虚实错杂

因实致虚，是指本为实证，由于失治或误治；或因年老体衰，不耐病邪侵袭；或因大汗、大吐、大泻、大出血等耗损了机体的气、血、津液而致虚证。

因虚致实，是指本为虚证，由于虚久不复，脏腑、经络等组织器官的生理功能减弱，气、血、津液等运行迟缓和代谢失常，以致形成食积、痰饮、水湿、瘀血等滞留体内，积聚而成实证。

虚实错杂，实际上多是在疾病的虚实转化中形成的虚实错杂。如因虚致实的虚实错杂，正虚是本、是因，邪实是标、是果；因实致虚的虚实错杂，邪实是本、是因，正虚是标、是果。

4. 虚实真假的病机

真虚假实，指病机的本质为“虚”，“实”是假象。多为正气虚弱，气血不足，脏腑、经络等组织器官的功能减退，运化无力所致。如脾胃的运化功能减退，可引起脘腹胀满、疼痛；阴不敛阳，阳气外越时，见精神兴奋、面红、烦躁等假实征象。但其本质为正虚，故必有虚象显露，如脉象虚弱无力、舌质胖嫩、光剥等。

真实假虚，指病机的本质是“实”，“虚”是假象。多为热结肠胃、痰食壅滞、湿热内蕴及大积大聚等实邪结聚，阻滞经络，气血不能畅达于外所致。如阳气不能外达于表，则可见肢冷；气血郁聚于内，则可见精神萎靡，不欲多言，肢体倦怠。但其本质为邪实，故必有邪实征象，如脉滑数有力，舌苔黄糙等。

二、阴阳失调

阴阳失调，是指机体阴阳的平衡协调状态，由于某些因素的作用而遭到破坏，而出现阴阳偏胜、阴阳偏衰、阴阳互损、阴阳格拒和阴阳亡失等情况，是对机体各种病理状态的高度概括。

《素问·阴阳应象大论》说“阴胜则阳病，阳胜则阴病。阳胜则热，阴胜则寒”。《素问·调经论》说“阳虚则外实、阴虚则内热；阳盛则外热、阴盛则内寒”。

1. 阴阳偏胜

阴或阳的偏盛，是“邪气盛则实”的实证病机。病邪侵入人体，阳邪侵袭人体，则邪并于阳，而形成阳偏胜；阴邪侵袭人体则邪并于阴，而形成阴偏胜。

由于阴和阳是相互制约的，一般来说，阳长则阴消，阴长则阳消。所以阳偏胜必然会耗阴，从而导致阴液不足；阴偏盛也必然会损阳，从而导致阳气虚损。

2. 阳偏盛

阳主动、主升而为热。阳偏胜时，多见机体的机能活动亢奋、代谢亢进，机体反应性增强，热量过剩的病理状态。一般来说，阳胜的病机，多指阳气亢盛而阴液未虚的实热证。进一步发展，可成为阳盛阴虚之证。

阳胜的形成，多由于感受温热阳邪，或虽感受阴寒之邪，但入里从阳而化热，或情志内伤，五志过极而化火，或气滞、血瘀、食积等郁而化热所致。临床多见壮热、烦渴、面红、尿赤、便干、苔黄、脉数。阳盛实热病证，易于煎灼阴液，久之亦可致人体津液不足，阴精亏损，转为实热伤阴的病证，即“阳胜则阴病”。

3. 阴偏盛

阴主静、主内收而为寒，故在阴偏胜时，多见机体的机能活动代谢低下，热量不足，以及病理性代谢产物积聚等阴寒内盛的病理状态。一般来说，阴偏胜，多指阴邪偏盛而阳气未衰的寒实证，进一步发展可致阳虚，则成为阴盛阳虚之证。

阴胜的形成，多由外感阴寒之邪，或过食生冷，阴寒内盛，遏抑机体的阳气；或素体阳虚，阳不制阴，而致阴寒内盛。前者属实，后者则为虚实夹杂。阴盛实寒病证，常可导致虚衰，出现机体生理功能活动减退情况，此即“阴胜则阳病”。

4. 阴阳偏衰

阴或阳的偏衰，是指“精气夺则虚”的虚证。所谓“精气夺”，包括了机体的精、气、血、津液等基本物质的不足及其生理功能的减退，同时也包括了脏腑、经络等生理功能的减退和失调。

5. 阳偏衰

阳偏衰，即是阳虚，是指机体阳气虚损，机能减退或衰弱，机体反应性低下，代谢活动减退，热量不足的病理状态。多由于先天禀赋不足，或后天饮食失调，或劳倦内伤，或久病损伤阳气所致。

阳气不足，一般以脾肾阳虚为主，尤以肾阳虚衰（命门之火不足）最为重要，这是由于肾阳为诸阳之本的缘故。由于阳气虚衰，阳虚不能制阴，阳气的温煦功能减弱，脏腑经络等组织器官的功能活动亦因之而减退，血和津液的运行迟缓，水液不化而阴寒内盛。这是阳虚则寒的主要机理。临床可见面色苍白、畏寒肢冷、舌淡脉迟等寒象，亦可见到倦卧神疲、小便清长、下利清谷等虚象，以及由于阳虚气化无力，阳不化阴，水液代谢功能减退或障碍而导致的水湿停滞等病变。

6. 阴偏衰

阴偏衰，即是阴虚，是指机体的精、血、津液等阴液亏耗，其滋养、宁静的作用减退。多由于阳邪伤阴，热邪炽盛伤津耗液，或因五志过极化火伤阴，或因久病耗伤阴液所致。

阴虚，虽然五脏皆可发生，但一般以肺、肝、肾为主，其他脏腑之阴虚，久延不愈，最终亦多累及肺肾或者肝肾，所以临床上以肺肾阴虚与肝肾阴虚多见。肾阴为诸脏阴液之本，所以肾阴不足在阴偏衰的病机中又占有极其重要的地位。

所谓阴虚则热，是指阴液不足，不能制约阳气，阳气相对亢盛，从而形成阴虚内热、阴虚火旺以及阴虚阳亢等病理表现。阴虚内热多有五心烦热、骨蒸潮热、消瘦、盗汗、口干、舌红、脉细数等症；阴虚火旺多有咽干疼痛、牙龈肿痛、颧红、咳血或痰中带血等症；阴虚阳亢多见眩晕耳鸣、肢麻、肌肉颤动等症。

7. 阴阳互损

阴损及阳，系指由于阴液（精、血、津液）亏损，累及阳气生化不足，或阳气无所依附而耗散，则阴虚又导致阳虚，形成了以阴虚为主的阴阳两虚病理状态。

阳损及阴，系指由于阳气虚损，无阳则阴无以生，久之则阴液生化不足，则阳虚又导致阴虚，形成了以阳虚为主的阴阳两虚病理状态。

8. 阴阳格拒

阴阳格拒，是阴阳失调病机中比较特殊的一类病机，主要包括阴盛格阳和阳盛格阴两方面。主要由于某些原因引起阴和阳的一方盛极，因而壅盛于内，将另一方排斥格拒于外，迫使阴阳之间不相维系，而形成真寒假热或真热假寒等现象。

（1）阴盛格阳，即阴阳内外格拒。系指阴寒之邪盛极于内，逼迫阳气浮越于外，相互格拒、排斥的一种病理状态。其疾病的本质虽然是阴寒内盛，但由于其格阳于外，故其临床表现，反见面红烦热、欲去衣被、口渴、狂躁不安等热象。因其阴寒内盛，格阳于外所致，故为真寒假热。

此外，阴盛于下，虚阳浮越，亦可见面红如火，称为戴阳，亦是阳虚阴盛，阴阳之间不相维系的一种表现。

（2）阳盛格阴，系指邪热内盛，深伏于里，阳气郁闭于内，格阴于外的一种病理状态。多见于热病的热盛至极，反见“热极似寒”的四肢厥冷、脉沉伏等寒象。由于其疾病之本质是热盛于里，而格阴于外，故称为真热假寒。这种四肢厥冷，又称之为“阳厥”或“热厥”。

9. 阴阳亡失

阴阳的亡失，是机体的阴液或阳气因大量消耗而亡失，是生命垂危的一种病理状态。包括亡阳和亡阴两类。

（1）亡阳，指机体的阳气发生突然性脱失，导致全身机能突然衰竭的一种病理状态。多由外邪过盛，正不敌邪，阳气突然大量耗伤而脱失；或素体阳虚，正气不足，又加疲劳过度等因素所诱发；或过用汗法，阳随津枯，阳气外脱等所致。慢性消耗性疾病之亡阳，为阳气严重耗散而衰竭，虚阳外越所致。主症为大汗淋漓，汗稀而凉，肌肤手足逆冷，精神疲惫，神清淡漠，甚则昏迷，脉微欲绝等象。

（2）亡阴，指机体的阴液大量消耗或丢失，而致全身机能严重衰竭的一种病理状态。多由热邪炽盛，或邪热久留，煎灼阴液；或慢性消耗性疾病，阴液耗竭所致。主症多见汗出不止，汗热而黏，手足温，喘渴烦躁，甚则昏迷谵妄，脉数无力，舌光绛无苔等。

由于阴与阳相互依存，故阴亡，则阳必无所依附而浮越于外，阴亡之后可迅速导致亡阳，“阴阳离决，精气乃绝”，生命亦告终结。

三、气血失常

气血失调，是指气或血的亏损和各自的生理功能异常，以及气血之间互根互用的关系失调等病理变化。

（1）气的失常主要包括气的生化不足、耗损过多或气的某些功能减退所导致的气虚，及气的运动失常，即气机失调，形成气滞、气逆、气陷、气闭或气脱等病理状态。

（2）血的失常，主要表现在两个方面：一为血的生化不足或耗伤太过，或血的濡养功能减退，从而形成血虚的病理状态。二为血的运行失常，或为血行迟缓，或为血行逆乱，从而导致血瘀、血热，以及出血等病理变化。

气属于阳，血属于阴，气与血之间具有阴阳相随、相互依存、相互为用的关系。一旦气血互根互用功能失调，临床主要表现为气滞血瘀、气不摄血、气随血脱、气血两虚、气血失和和不荣经脉等几方面的症状。

1. 气虚

气虚，包括元气、宗气、营气、卫气的虚损，以及气的推动、温煦、防御、固摄和气化功能的减退，从而导致机体的某些功能活动低下或衰退，抗病能力下降等衰弱的现象。多由先天禀赋不足，或后天失养，或劳伤过度而耗损（“劳则气耗”），或久病不复，或肺脾肾等脏腑功能减退，气的生化不足等所致。

气虚的病理可及全身各个方面，如卫外无力，肌表不固而汗出；四肢肌肉失养，周身倦怠乏力；清阳不升、清窍失养而精神萎顿、头昏耳鸣；气虚则无力以率血行，脉象虚弱无力或微细；气虚则水液代谢失调，水液不化，输布障碍，可凝痰成饮，甚则水邪泛滥而成水肿；气虚还可导致脏腑功能减退而脏腑虚弱。

2. 气机失调

气机失调，即致病因素导致脏腑经络之气升降出入失常。

气机失调的病机，可概括为气滞、气逆、气陷、气闭、气脱等方面。

（1）气滞，是指气机郁滞，气的运行不畅所致的病理状态。主要由于七情内郁，或寒冷刺激，或痰湿、食积、瘀血等阻滞，影响了气的流通运行，形成局部或全身的气机不畅，引起局部的胀满或疼痛，形成血瘀、水湿、痰饮等病理产物。还可使某些脏腑功能失调，如肺气壅滞、肝郁气滞、脾胃气滞等。

（2）气逆，是指气的上升过度，下降不及，而致脏腑之气逆上的病理状态。多由于情志所伤，或饮食寒温不适，或痰浊壅阻等所致。多见于肺、胃和肝等脏腑。气逆在肺，肺失肃降，肺气上逆，而咳逆，气喘；气逆在胃，胃失和降，胃气上逆，而恶心、呕吐、呃逆、嗳气；气逆在肝，肝气逆上，则头痛而胀，胸胁胀满，易怒。若突然遭受惊恐刺激，肝肾之气或水寒之气循冲脉而上逆，可见“奔豚气”。

一般来说，气逆于上多以实证为主，但也有因虚而气上逆者，如肺气虚而肃降无力，或肾气虚而失于摄纳，则都可致肺气上逆，皆为因虚而致气上逆之病机。

（3）气陷，是以气的升举无力为主要特征的一种病理状态，多由气虚发展而来。素体虚弱，久病耗伤，脾气虚损不足，清阳不升，中气下陷，可产生胃下垂、肾下垂、子宫脱垂、脱肛等病证。

（4）气闭与气脱，都是以气的出入异常，或为闭塞，或为脱失的严重病理状态，临床多表现为昏厥或亡脱等病证。

3. 血的失常

血的失常，主要表现在两个方面：一为血虚的病理状态；二为血瘀、血热，以及出血等病理变化。

（1）血虚，主要指血液不足，或血的濡养功能减退，以致脏腑经脉失养的病理状态。

多由于失血过多，新血不及补充；或脾胃虚弱，饮食营养不足，生化功能减退而血液生成不足，以及久病不愈，慢性损耗而致血液暗耗等，均可导致血虚。

常见全身或某一局部的某些机能减退或营养不良，如肌肤爪甲失养、面色苍白、唇舌爪甲色淡、头昏眼花、两目干涩、心神不宁、心悸怔忡、视力减退、肢节屈伸不利、肢体或肌肤麻木等。

（2）血瘀，指血液循行迟缓，或郁滞流通不畅，甚则血液瘀结停滞。多由于气机阻滞而血行受阻，或气虚无力行血；或痰浊阻滞脉道，血行不畅；或寒邪入血，则血寒而凝；或邪热入血，煎灼津液而成瘀；或因离经之血、瘀血阻滞血脉等。血瘀的病机，主要是血行郁滞不畅或凝结而成瘀血，故血瘀阻滞于脏腑经络等某一局部时，则可导致脉络不通，痛有定点，得寒温而不减，甚则可形成肿块，同时面色黧黑、肌肤甲错、唇舌紫暗或见瘀点、瘀斑等症。

（3）血热，指血分有热，血液运行加速，甚则血液妄行而致出血。多由于邪热入于血分所致。如外感温热邪气，或外感寒邪，入里化热，伤及血分，皆能导致血热；温热病的营分证和血分证；情志郁结，五志过极，郁久化火，伤及血分，亦可导致血热。如肝郁气滞，郁而化火，内火炽盛，郁结血分，即可形成血热证候。临床可见身热以夜间为甚，口干不欲饮，心烦或躁扰发狂，或衄血、吐血、尿血，月经提前、过多，舌质红绛，脉细数等症。

4. 气血互根互用功能的失调

（1）气滞血瘀，是指由于气的运行郁滞不畅，以致血液循行障碍，继而出现血瘀的病理状态。多由于情志内伤，抑郁不遂，气机阻滞而成血瘀。亦可因闪挫外伤等因素伤及气血，而致气滞和血瘀同时形成。

（2）气不摄血，主要指气虚不足，固摄血液的功能减退，而致血不循经，逸出于脉外，从而导致各种失血的病理状态。多与久病伤脾，脾气虚损，中气不足有关。临床常见便血、尿血、妇女崩漏等症，还见于皮下出血或紫斑等。

（3）气随血脱，是指在大出血的同时，气亦随着血液的流失而脱散，从而形成虚脱的危象。临床常见冷汗淋漓、四肢厥冷、晕厥、脉芤或沉细而微。

（4）气血两虚，是指气虚和血虚的同时存在的病理状态。多因久病耗伤，或先有失血，气随血衰；或先因气虚，血无以生化而日渐亏少，从而形成气血两虚病证。临床常见面色淡白或萎黄、少气懒言、疲乏无力、形体瘦怯、心悸失眠、肌肤干燥，肢体麻木等气血不足症状。

（5）气血不荣经脉，主要指因为气血两虚，以致气血之间相互为用的功能失于和调，影响了经脉、筋肉和肌肤的濡养。常见肢体麻木不仁，或运动失灵，甚则不用或皮肤瘙痒，或肌肤干燥，甚则肌肤甲错等症。

四、津液代谢失常

津液代谢，是机体新陈代谢的重要组成部分。津液的正常代谢，不仅仅维持着津液在生成、输布和排泄之间的协调平衡，而且也是机体各脏腑组织器官进行正常生理活动的必要条件。因此，津液代谢的失常，必然会导致机体一系列生理活动的障碍。

津液代谢失常原因有二：一是由于津液的生成不足或消耗过多，而致津液不足；二是由于津液的运行、输布和排泄障碍，而致体内的津液滞留，形成湿、痰、饮、水等病理产物。

第二节 脏腑病机

脏腑病机，是指在疾病的发生、发展变化过程中，脏腑的生理功能紊乱及其阴阳、气血失调的内在机理。

五脏的阴阳、气血，是全身阴阳、气血的重要组成部分。各脏的阴阳和气血之间的关系是，气属于阳，血属于阴。气和阳，均有温煦和推动脏腑生理活动的作用，故阳和气合称为“阳气”；血和阴，均有濡养和宁静脏腑组织及精神情志的作用，故阴与血合称为“阴血”。但是，从阴阳、气血和各脏生理活动的关系来说，阳和气、阴和血又不能完全等同。一般来说，脏腑的阴阳，代表各脏生理活动的功能状态；脏腑的气血，是其生理活动的物质基础。

各脏之阴阳，皆以肾阴肾阳为根本，因此各脏的阴阳失调，久必及肾；各脏之气血，均化生于水谷精微，因此各脏的气血虚亏，与脾胃气血生化之源关系密切。

由于五脏生理功能各有特点，因此各脏的阴阳、气血失调各有所侧重；六腑的功能失调，即胆、胃、大肠、小肠、膀胱、三焦的功能失调；奇恒之府的功能失调，即脑、髓和骨、脉、女子胞的功能失调。

一、五脏的阴阳气血失调

（一）心的阴阳气血失调

心病常见症状及其发生机理。

1. 心悸怔忡　多因心阴、心血亏损，血不养心，心无所主，而悸动不安；或心阳、心气虚损，血液运行无力；或痰瘀阻滞心肺，气血运行不畅，心动失常所致。

2. 心烦　多由于心火炽盛，心神被扰；或心阴不足，虚火扰心，以致神志浮动，躁扰不宁所致。

3. 失眠、多梦　多由心阳偏亢，阳不入阴，心神不能入舍所致。但有虚实之分。实则为邪热、痰火、扰动心神，神不安藏；虚则为心阴心血亏损，阴不敛阳，血不养心，心神浮越，失于敛藏所致。

4. 健忘　多由心的气血虚亏，脾气不足，肾精不充，髓海空虚，心神失养，神志衰弱所致。

5. 喜笑不休、谵语、发狂　皆由心火亢盛，或痰火上扰，或邪热内隔心包，而致神识昏乱。

6. 昏迷　邪盛正衰，阳气暴脱，心神涣散；或邪热入心（逆传心包），或痰浊蒙蔽心包等所致。气火上逆，气机逆乱可致气厥，亦可因心神暂时涣散而昏迷。

7. 心前区憋闷疼痛　多由胸阳不振，或为痰浊、瘀血痹阻，心脉气血运行不利，甚或痹阻不通所致，此属“真心痛”范畴。

8. 面唇爪甲紫暗　心阳虚损，或寒滞血脉，血行瘀阻不畅所致。

9. 面色苍白无华　心气心血不足，不能上荣于面，故面色苍白而无光泽。

10. 脉细弱无力，或结代，或细数，或散大数疾，或虚弱无力，或迟涩　均为心主血脉功能失调的反映。

（二）肺的阴阳气血失调

肺病常见症状及其发生机理。

1. 咳嗽　为肺的呼吸功能失常最常见症状之一，肺气失宣，肺气不时上逆所致。

2. 气短　多由肺气虚损，呼吸功能衰减所致。

3. 哮　多由痰气交阻，气机升降出纳失常，肺系气道阻塞不畅所致。

4. 喘　多由肺热蕴盛，气机壅阻或肺肾两虚，肾不纳气所致。

5. 胸闷疼痛　多由风、寒、燥、热之邪，或痰、瘀、水饮等壅遏肺气，气机阻塞不通，或肺络为邪所闭，气血滞涩不畅所致。

6. 咯痰、咯血　多由肺失宣肃，水津气化输布障碍，聚而成痰，或因脾虚，痰湿内聚上泛所致。咯血多为痰热化火，肝火犯肺，灼伤肺络所致。

7. 声哑失音　多由外邪犯肺，肺气失宣，声道不利，而致声哑失音。或由于肺虚阴津不足，声道失于滋润而致声哑失音。

8. 鼻衄　多由肺胃蕴热，或肝火上炎，灼伤肺之脉络，热迫血妄行所致。

9. 自汗　多由肺气虚损，卫阳不固，腠理疏泄，津液外泄所致。

（三）脾的阴阳气血失调

脾病常见症状及其发生机制。

1. 腹满胀痛或脘腹痛　多因脾气虚，运化无力；或因宿食停滞；或因脾胃虚寒，失其温煦，寒凝气滞；或因肝气犯脾，气机郁滞等所致。脾健运失职，清气不升，浊气不降，气机郁滞，故发胀满而痛。

2. 食少、便溏　多因脾虚胃弱，或湿困脾胃，脾不升清、胃失降浊。

3. 黄疸　多由脾运不健，湿浊阻滞，肝胆疏泄受碍，胆热液泄，胆汁不循常道，逆流入血，泛溢于肌肤所致。

4. 身重乏力　脾气不足，或脾为湿困，不能正常运化水湿，因而水湿留滞所致。

5. 脱肛、阴挺及内脏下垂　因脾虚、中气下陷，脏腑升举维系无力或不能升举。

6. 便血、崩漏、紫癜　多因脾气虚，失其统摄之权，则血不循经而外逸。如血溢肠内，则血随粪便而下，谓之“便血”；气虚下陷，冲任不固，则为崩漏；血溢于肌腠皮下，则发为紫癜。

（四）肝的阴阳气血失调

肝病常见症状及其发生机理。

1. 眩晕　多由肝阴不足，阴虚阳亢，肝之阳气升动，上扰清窍所致。

2. 目花　多由肝阴肝血不足，不能上荣于目，目失肝血所养而致。

3. 耳鸣　多为情志抑郁，肝郁气滞，郁久则化火生热，或火怒伤肝，肝胆之火亢进，上扰清窍所致，甚则清窍被蒙，可成重听。

4. 巅顶、乳房、两胁、少腹疼痛及囊肿疼痛　上述部分，皆为肝经循行所过。若肝郁气滞，气机阻塞，或痰气交阻，或气血互结，以致经气不利，脉络不通，则可于上述部位出现胀痛，或形成肿块。若气郁化火上窜于头部，则可发作巅顶剧痛。

5. 关节屈伸不利，筋挛拘急、抽搐　多为肝之阴血不足，筋脉失养所致。

6. 四肢麻木　多由肝血不足，不能滋养经脉肌肤，或由于风痰流窜经脉，络脉气血不和所致。

7. 急躁易怒　肝为刚脏，主升主动。若肝郁气滞，气郁而化火，肝火亢盛，或肝之阴气升动太过，肝阳亢逆，则可致性情急躁而易怒。

（五）肾的阴阳气血失调

肾病常见症状及其发生机理。

1. 阳痿、滑精、早泄、遗精　此皆生殖机能衰弱的表现，肾阳虚衰、命门之火不足多为阳痿；肾气虚损，精关不固，失其封藏固摄之权，则多为滑精或早泄；因梦而遗，谓之梦遗，多由肾阴虚，相火妄动所致。

2. 腰冷酸痛、下肢痿软　腰为肾之府，肾主骨。肾阳虚、肾精不充，则不能温煦或滋养腰膝，或寒湿，或湿热阻滞经脉，气血运行不畅，故见腰冷酸痛、骨软无力、下肢痿弱。

3. 气喘　肺主呼吸，肾主纳气。肾气虚损，失其摄纳之权，气浮于上，不能纳气归元，故见呼多吸少而气喘。

4. 耳鸣、耳聋　肾开窍于耳，肾精可生髓充脑。脑为髓之海，肾阴虚、肾精不充，髓海空虚，则脑转（眩晕）、耳鸣如蝉，虚甚则耳聋失聪。

5. 骨蒸潮热　肾阴不足则肺阴虚损，肺肾阴虚，阴不制阳，则虚热内生，而见骨蒸潮热。

6. 虚烦失眠、健忘　多由肾阴不足，心肾不交，则虚烦而难寐。肾精亏虚，髓海不充，轻则记忆力减退，重则健忘。

7. 小便不利，尿闭、水肿　多由肾阳虚损，气化失司、关门不利，水液不能蒸化或下输所致。水液排出不畅，则小便不利；气化障碍则尿闭不通；水邪泛滥于肌腠，则发水肿。

8. 尿频、遗尿　系由肾气虚衰，封藏固摄失职，膀胱失约所致。

二、六腑的阴阳气血失调

（一）胆的病机

胆病的临床常见症状有寒热往来、口苦、胁痛、黄疸等。其发生机制如下。

1. 寒热往来　外邪客于足少阳胆经，由于少阳为枢，外出于阳则发热，内入于阴则恶寒，故见寒热往来之证。

2. 口苦　为胆气上逆，胆液上泛所致。

3. 胁痛　胆位于右胁下，胆的经脉循行于两胁，若肝胆气机不畅，经脉阻滞，气血流通不利，即可发作胁肋胀满疼痛。

4. 黄疸　为肝胆疏泄失职，胆液排出不循常道，逆流于血脉，泛溢于肌肤所致。

（二）胃的病机

胃病常见症状及其发生机理。

1. 嗳气、呃逆、恶心、呕吐　多由胃失和降，胃气上逆，发为嗳气、恶心、呕吐等。

2. 胃脘胀痛　多由情志抑郁，或宿食停滞，从而导致胃气郁滞，和降失职，气机阻塞不通，不通则痛，故发胃脘胀满而痛。

3. 消谷善饥　多由胃热炽盛，腐熟功能亢进，水谷消化加速所致。

4. 胃脘嘈杂　多由胃热（火），或胃阴亏损，虚热内生，胃腑失和所致。

5. 纳呆食少　多由胃气虚弱，腐熟功能减退，和降失职所致。

（三）小肠病机

小肠病临床常见的症状有泄泻、尿赤灼痛等症。

（四）大肠病机

大肠的临床常见症状有热泻、便秘、痢疾、肠垢、痔、肠痈等。

（五）膀胱病机

膀胱的生理功能失常，多表现为排尿的异常，如尿频、尿急、尿痛，或排尿困难，甚则尿闭，或见遗尿、小便失禁等。

（六）三焦病机

肺的通调水道失常则上焦气化失司；脾胃的运化水液功能失常可归纳为中焦气化失司；肾和膀胱的蒸腾气化失常，肠的传化糟粕功能异常，归结为下焦气化失司。

第三节　内生“五邪”病机

所谓内生“五邪”，是指在疾病的发展过程中，气血、津液和脏腑等生理功能变化而产生类似于风、寒、湿、燥、火外邪致病的五种病理状态。由于病起于内，不是由外邪所引起，故称作内生“五邪”，属于病机的范围，具体包括内风、内寒、内湿、内燥、内火。

一、风气内动

风气内动，即“内风”，是机体阳气亢逆变动而形成的一种病理状态。由于“内风”与肝的关系甚为密切，故又称其为“肝风内动”。形成原因甚多，一般可见热邪炽盛，燔灼肝经，热极生风；阴虚阳亢，风阳上扰，肝阳化风；阴亏或血少，筋脉失养，虚风内动等。

1. 热极生风　多见于热性病的热盛期的极期。常见痉厥、抽搐、颈项强直、角弓反张、目睛上吊，并伴有高热、神昏、谵语等症。

2. 肝阳化风　多由情志内伤，或操劳过度耗伤肝肾之阴，以致阴虚阳亢，水不涵木，浮阳不潜，久之则阳愈浮而阴愈亏，终至阴不制阳，肝之阳气升动无制，阳化为风，形成风气内动。其症状轻则可见筋惕肌肉颤动、肢麻震颤、眩晕欲仆，或为口眼歪斜，或为半身不遂，甚则血随气逆而猝然仆倒，或为闭厥，或为脱厥。

3. 阴虚风动　多见于热病后期，阴液亏损，或由于久病耗伤阴液所致。临床可见筋挛、肌肉颤动、手足蠕动等症，以及阴液不足虚热内生之症。

4. 血虚生风　多由于生血不足或失血过多，或久病耗伤营血，因而肝血不足，筋脉失养，或血不荣络，则虚风内动，临床可见肢体麻木不仁、筋肉跳动，甚则手足拘挛，或屈伸不利。

二、寒从中生

寒从中生，又称“内寒”，是指机体阳气虚衰，温煦气化功能减退，寒从内生，或阴寒之邪弥漫的病理状态。“内寒”的形成，其产生多与脾肾阳气不足有关，尤以肾阳虚衰为关键。故《素问·至真要大论》说：“诸寒收引，皆属于肾。”

内寒病机，主要表现在两个方面：一是阳虚则阴盛，阴盛则内寒。常见畏寒肢冷、面色苍白、蜷卧喜暖、腹泻便溏、舌润不渴等温煦不足之症，以畏寒喜暖为基本特征。二是阳气虚衰，气化功能减退，而致阴寒内盛。临床多见尿频清长，涕、唾、痰、涎恒薄清冷，或大便泄泻，或发水肿等病证。此外，心阳虚，则见心胸憋闷或绞痛、面唇青紫等；脾阳虚，则腹泻便溏；肾阳虚则腰膝冷前，下利清谷，小便清长，男子阳痿，女子宫寒不孕等。

三、湿浊内生

湿浊内生，又称“内湿”，是指由于脾的运化功能（运化水谷和运化水湿）及输布津液功能减退或障碍，从而导致水谷不能化为精微而化生水湿痰浊，故“内湿”多因脾虚。

内湿的形成，多因素体阳气不足，痰湿过盛；或因恣食生冷，过食肥甘，内伤脾胃，致使脾阳不振或脾气亏损，失其健运之职，不能为胃行其津液；津液的输布代谢发生障碍，而致水液不化，聚而成湿，停而成痰，留而为饮，或积而成水。因此，脾的运化失职可导致湿浊内困，故《素问・至真要大论》说：“诸湿肿满，皆属于脾。”

湿性重浊黏滞，易于阻遏气机，故在内湿形成之后，常随其湿邪阻滞部位的不同而各有其不同的病理现象。如湿邪留滞于经脉，则症见头重如裹，肢体重着，或关节屈伸不利。《素问・至真要大论》说：“诸项强直，皆属于湿。”若湿犯上焦则胸闷咳嗽；湿阻中焦，则脘腹痞满，食欲不振，口腻或口甜，舌苔厚腻；湿滞下焦则腹肿便溏，小便不利；若水湿泛滥，溢于皮肤肌腠之间，则发为水肿。故《素问・六元正纪大论》说：“湿胜则濡泄，甚则水闭浮肿。”

四、津伤化燥

津伤化燥，是指机体津液不足，机体各部组织器官和孔窍失其濡润，从而产生干燥枯涩的病理状态。又称为“内燥”。

多由于久病、久热，耗伤阴液；或高热而灼伤津液；或湿邪化燥等所致，由于体内津液亏少，不能内溉脏腑，外润腠理孔窍，故临床多见干燥不润之现象。所以《素问・阴阳应象大论》说：“燥胜则干。”

一般来说，阴液亏损可产生内燥，而实热伤津亦可导致燥热内生。内燥病证，虽可发生于各脏腑组织，但以肺、胃及大肠为多见。

内燥的临床表现多为一系列津液枯涸失润现象，诸如形体消瘦，肌肤干燥不泽，起皮落屑，甚则皲裂，口燥咽干唇焦，舌上无津，甚或光红龟裂，鼻干目涩，爪甲脆折，大便燥结不通，小便短赤不利，干咳无痰，或痰中带血等症，故《素问玄机原病式》说：“诸涩枯涸，干劲皴揭，皆属于燥。”

五、火热内生

火热内生，又称“内火”或“内热”，是指由于阳盛有余，或阴虚阳亢，或由于气血郁滞，或由于热邪的郁结，因而产生火热内扰、机能亢奋的病理状态。

阳气过盛化火，即机体阳盛有余，机能亢奋、热极化火的病变。

邪郁化火，邪郁化火包括两方面内容：一是外感六淫风、寒、燥、湿等病邪皆能入里郁滞，并从阳而化热化火，如寒郁化热、湿郁化火等。二是体内的病理性代谢产物（如痰湿、瘀血等）和食积、虫积等，均能郁而化火。主要机理是以上这些因素，易于导致阳气的郁滞，气郁则生热化火，因而形成实热内结。

五志过极化火，又称为“五志之火”。多指由于精神情志的刺激，影响机体的阴阳、气血和脏腑生理的平衡，导致气机郁结，气郁久则从阳而化热，因而火热内生。如临床常见的情志抑郁不畅，肝失疏泄，则常能导致肝郁气滞，气郁则化火，发为“肝火”病证。

阴虚火旺，此属虚火，多由精亏血少，阴液大伤，阴虚则阳亢，因而虚热、虚火内生。一般来说，阴虚内热多见全身性的机能虚性亢奋的虚热征象。而阴虚火旺，其火热征象则往往集中于机体的某一部位。如阴虚火旺所引起的牙痛、咽痛、骨蒸、颧红等，即为虚火上炎所致。

第八章　养生与防治

第一节　预防与养生

中医学在治疗上历来以防重于治。《素问·四气调神大论》中说："圣人不治已病治未病，不治已乱治未乱。……夫病已成而后药之，乱已成而后治之，譬如渴而穿井，斗而铸锥，不亦晚乎？"所谓"治未病"，可以概括为"未病先防"与"既病防变"两方面的内容。

未病先防，又称无病防病，无病先防，是指在人体未发生疾病之前，充分调动人的主观能动性增强体质，颐养正气，提高机体抗病能力，同时能动地适应客观环境，采取各种有效措施，做好预防工作，避免致病因素的侵害，以防止疾病的发生。古书《丹溪心法》曾称："是故已病而后治，所以为医家之法；未病而先治，所以明摄生之理。"

未病先防，一是研究传统的养生方法，如针刺、气功、药物法等；二是研究综合的预防措施，如环境卫生管理、除灭疾病等；三是研究常见疾病的预防措施，如食疗、敷帖、中药等；四是运用现代科学手段整理中医预防措施，即通过开展中医药临床和实验研究，观察中医药预防措施的实际效果。

应该做到以下几个方面：增强正气、调养精神、健身锻炼、调节生活、营养调配、忌食或少食不利于治疗与康复的饮食，还可以采取药物预防的方法，并从各方面注意防止病邪的侵入。

既病防变，又可以说是有病早治，防止病变。古称"瘥后防复"，是指疾病刚痊愈，正处于恢复期，但正气尚未复元，因调养不当，旧病复发或孳生其他病者，事先采取的防治措施。或指疾病症状虽已消失，因治疗不彻底，病根未除，潜伏于体内，受某种因素诱发，使旧病复发所采取的防治措施。总之，是指人体在患病之后，及时采取有效措施，早期诊断，早期治疗，截断疾病的发展、传变或复发，同时注意疾病痊愈后预防复发，巩固疗效。尤其是对传染性疾病，更应防止恶性或不良性变化，以防止传播条件的产生。

既病防变在临床上可应用于多种急、慢性病中，中医药防变对于咳喘、慢性病毒性肝炎、慢性胃炎、胆石症、高血压症、脑血管意外、癌症等，均有积极作用，可有效阻止或减缓疾病向不良方面转化。

一、防变的方法

防变应该从以下几方面着手。

1. 早期诊断　在患病初期，如外感热病的传变，多为由表入里，由浅入深，因此，在表证初期，就应该抓住时机，及早诊断。如少阳证，见到部分主证时，即可应用小柴胡汤和解之，而不致病情恶化。

2. 早期治疗　有些疾病在发作前，经常有一些预兆出现，如能捕捉这些预兆，及早作出正确诊断，可收到事半功倍的效果。如在临床上，常见的中风病发生之前，常有眩晕、手指麻木等症状。如能抓住这些预兆，早期治疗，可使病人减少痛苦，增加康复机会。

3. 控制病情　古称“先安未受邪之地”，意思是根据五行相生相克原理，掌握疾病传变规律，先保护人体正气和未受病邪侵犯之处。如在治疗肝病时，采用健脾和胃的方法，先充实脾胃之气，不致因脏腑病变，迁延日久，损至脾脏等。故在治疗时，应当考虑这一传变规律，采取相应的方法，截断这种传变途径。如应用针灸疗法治疗足阳明症，旨在使该经的气血得以流通，而使病邪不再传经入里。

4. 瘥后防复　在人患大病之后，脾胃之气未复，正气尚虚者，除慎防过劳以外，常以补虚调理为主。如果余邪未尽而复发者，应以祛邪为主；或根据正气之强弱，二者兼顾之。如在外感热病治疗愈后，因劳累过度等，易引起旧病复发，出现虚烦、发热、嗜睡等，应当采取预防措施，清除病根，消除诱因，以防止疾病的进一步发展。如急性痢疾，常因治疗不彻底，以致经常反复发作。临证时，应当注意廓清余邪，即在身热、腹痛、里急后重等症状消失后，根据病情，继续服用一个时期的清热利湿之剂，以防复发。

5. 医护结合　人们常说：“对于疾病，三分治疗七分养。”中医尤其注重护理工作，如，中医讲究引导病人的思想情绪，从精神上对病人给予安慰和鼓励，使病人树立康复信心；注意饮食宜忌；注意调节寒温以适应环境等，这样可能利于疾病的康复。

二、防病的方法

防病具体来讲，应该做到以下几个方面。

1. 增强正气　讲究饮食起居、锻炼身体、避免劳逸过度，进行适当药物预防等方面的调养。

2. 调养精神　中医学认为，人的精神情志活动与人体生理、病理变化密切相关。突然、强烈或反复、持续的精神刺激，可使人体气机逆乱，气血阴阳失调，正气内虚而发病。经常保持心情舒畅，精神饱满，疾病就不易发生。

3. 健身锻炼　人们常说，生命在于运动，即指经常锻炼身体。如中国传统健身运动中，有导引、五禽戏、八段锦、易筋经、气功、太极拳、其他武术等。

4. 调节生活　应该懂得自然变化规律，适应自然、气候与环境变化规律，对饮食、起居、劳逸、性生活等，应有适当安排和节制，不可过度操劳，更不可沉湎于吃喝玩乐之中。

5. 营养调配　选择适宜饮食作为辅助治疗。如在高热时，多饮清凉饮料或吃些瓜果汁，以清热生津；在感冒后，宜进食热粥以助于发汗；在水肿时，宜食赤小豆等以利水消肿；在高血压时，服食海带等。另外，在人体五脏虚弱时，可采用进食动物内脏以补虚之法，如心悸可食猪心；久咳配用猪肺；肾虚腰痛可食猪腰子；肝虚夜盲可吃鸡肝；糖尿病选择进食猪胰脏等。

6. 忌食或少食不利于治疗与康复的饮食　中医认为，食物的性味如果与治疗疾病的目的相对抗，则必须禁忌服用。如在有水肿时，控制食盐摄入；在有血证时，忌吃辛辣燥热食品；在有湿热黄胆、积滞、痰饮时，忌食甘肥黏腻之物；在有热证、阴虚时，忌吃辛辣、温补、燥热之品；在有寒证、阳虚时，忌食苦寒、咸寒、生冷等。在服参类补剂时，忌食寒凉蔬菜、萝卜；在服硃砂、铁剂时，忌饮茶剂等。

7. 药物预防　分为传统药物预防：如用紫金锭溶化滴鼻，以预防瘟疫；用苍术、雄黄等烟熏室内，以消毒防病；用人痘接种法，以预防天花。近代新法预防：如用贯众、板蓝根或大青叶预防流感；用紫草根、苎麻根或胡萝卜等预防麻疹；用茵陈、栀子、黄皮树叶等预防肝炎；用马齿苋、大蒜或茶叶等预防痢疾及其他消化道疾病；淋雨或受寒后喝姜汤预防感冒；用冬瓜、莲叶等煎汤预防暑病；服紫苏叶、甘草、生姜预防食物中毒等。中药环境预防：用单味药或复方药作为熏剂或水剂灭杀害虫等，其中单味药有苦参、射干、威灵仙、百部、石菖蒲、龙葵草、土荆芥、回回蒜、蓖麻叶、地陀罗、苦檀、桃叶、核桃叶、番茄叶、苦楝、蒺藜、艾蒿、白鲜皮、苍耳草、皂荚、辣椒、浮萍等。

8. 防止病邪　在环境卫生方面，应防止环境、水源和食物的污染，清除垃圾、废物，慎防噪声、毒气，美化环境居所；管好食堂、公共场所卫生；注意公共卫生，养成定期卫生大扫除的习惯，以及灭杀狂犬，驱除鼠、虫、蛇害等；注意饮水和进食的卫生，适当调节饮食，不过饱过饥，勿过辛过辣，不进食过凉、过烫及少吃肥甘厚味的食物。

9. 在生活起居方面　注意适应气候变化，预防感冒、中暑及其他流行性疾病等，以预防及避免外邪、情志、劳逸等致病；在日常生活和劳动中，要留心防范外伤或虫兽伤害，加强卫生保健及劳动防护。

第二节　治　　则

治则，是中医学在整体观念和辨证论治的指导下，对疾病的现状进行周密分析的基础上，确立的一套比较完整和系统的治疗原则理论，包括治病求本、扶正与祛邪、调整阴阳、调整脏腑功能、调整气血关系和因时、因地、因人制宜六个方面，其中包含着许多辩证法思想，用以指导具体的立法、处方、用药。治则是指导疾病治疗的总则；治法是治则的具体化，是治疗疾病的具体方法，如汗法、吐法、下法、和法、温法、清法、补法、消法等。治法中的益气法、养血法、温阳法、滋阴法都属于在扶正总则下的具体治法；治法中的汗法、吐法、下法、逐水法等，都属于祛邪总则下的具体治法。

一、治病求本

治病求本，首见于《素问・阴阳应象大论》的“治病必求于本”。告诫医者在错综复杂的临床表现中，要探求疾病的根本原因，宜采取针对疾病根本原因确定正确的治本方法。治病求本是几千年来中医临床辨证论治一直遵循着的基本准则。

治病求本的具体应用，除了必须正确辨证外，在确定治则时，必须明确“正治”与

“反治”、“标本缓急”的概念。

（一）“正治”与“反治”

正治和反治，出自《素问・至真要大论》的“逆者正治，从者反治”。在临床实践中，可以看到多数的疾病临床表现与其本质是一致的，然而有时某些疾病的临床表现则与其本质不一致，出现了假象。为此，确定治疗原则就不应受其假象的影响，要始终抓住对其本质的治疗。

1. 正治　是指疾病的临床表现与其本质相一致情况下的治法，采用的方法和药物与疾病的征象是相反的，又称为“逆治”。《素问・至真要大论》说的“寒者热之，热者寒之，温者清之，清者温之，散者收之，抑者散之，燥者润之，急者缓之，坚者软之，脆者坚之，衰者补之，强者泻之”皆属正治之法。大凡病情发展较为正常，病势较轻，症状亦较单纯的，多适用于本法。如风寒外感病人，用辛温解表法即属正治；胃寒而痛者，用温胃散寒法，亦是正治法。

2. 反治　是指疾病的临床表现与其本质不相一致情况下的治法，采用的方法和药物与疾病的征象是相顺从的，又称为“从治”。《素问・至真要大论》说的“微者逆之，甚者从之”、“逆者正治，从者反治”是指反治法。一般多属病情发展比较复杂，病势危重，出现假象症状了才可运用。其具体应用有：热因热用、寒因寒用、塞因塞用、通因通用。

（1）“热因热用，寒因寒用”：就是以热治热，以寒治寒。前者用于阴寒之极反见热象，即真寒假热的患者；后者用于热极反见寒象，即真热假寒的患者。二者治疗的实质仍然是以热治寒，以寒治热。

（2）“塞因塞用，通因通用”：是指以填补扶正之法治疗胀满痞塞等病证，以通利泻下之法治疗泄利漏下等病证。前者适用于脾虚阳气不足而不健运者，后者适用于内有积滞或瘀结而致腹泻与漏血者。二者治疗的实质亦为虚则补之，实则泻之。

此外，还有反佐法。即于温热方药中加少量寒凉药，或寒证则药以冷服法；寒凉方药中加少量温热药，或治热证则药以热服法。此虽与上述所讲不同，但亦属反治法之范畴，多用于寒极、热极之时，或有寒热格拒现象时。正如《素问・五常政大论》所说：“治热以寒，温而行之；治寒以热，凉而行之。”如是，可以减轻或防止格拒反应，提高疗效。

（二）标本缓急

“标”与“本”，是中医治疗疾病时用以分析各种病证的矛盾，分清主次，解决主要矛盾的治疗理论。“标”即现象，“本”即本质。“标”与“本”是互相对立的两个方面。“标”与“本”的含义是多方面的。从正邪两方面来说，正气为本，邪气为标；以疾病而说，病因为本，症状是标；从病位内外而分，内脏为本，体表为标；从发病先后来分，原发病（先病）为本，继发病（后病）为标。总之，“本”含有主要方面和主要矛盾的意义，“标”含有次要方面和次要矛盾的意义。

疾病的发展变化，尤其复杂的疾病，常常是矛盾万千。因此，在治疗时就需要运用标本的理论，借以分析其主次缓急，便于及时合理地进行治疗。标本的原则一般是急则治其标，缓则治其本和标本同治三种情况。

1. 急则治其标　指标病危急，若不及时治疗，会危及患者生命，或影响本病的治疗。如脘腹胀满、大出血、剧痛、高热等病，皆宜先除胀、止血、止痛、退热。待病情相对稳定后，再考虑治疗本病。

2. 缓则治其本　指标病不甚急的情况下，采取治本的原则。即针对主要病因、病证进行治疗，以解除病的根本。如阴虚发热，只要滋阴养液治其本，发热之标便不治自退；外感发热，只要解表祛邪治其本，发热之标亦不治而退。

3. 标本同治　指标病本病同时俱急，在时间与条件上皆不宜单治标或单治本，只能采取同治之法。如肾不纳气之喘咳病，本为肾气虚，标为肺失肃降，治疗只宜益肾纳气，肃肺平喘，标本兼顾；又若热极生风证，本为热邪亢盛，标为肝风内动，治疗只能清热凉肝，息风止痉，标本同治。

疾病的标本关系不是绝对的，在一定条件下，可以互相转化。因此，在临床中要认真观察，注意掌握标本转化的规律，以便正确地不失时机地进行有效的治疗。

二、扶正祛邪

邪正的盛衰变化，对于疾病的发生、发展及其变化和转归，都有重要的影响。疾病的发生与发展是正气与邪气斗争的过程。正气充沛，则人体有抗病能力，疾病就会减少或不发生；若正气不足，疾病就会发生和发展。因此，治疗的关键就是要改变正邪双方力量的对比，扶助正气，祛除邪气，使疾病向痊愈的方向转化。

1. 扶正　就是使用扶正的药物或其他方法，以增加体质，提高抗病能力，以达到战胜疾病、恢复健康的目的。适用于正气虚为主的疾病，是《内经》“虚则补之”的运用。临床上根据不同的病情，有益气、养血、滋阴、壮阳等不同的方法。

2. 祛邪　就是祛除体内的邪气，达到邪去正复的目的。适用于邪气为主的疾病，是《内经》“实则泻之”的运用。临床上根据不同的病情，而有发表、攻下、清解、消导等不同方法。

临床运用扶正祛邪这一原则，要认真细致地观察邪正消长的盛衰情况，根据正邪双方在疾病过程中所处的不同地位，分清主次、先后，灵活地运用。

单纯扶正仅适用于正虚为主者，单纯祛邪仅适用于邪盛为主者。先祛邪后扶正则适用于邪盛而正不甚虚者；先扶正后祛邪则适用于正虚而邪不甚者；扶正与祛邪并用则适用于正虚邪实者，即所谓“攻补兼施”，当然亦需分清是虚多实少，还是实多虚少。若虚多则扶正为主，兼以祛邪；实多则又以祛邪为主，兼以扶正。总之，要以“扶正不留邪，祛邪不伤正”为原则。

三、调整阴阳

疾病的发生，从根本上来说，是机体阴阳之间失于相对的协调平衡，故有“一阴一阳之谓道，偏盛偏衰谓之疾”的说法。调整阴阳，即是根据机体阴阳失调的具体状况，损其偏盛，补其偏衰，促使其恢复相对的协调平衡。

1. 阴阳偏盛，即阴或阳的过盛有余。《素问·阴阳应象大论》说：“阴胜则阳病，阳胜则阴病。”阴寒盛则易损伤阳气，阳热盛易耗伤阴液，故在协调阴阳的偏盛时，应注意有没有相应的阴或阳偏衰的情况。若阴或阳偏盛时而其相应的一方并没有造成虚损，那么，就可以采用“损其有余”的方法，即清泻阳热或温散阴寒；若其相应的一方有所损伤，则当兼顾其不足，适当配合以扶阳或益阴之法。

2. 阴阳偏衰，即阴或阳的虚损不足。阳虚则寒，阴虚则热。阳不足以制阴，多为阳虚阴盛的虚寒证；阴不足以制阳，多为阴虚阳亢的虚热证。阳病治阴，阴病治阳，即在协调阴阳的偏衰时，应采用“补其不足”的方法。若阳虚而致阴寒偏盛者，宜补阳以制阴，所谓“益火之源，以消阴翳”；若阴虚致阳热亢盛者，则当滋阴以制阳，所谓“壮水之主，以制阳光”；若出现阴阳俱虚者，则可阴阳双补，使之达到生理上的相对平衡。由于阴阳是相互依存的，在治疗阴阳偏衰病证时，还应注意“阴中求阳”、“阳中求阴”，亦即在补阴时，适当加用补阳药；补阳时，适当配用补阴药。

阴阳是辨证的总纲，疾病的各种病理变化均可以用阴阳的变化来说明，病理上的表里出入、上下升降、寒热进退、邪正虚实以及气血、营卫不和等等，都属于阴阳失调的表现。因此，从广泛的意义来讲，解表攻里、越上引下、升清降浊、寒温热清、补虚泻实和调和营卫、调理气血等诸治法，亦皆属协调阴阳的范畴。是以《素问·阴阳应象大论》说：“审其阴阳，以别柔刚，阳病治阴，阴病治阳。定其血气，各守其乡。”指出了调整阴阳是重要的治则之一。

四、调整脏腑功能

人体是一个有机整体，脏与脏、脏与腑、腑与腑之间在生理上是相互协调、相互促进的，在病理上则相互影响。当某一脏腑发生病变时，会影响别的脏腑功能。故在治疗脏腑病变时，不能单纯考虑一个脏腑，而应注意调整各脏腑之间的关系。如肺的病变，既可因本脏受邪而发病，亦可因心、肝、脾、肾及大肠的病变所引起。如因心气不足，心脉瘀阻，而致肺气失降的喘咳，应温心阳为主；因肝火亢盛，气火上逆所致的咳血，则应泻肝火为主；因脾虚湿聚生痰，痰湿壅肺，以致肺失宣肃的咳嗽痰多，应以健脾燥湿为主；因肾阴虚不能滋肺，肺失津润而致干咳、口咽干燥，则应滋肾润肺；因肾虚不能纳气，肺气上逆的气喘，应以温肾纳气为主；若因大肠热结，肺气不降而致的气喘，则宜通腑以泻大肠实热。又如脾脏病变，除本脏病变外，亦可由肝、心、肾及胃等病变引起。肝失疏泄，而致脾失健运者，应疏肝为主；脾土虚，则肝木乘之，治宜扶土抑木；命火不足，火不生土，应补火生土；胃失和降，以致脾失健运，则应着重和胃，以促进脾胃升降功能的协调。同样，其他脏腑的病变，也要根据各脏腑生理上的相互联系、病理上相互影响的道理，注意调整各脏腑之间的关系，使其功能协调，才能收到较好的治疗效果。

五、调整气血关系

气血是各脏腑及其他组织功能活动的主要物质基础，气血各有其功能，又相互为用。在生理上气能生血、行血、摄血，故称“气为血帅”。而血能为气的活动提供物质基础，血能载气，故称“血为气母”。当气血相互为用、相互促进的关系失常时，就会出现各种气血失调病证。调理气血关系的原则为“有余泻之，不足补之”，从而使气血关系恢复协调。

气能生血，气旺则血生，气虚生血不足，可致血虚，或气血两虚，治疗以补气为主，兼顾补血养血，而不能单纯补血。

气能行血，气虚或气滞，可致血行减慢而瘀滞不畅，是为气虚血瘀或气滞血瘀。治宜补气行血或理气活血化瘀。气机逆乱，则血行也随之逆乱，如肝气上逆，血随气逆，则常可导致昏厥或咯血，治疗则宜降气和血。

气能摄血，气虚不能摄血，可导致血离经脉而出血，治宜补气摄血。

血为气母，故血虚气亦虚。血脱者，气常随血脱。治疗应根据血脱先益气的原则，急宜补气固脱。

六、因时、因地、因人制宜

因时、因地、因人制宜，是指治疗疾病，必须从实际出发，即是必须从当时的季节，环境，人的体质、性别、年龄等实际情况，制定和确定适当的治疗方法。

1. 因时制宜，指不同季节治疗用药要有所不同。《素问・六元正纪大论》说：“用温远温，用热远热，用凉远凉，用寒远寒。”即谓夏暑之季用药应避免过用温热药，严寒之时用药应避免过用寒凉药。因酷暑炎炎，腠理开泄，用温热药要防开泄太过，损伤气津；严寒凛冽，腠理致密，阳气内藏，用寒凉药要折伤阳气，故皆曰“远”之。

2. 因地制宜，即根据不同地区的地理环境来考虑不同的治疗用药。如我国西北地高气寒，病多寒证，寒凉剂必须慎用，而温热剂则为常用；东南地区天气炎热，雨湿绵绵，病多温热、湿热，温热剂必须慎用，寒凉剂、化湿剂则为常用。

3. 因人制宜，指治疗用药应根据病人的年龄、性别、体质、生活习惯等不同而不同。一般来说，成人药量宜大，儿童则宜小；形体魁梧者药量宜大，形体弱小者宜少；素体阳虚者用药宜偏温，阳盛者用药宜偏凉；妇人有经、带、胎、产之特点，用药与男子则更有异。

以上三者是密切相关而不可分割的。它既反映了人与自然界的统一整体关系，又反映了人与人之间的不同特点。在治疗疾病的过程中，必须将三者有机地结合起来，才能有效地治疗疾病。

第三节　治　　法

治法，即治疗疾病的方法。包括治疗大法和具体治法，常用的治疗大法有汗、吐、下、和、温、清、消、补八法。以上八法，根据临床病证的具体情况，可单用，亦可两法或多法互相配合使用，总之以病情需要为原则。如表证兼里证者，常规治法是先解表后治里；倘若表里俱急、内外壅实者，就应表里双解，汗下并用。又如上热下寒，或上寒下热证，单以温法或清法皆不适宜，又当温清二法合用。因此，临床时会出现消补并用、攻补兼施、汗补并用、和下兼施等多种治法，当随症施药。具体治法是对具体病证施行的具体治疗方法。

一、汗法

汗法，又称解表法，运用解表发汗的方药开泄腠理，调和营卫，以达到祛除表邪治疗表证的治法。《素问·阴阳应象大论》说："其在皮者，汗而发之。"即指凡邪气在皮毛肌肤者，皆宜采用汗法，使邪从外解，既可以控制病邪由表入里的转变，又可以达到祛邪治病的目的。所以汗法的适应证为：一切外感表证，某些水肿和疮疡病初起，以及麻疹透发不畅等兼表证者。

临床应用时，根据病邪性质和人体气血阴阳盛衰等的不同，汗法又具体分为辛温解表、辛凉解表、益气解表、助阳解表、滋阴解表等治法。一般说来，辛温解表适用于表寒证，辛凉解表适用于表热证，益气解表适用于气虚者的外感证，助阳解表适用于阳虚者的外感证，滋阴解表适用于阴虚者的外感证。

汗法之用，无论何人，均应以邪去为度，不可发汗太过，宜防伤津耗气。凡表邪已尽，自汗、盗汗、失血、吐泻和热病伤津者均为所忌。

此外，古人也用汗法治疗水肿，使组织中水分从汗腺排泄而去，称为"开鬼门"，如急性肾炎用越婢汤，即能消除水肿。

二、吐法

吐法，又称为催吐法，是运用涌吐方药以引邪或毒物从口吐出的治疗大法。《素问·阴阳应象大论》云："其高者因而越之。"即指病位在胸膈胃脘之上者，可以用吐法使病邪从口而出。因此，本法主要适应证为：痰积，宿食停留于胸膈胃脘者，或误服毒物尚在胃中者。

临床应用时，根据病邪性质和人体强弱等的差别，吐法又分为寒吐、热吐、缓吐（适用于正虚邪实，不能速吐者）。一般来说，吐法属于急救法之一，使用得当则速效，不当则伤正，即戕胃阴损元气，故宜慎用。

凡病重、失血、老、幼、孕妇、产后以及气血虚弱者皆为所忌。

三、下法

下法，也称泻下法，是运用泻下作用的方药，通过泻下大便，以达到攻遂体内食、痰、血、湿、水等结聚目的的治疗大法。《素问·阴阳应象大论》云："其下者，引而竭之。""中满者，泻之于内。"就是指此法。即谓病位在中下焦之有形者，可以因势利导，逐引邪气从前后二阴出之。故而本法主要适用于寒、热、燥、湿诸邪与痰浊、宿食、瘀血、积水等内结的里实证。

临床应用时，根据病情缓急，病邪性质和结聚的食积、水湿、痰浊、瘀血等的不同，下法又分为寒下、温下、润下、逐水、攻瘀、涤痰等不同的具体治法。寒下适用于里实热证；温下适用于寒积冷凝证；润下适用于肠道津亏、阴血不足之便秘者；逐水适用于阳水实证；攻瘀适用于蓄血在下证，或干血内结证。

下法之用，一般来说，无论何证，用皆伤人体正气，既可伤阴，又能伤阳，故下之亦以邪去为度，不可过用。

凡病邪在表或半表半里者，年老体弱者，或脾胃虚弱者，以及妇人经期、妊娠期等，皆应慎用或忌用。此外，导泻时排钾较多，故低血钾者慎用，用时须输液补钾。

四、和法

和法，又称和解法，是运用和解疏泄的方法，祛除病邪，调整机体，扶助正气，使表里、上下、脏腑、气血、阴阳和调的治疗大法。本法应用范围颇广，如半表半里之少阳病、肝胃不和、肝脾不调、肠胃不和、气血不调、营卫不和等诸证。

临床上根据病邪性质和病位，以及脏腑功能失调的不同情况，将其又分为和解少阳、疏肝和胃、调和肝脾、调和肠胃等不同治法。和解少阳适用于邪在半表半里的少阳证；疏肝和胃适用于肝胃不和证；调和肝脾适用于肝郁脾虚证，或肝脾失调证；调和肠胃适用于胃肠不和，或上热下寒证。

本法应用虽广，但凡邪在肌表而未入少阳半表半里者，或邪正入里而阳明热盛者，均不宜应用本法。

五、温法

温法，又称温里法、祛寒法，是运用温热性质的方药以达到祛除寒邪和温养阳气目的的治疗大法。《素问·至真要大论》说的“寒者热之”即是指此法。凡寒邪内侵脏腑所致的实寒证，以及阳虚寒从中生之虚寒证（二者皆为里寒证）都属于其适应证。

临床上根据寒邪所在部位的不同，以及人体正气盛衰程度的差异，温法应用时又分为温中祛寒、温化痰饮、回阳救逆等治法。其温中祛寒适用于素体阳虚，寒邪内侵中焦证；温化痰饮适用于痰饮证；回阳救逆用于亡阳欲脱，阴寒内盛证。

由于温法所用药物，性多温燥，易伤损血阴、津液。故凡阴虚、血虚、津液不足，以及血热而出血者皆当忌用。

六、清法

清法，又称清热法，是运用寒凉性质的方药，通过其泻火、解毒、凉血等作用，以解除热邪的治疗大法。《素问·至真要大论》说的“热者寒之”即指本法。故本法适应证为：一切里实热证，凡热性病，无论热邪在气、在营、在血，只要表邪已解，进而里热炽盛，又无实结者均可用之。

临床应用时，根据热邪所犯脏腑不同和病情发展的不同阶段，清法又具体分为清热泻火、清热解毒、清热凉血、清热养阴及清解脏腑诸热的不同治法。

清热泻火适用于热在气分，属于实热的证候；清热解毒适用于时疫温病，热毒疮疡诸病；清热凉血适用于热入营血的证候；清热养阴适用于温热病后期之余热未尽，阴液已损证，或阴虚火旺证。

清法虽能治疗热病，但由于所用药物皆多是寒凉者，易损人阳气，尤易伤伐脾胃之阳，故不宜久用。凡脏腑平素阳气虚弱，大便溏泄，胃纳不佳者；气虚、血虚发热者；表邪未解，阳气被郁而发热者；以及真寒假热证均为所忌。

七、补法

补法，又称补益法，运用补益作用的方药，通过补养气血、阴阳以达到扶佐正气、消除虚弱目的的治疗大法。《素问·阴阳应象大论》说："形不足者，温之以气；精不足者，补之以味。"指出了无论形或精，凡不足者皆当以补法施治。故本法之适应证为人体脏腑气血阴阳之诸虚劳损证。

临床上虚证有气、血、阴、阳之别，故补法应用时亦有补气、补血、补阴、补阳以相应。补气，主要适用于气虚所致诸病；补血，主要适用于血虚所致诸病；补阴，主要适用于阴精或津液不足所致诸病；补阳，主要适用于阳虚证，尤其是心、脾、肾阳虚所致诸病。

临床应用此四大补法时，一般常根据脏腑气血阴阳虚损情况之不同，又具体设立许多治法。如补血养心法、补益心脾法、益气健脾法、育阴滋肾法、滋补肝肾法、暖肾补阳法、补火温脾法等。

补能扶正疗虚，但也不能滥用。凡邪气未退，或邪盛正虚者，均宜慎用或禁用。补能敛邪，以免造成"闭门留寇"或"误补益疾"之患。

八、消法

消法，又称为消导法，是运用消食导滞或化瘀破积、软坚散结方药，消除食积、痰凝、血瘀、痞块、癥瘕、积聚等病证的治疗大法。《素问·至真要大论》说："坚者软之。""坚者削之。""结者散之。"皆属于本法。故不言而喻，其适应证亦即为气、血、痰、湿、食等所致的积聚、癥瘕、痞块等多种病证。

临床运用时，根据病证的不同，将消法又分为消食导滞、消痞化积、行气消癥、化瘀散结、软坚散结等多种治法。

消食导滞主要适用于食滞不化者，消痞化积主要适用于体内痰湿、气血相结合而成痞块者，行气消癥主要适用于气结血瘀成癥者，化瘀散结主要适用于瘀血内停而成癥瘕者，软坚散结主要适用于癥瘕肿块坚久不散者。

消法亦是攻邪，治疗实证，其虽不若下法的猛峻，但久用或误用亦能伤正。故凡气、血、阴、阳的诸虚损证，以及脏腑虚弱者皆当慎用或忌用。

第二篇 针 灸 学

第一章 经络概论

一、经络的基本概念

经络学说是研究人体经络系统的循行分布、生理功能、病理变化及其与脏腑相互关系的一种理论学说。经络是经脉和络脉的总称。经有路径的含义，经脉贯通上下，沟通内外，是经络系统中的主干；络，有网络的含义，络脉是经脉别出的分支，较经脉细小，纵横交错，遍布全身。经络是人体气血运行的通路，内属于脏腑，外络于肢节，沟通于脏腑与体表之间，将人体脏腑组织器官联系成为一个有机的整体；并借以行气血、营阴阳、使人体各部的功能活动得以保持协调和相对的平衡。

经络系统的内容包括十二经脉、奇经八脉、十五络脉、十二经别、十二经筋、十二皮部等。

经络理论是古人在长期临床实践的基础上总结出来的。一般认为，其形成与疾病的证候、针感的传导、按摩和导引的应用以及古代解剖知识的结合等有关。

针灸临床治疗时的辨证归经、循经取穴、针刺补泻等，无不以经络理论为依据，说明经络对生理、病理、诊断、治疗等方面的重要意义。

二、经络的命名和组成

十二经脉，是经络系统的主体，故又称“正经”，以阴阳来命名。一切事物都可分为阴和阳两方面，两者之间又是互相联系的。经络的命名就包含有这种意思。一阴一阳衍化为三阴三阳，相互之间具有对应关系（表里相合）：太阴—阳明，少阴—太阳，厥阴—少阳。三阴三阳是从阴阳气的盛衰（多少）来分：阴气最盛为太阴，其次为少阴，再次为厥阴；阳气最盛为阳明，其次为太阳，再次为少阳。三阴三阳的名称广泛应用于经络的命名，包括经脉、经别、络脉、经筋都是如此。根据脏属阴，腑属阳，凡属于脏的经脉为阴经，分布于上肢内侧的为手三阴（手太阴、手少阴、手厥阴），下肢内侧的为足三阴（足太阴、足少阴、足厥阴）；凡属于腑的经脉为阳经，分布于上肢外侧的为手三阳（手阳明、手太阳、手少阳）；下肢外侧的为足三阳（足阳明、足太阳、足少阳）。三阴三阳之间有表里相合的关系。

阴	太阴—阳明 厥阴—少阳 少阴—太阳	阳

奇经八脉，是指与十二经脉不同的八条经脉，简称“奇经”。八脉名称说明如下：“督”，有督率的意思，因此经脉循行于背部正中，督率诸阳经。“任”，有妊养、担任的意义，因此经脉循行于腹部正中，有总任全身阴经的作用。“冲”，意指要冲（交通要道），因此经脉主通行十二经气血，称为“十二经脉之海”。“带”，意指腰带，因此经脉横于腰腹，主约束诸经。“跷”，是足跟的意思，其起于外踝下者为阳跷，起于内踝下者为阴跷。“维”，是网维和维系的意思，阳维主网维、联络一身在表之阳；阴维主维系、联络一身在里之阴。其他如十二经别，“别”指从正经别行；十五络脉，“络”，意指联络，都是从正经分出的支脉。十二经筋、十二皮部也和所属的正经相联系，并分为手足三阴、三阳。

经络作为运行气血的通道，是以十二经脉为主，将人体内外连贯起来，成为一个有机的整体。奇经八脉交错地循行分布于十二经之间，将部位相近、功能相似的经脉联系起来，达到统摄有关经脉气血、协调阴阳的作用。十二经别（是十二正经离、入、出、合的别行部分，是正经别行进入体腔的支脉），是十二经脉在胸、腹及头部的重要支脉，沟通脏腑，加强表里经的联系。十五络脉，是十二经脉在四肢部以及躯干前、后、侧三部的重要支脉，起沟通表里和渗灌气血的作用。此外，经络的外部，筋肉也受经络支配，分为十二经筋（作用是约束骨骼，利于关节屈伸活动，保持人体正常的运动功能）；皮肤也按经络的分布分为十二皮部（是十二经脉功能活动反映于体表的部位，也是络脉之气散布之所在）。

三、经络的作用

经络系统密切联系周身的组织和脏器，在生理、病理和防治疾病方面都起着重要的作用。

（一）十二正经的作用

1. 运行气血，协调阴阳（经络的生理功能）

经络具有联系脏腑和肢体的作用。人体的五脏六腑、四肢百骸、五官九窍、皮肉筋骨等组织器官，虽各有不同的生理功能，但又共同进行着有机的整体活动，使机体的内外上下保持着协调统一，构成一个有机的整体。而这种相互联系、有机配合主要是依靠经络系统的联络沟通作用实现的。由于十二经脉及其分支纵横交错、入里出表、通上达下联系了脏腑器官，奇经八脉沟通于十二经之间，经筋皮部联结了肢体筋肉皮肤，从而使人体的各脏腑组织器官有机地联系起来。

经络具有运行气血、濡养周身、抗御外邪、保卫机体的作用。人体的各个脏腑组织器官均需要气血的温养濡润，才能够发挥其正常作用。气血是人体生命活动的物质基础，必须依赖经络的传注，才能输布周身，以温养濡润全身各脏腑组织器官，维持机体的正常功能，如营气之和调于五脏，洒陈于六腑，这就为五脏藏精、六腑传化的功能活动提供了物质条件。由于经络能“行血气而营阴阳”，营气运行于脉中，卫气行于脉外，使营卫之气密布于周身，加强了机体的防御能力，起到了抗御外邪、保卫机体的作用。

2. 抗御病邪，反映证候

（1）说明病理变化

在正虚邪乘的情况下，经络又是病邪传注的途径。当体表受到病邪侵袭时，可通过经络由表及里，由浅入深。如外邪侵袭肌表，初见发热恶寒、头身疼痛等症，由于肺合皮毛，外邪循经内舍于肺，继而可见咳嗽、喘促、胸闷、胸痛等肺的病证。此外，经络也是脏腑之间、脏腑与体表组织器官之间病变相互影响的渠道。例如，心移热于小肠、肝病影响到胃、胃病影响到脾等，这是脏腑病变通过经络传注而相互影响的结果。内脏病变又可通过经络反应到体表组织器官，如肝病胁痛，肾病腰痛，心火上炎可致舌部生疮，大肠、胃腑有热可致牙龈肿痛等等，都说明经络是病邪传注的途径。

（2）指导辨证归经

经络有一定的循行部位和脏腑络属，它可以反映所属脏腑的病证，因而在临床上，就可以根据疾病所出现的症状，结合经络循行的部位及所联系的脏腑，作为辨证归经的依据。例如，头痛一症，即可根据经脉在头部的循行分布而辨别，其痛在前额者多与阳明经有关，痛在两侧者多与少阳经有关，痛在颈项者多与太阳经有关，痛在巅顶者多与厥阴经有关。又如胁肋与少腹是肝经所过，故两胁疼痛或少腹痛，多与肝经有关。此外，某些疾病的发展过程中常发现在经络循行通路上，或在经气聚集的某些穴位上，有明显的压痛、结节、条索状等反应物，和皮肤形态变化、皮肤温度、电阻改变等，也有助于对疾病的诊断。如肠痈患者，有时在足阳明胃经的上巨虚出现压痛；长期消化不良的病人，有时可在脾俞穴见到异常变化。临床上采用循经诊察、扪穴诊察、经络电测定等方法检查有关经络、腧穴的变化，可作诊断参考。

3. 传导感应，调整虚实（指导针灸治疗）

针灸治病是通过刺灸腧穴，以疏通经气、恢复调节人体脏腑气血的功能，从而达到治病的目的。针灸选穴，一般是在明确辨证的基础上，除选用局部腧穴外，通常以循经取穴为主，即某一经络或脏腑有病，便选用该经或该脏腑的所属经络或相应经脉的远部腧穴来治疗。例如，胃痛循经远取足三里、梁丘；胁痛循经远取阳陵泉、太冲等。又如头痛，因前头痛与阳明经有关，可循经远取上肢的合谷穴、下肢的内庭穴治疗等等。此外，根据皮部与经络脏腑的密切联系，临床上用皮肤针叩刺皮肤，皮内针埋藏皮内来治疗脏腑经脉的病证；根据“菀陈则除之”的理论，又可通过刺络出血的方法来治疗一些常见病，如目赤肿痛刺太阳出血，咽喉肿痛刺少商出血，急性腰扭伤刺委中出血等等；经筋的病候，多表现为拘挛、强直和抽搐等症，治疗多以局部取穴，所谓“以痛为输”。这些都是经络学说在针灸治疗方面的体现。

（二）奇经八脉的作用

奇经八脉，是督脉、任脉、冲脉、带脉、阴维脉、阳维脉、阴跷脉、阳跷脉的总称。它在经络系统中占有极为重要的位置，它对十二经脉、经别、络脉起广泛的联系作用，并有主导、调节全身气血的盛衰。现就其综合作用说明如下。

1. 沟通、联络作用

奇经八脉多数从十二经脉分出，在其循行分布过程中，与其他各经互相交会，沟通了各经络之间的关系。

2. 统率、主导作用

奇经八脉将性质作用相类似的经络组合在一起，并起统率和主导作用。督脉为“督领经脉之海”、“阳脉之海”，任脉为“阴脉之海”，冲脉为“十二经之海”和“血海”，即指这种作用。因督脉是人体诸阳经脉的总汇，同时与肾、脑、肝经有密切联系，故它的功能是督领阳气和真元。任脉具有妊养和总调阴经脉气的功能，因人身以气为阳、血为阴，妇女经、带、胎、产诸病，与阴血关系密切，故有“任主胞胎”之说，说明任脉对诸阴经起主导和统率作用。冲脉起于胞中，与十二经脉、五脏六腑关系密切，故又称“十二经脉之海”和“五脏六腑之海”。督脉主一身之阳气，任脉主一身之阴气，对五脏六腑、十二经脉均有重要影响。带脉则有约束躯体各条经脉，调节其经气的功能。阴跷、阳跷脉主肢体两侧之阴阳，阳跷主持阳气，阴跷主持阴气，对分布于下肢内外侧的阴经和阳经有着统率和协调的作用。阴维、阳维脉有“维系”、“维络”人身阴经和阳经的功能，阳维脉主宰一身之表，阴维脉主宰一身之里。奇经八脉主要是通过它对十二经脉的组合而起统率和主导的作用。

3. 渗灌、调节作用

奇经八脉纵横交错、循行于十二经脉之间。当十二经脉和脏腑之气旺盛时，奇经则加以储蓄；当十二经脉生理功能需要时，则奇经又能渗灌和供应，因此奇经起调节和溢蓄正经脉气的作用。

四、十四经的分布概况

十二经脉和督脉、任脉合称十四经。十二经脉左右对称地分布于人体两侧，督脉和任脉均出于会阴，分别向上行于人体前后正中线。

四肢部：内侧为阴，上肢为手三阴，下肢为足三阴，从前缘至后缘依次为太阴、厥阴、少阴；外侧为阳，上肢为手三阳，下肢为足三阳，从前缘至后缘依次为阳明、少阳、太阳。

躯干部：胸腹部，任脉居中，旁第 1 侧线为肾经，第 2 侧线为胃经，第 3 侧线为肺经和脾经，胆经在胁腰侧，肝经在前阴及胁部；背部督脉居中，旁第 1、2 侧线为膀胱经。

头部：阳明经行于头面部，少阳经行于头侧面，督脉行于头顶正中，膀胱经行于督脉两侧。

十二经脉的循行走向是：手三阴经从胸走手，手三阳经从手走头，足三阳经从头走足，足三阴经从足走腹（胸）。它们的联系途径是：阴经与阳经（表里经）在四肢部衔接，阳经与阳经（同名经）在头面部衔接，阴经与阴经（手足三阴经）在胸部交接。

五、十二经脉流注关系

十二经脉通过手足、阴阳、表里经的联接而依次相传，周而复始，循环流注。

肺—大肠—胃—脾—心—小肠—膀胱—肾—心包—三焦—胆—肝—肺

第二章　腧穴概论

一、腧穴的分类与命名

1. 腧穴的分类

腧穴是人体脏腑经络气血输注于体表的部位。腧，又写作“俞”、“输”，含有转输的意义；穴，有孔隙的意义。腧穴，即针灸施术的部位，在历代文献中，还有气穴、孔穴等名，通俗称为穴位。腧穴学就是研究有关腧穴的位置、腧穴与脏腑经络的关系以及用来防治疾病的一门学科。它叙述了腧穴的位置与取法、局部解剖、主治应用、配伍举例、刺灸方法与禁忌。

腧穴是人们在长期的医疗实践中陆续发现的。远在新石器时代，我们的祖先就已经使用砭石来砥刺放血，割刺脓疡；或用热熨、按摩、叩击体表；或在体表某一部位用火烤、烧灼等方法来减轻和消除伤痛。久之，逐渐意识到人体的某些特殊部位具有治疗疾病的作用，这就是腧穴发现的最初过程。又经过长期的大量的医疗实践，人们对腧穴的部位特点和治疗范围的认识更深入一步，不仅确定了位置，明确了主治，并赋予了名称，以后又进行了系统的分类。

腧穴有输注气血、反映病痛、扶正祛邪的作用。针灸治法，即以腧穴为依据，运用适当的方法来调整机体机能，增强人体的抗病能力，以达到防治疾病的目的。

人体的腧穴很多，大体上可分为十四经腧穴、经外奇穴和阿是穴三类。

（1）十四经腧穴

凡归属于十二经脉与任、督二脉的腧穴，称为“十四经腧穴”，简称“经穴”，共有361个。这些腧穴，因其分布在十四经循行路线上，所以与经脉关系密切，不仅具有主治本经病证的作用，而且能反映十四经及其所属脏腑的病证。这是腧穴的主要部分，为临床常用。其中十二经脉的腧穴为左右对称的双穴；督脉和任脉的腧穴，则为分别分布于前后正中线的单穴。

（2）经外奇穴

简称奇穴，是指没有归属于十四经的腧穴，因其有奇效，故称“奇穴”。又因其在十四经以外，故又称为“经外奇穴”。这些腧穴是既有穴名，又有明确的位置，但尚未归属于十四经的经验穴。这类腧穴的主治范围比较单纯，多数对某些病证有特殊疗效，如百劳穴治瘰疬，四缝穴治小儿疳积等。

奇穴的分布虽然较为分散，有的在十四经循行路线上，如印堂与督脉；有的虽不在十四经循行路线上，但却与经络系统有着密切联系；有的奇穴并不指某一个部位，是由多穴位组合而成，如十宣、八邪、八风、华佗夹脊等；有些虽名为奇穴，其实就是经穴，如胞门、子户，实际是水道穴。从历代有关针灸文献中可以看出，有些经穴是从经外奇穴而来。从腧穴的发展过程来看，奇穴属于经穴的早期阶段。临床上，奇穴可以作为经穴的补充。

（3）阿是穴

又称天应穴、不定穴、压痛点。即《灵枢・经筋》所说的“以痛为输”。意思是根据痛的部位来定穴。就“阿”字而言，《汉书・东方朔传》颜师古注，是“痛”的意思，因其按压痛处，病人会“阿”的一声，故名为“阿是”。这类腧穴既无具体名称，也无固定部位，而是以痛处为穴，直接进行针刺或艾灸，多用于疼痛性病证。这是针灸取穴的初级形式，属于腧穴发展的最初阶段。

2. **腧穴的命名**

《千金翼方》说：“凡诸孔穴，名不徒设，皆有深意。”说明穴位的命名是有一定意义的。经穴的名称多以取类比象的方法命名，如以水流比拟气血的运行来命名（曲池、尺泽、少海、太渊、后溪），以山谷形容筋骨突起和凹陷来命名（合谷、承山、梁丘），以生物和器具象征部位的外形来命名（犊鼻、伏兔、颊车、缺盆），以建筑和天象譬喻功能等特点来命名（神门、地仓、日月），或根据解剖名称（中脘、髀关），或根据治疗作用来命名（光明、承泣、血海、迎香）。

二、腧穴定位法

腧穴的定位又叫取穴，取穴的正确与否，直接影响到治疗效果。因此，历代医家都非常重视腧穴定位。现在临床常用的腧穴定位法，有骨度分寸折量法、解剖标志法、手指同身寸法等。

1. **骨度分寸折量法**

最早记载见于《灵枢・骨度》，后来参照此记载，将人体的各个部分分别规定其折量长度，作为量取穴位的标准。不论男女、老少、高矮、胖瘦的患者，均可按照此标准测量。

常用骨度分寸折量表

<table>
<tr><th>分部</th><th>部位起止点</th><th>骨度分寸</th><th>度量法</th><th>说明</th></tr>
<tr><td rowspan="2">头部</td><td>前发际至后发际</td><td>12 寸</td><td>直寸</td><td>眉心至前发际为 3 寸，大椎至后发际为 3 寸。如前后发际不明，从眉心至大椎为 18 寸</td></tr>
<tr><td>耳后两完骨（乳突）之间</td><td>9 寸</td><td>横寸</td><td>用于量头部的横寸</td></tr>
<tr><td rowspan="3">胸腹部</td><td>歧骨（胸剑联合）至脐中</td><td>8 寸</td><td rowspan="2">直寸</td><td rowspan="2">胸部与胁肋部取穴直寸，一般根据肋骨计算</td></tr>
<tr><td>脐中至横骨上廉（耻骨联合上缘）</td><td>5 寸</td></tr>
<tr><td>两乳头之间</td><td>8 寸</td><td>横寸</td><td>女性可用左右缺盆之间的宽度来代替两乳头之间的横寸</td></tr>
<tr><td>腰背部</td><td>肩胛骨内侧缘至后正中线</td><td>3 寸</td><td>横寸</td><td>背部腧穴根据脊椎棘突定穴。一般临床取穴以肩胛骨下角相当第 7 胸椎，髂嵴相当第 4 腰椎棘突</td></tr>
<tr><td>侧胸部</td><td>腋下至季肋（第 11 肋端）</td><td>12 寸</td><td>直寸</td><td></td></tr>
<tr><td rowspan="2">上肢部</td><td>腋前纹头至肘横纹</td><td>9 寸</td><td rowspan="2">直寸</td><td rowspan="2">用于手三阴、手三阳经</td></tr>
<tr><td>肘横纹至腕横纹</td><td>12 寸</td></tr>
<tr><td rowspan="5">下肢部</td><td>横骨上廉至内辅骨上廉（股骨内上髁）</td><td>18 寸</td><td rowspan="2">直寸</td><td rowspan="2">用于足三阴经</td></tr>
<tr><td>内辅骨下廉（胫骨内侧髁下缘）至内踝高点</td><td>13 寸</td></tr>
<tr><td>髀枢（股骨大转子）至膝中</td><td>19 寸</td><td rowspan="3">直寸</td><td rowspan="3">用于足三阳经；臀横纹至膝中为 14 寸；膝中的水平线，前面相当犊鼻，后面相当委中</td></tr>
<tr><td>膝中至外踝高点</td><td>16 寸</td></tr>
<tr><td>外踝高点至足底</td><td>3 寸</td></tr>
</table>

2. 体表标志法

体表有各种解剖标志，是数学定位的主要依据。可分为两类。

（1）固定标志：指不受人体活动影响而固定不移的标志。如五官、毛发、指甲、乳头、肚脐以及各种骨节突起和凹陷部。由于这些标志固定不移，有利于腧穴的定位。骨度折量即以此为据。靠近某些标志的腧穴可直接以此为据。如两眉之间取印堂，脐中取神阙。

（2）动作标志：指必须采取相应的动作姿势才能出现的标志。如屈肘纹头取曲池，握拳掌横纹头取后溪。此外，还常用简便的取穴方法，如两耳尖直上取百会，垂手中指端取风市。

3. **指同身寸法**

是以患者的手指为标准，进行测量定穴的方法。

（1）中指同身寸：以患者中指中节屈曲时内侧两端纹头之间作为1寸，可用于四肢部阳经的直寸和背部取穴的横寸。

（2）拇指同身寸：以患者拇指指关节的横度作为1寸，可用于四肢部的直寸取穴。

（3）横指同身寸：又名一夫法，令患者四指并拢，以中指中节横纹处为准，四指横量作为3寸，用于四肢部及腹部的取穴。

三、腧穴的作用

腧穴的作用与脏腑、经络有密切关系，主要表现在反映病证以协助诊断和接受刺激、防治疾病两方面。

1. **反映病证，协助诊断**

腧穴在病理状态下具有反映病候的作用。如胃肠疾患的人常在足三里、地机等穴出现压痛过敏，有时并可在第5~8胸椎附近触到软性异物；患有肺脏疾患的人，常可以在肺俞、中府等穴有压痛、过敏及皮下结节。因此，临床上常用指压背俞穴、募穴、郄穴、原穴的方法，察其腧穴的压痛、过敏、肿胀、硬结、凉、热，以及局部肌肉的坚实虚软程度，并审其皮肤的色泽、瘀点、丘疹、脱屑、肌肉的隆起、凹陷等来协助诊断。近来，在利用腧穴协助诊断方面又有新的发展，如耳郭中耳穴的测定，对原穴用导电量的测定，对十二井穴用知热感度的测定等，通过仪器对这些腧穴的测探，可以在一定程度上反映经络、脏腑、组织器官的病变，为协助诊断增添了新的内容。

2. **接受刺激，防治疾病**

腧穴不仅是气血输注的部位，也是邪气所客之处所，又是针灸防治疾病的刺激点。腧穴防治疾病的关键就是接受适当的刺激以通其经脉，调其气血，使阴阳归于平衡，脏腑趋于和调，从而达到扶正祛邪的目的。腧穴在防治疾病方面可从以下三方面加以论述。

（1）近治作用

这是一切腧穴（包括十四经穴、奇穴、阿是穴）主治作用具有的共同特点。这些腧穴均能治疗该穴所在部位及邻近部位及邻近组织、器官的病证。如眼区的睛明、承泣、四白、球后各穴，均能治眼病；耳区的听宫、听会、翳风、耳门诸穴，均能治疗耳病；胃部的中脘、建里、梁门诸穴，均能治疗胃病等。

（2）远治作用

这是十四经腧穴主治作用的基本规律。在十四经腧穴中，尤其是十二经脉在四肢肘、膝关节以下的腧穴，不仅能治局部病证，而且能治本经循行所涉及的远隔部位的组织、器官、脏腑的病证，有的甚至具有影响全身的作用。如合谷穴，不仅能治上肢病证，而且能治颈部和头面部病证，同时能治外感病的发热；足三里穴不但能治疗下肢病证，而且对调整消化系统的功能，甚至对人体防卫、免疫反应方面都具有很大的作用。

（3）特殊作用

临床实践证明，针刺某些腧穴，对机体的不同状态，可起着双重性的良性调整作用。如泄泻时，针刺天枢能止泻；便秘时，针刺天枢又能通便。心动过速时，针刺内关能减慢心率；心动过缓时，针刺内关又可使之恢复正常。此外，腧穴治疗作用还具有相对的特异性，如大椎退热、至阴矫正胎位等，均是其特殊的治疗作用。

总之，十四经穴的主治作用，归纳起来大体是：本经腧穴主治本经病，表里经腧穴能配合治疗表里两经病；邻近的经穴，其治疗作用多相近；四肢部穴，以分经掌握主治为主；头面躯干穴，以分部掌握主治为主。

第三章　经络腧穴各论

一、十四经脉和腧穴

（一）手太阴肺经

手太阴肺经，（1）起于中焦，向下联络大肠，（2）回绕过来沿胃上口，（3）通过横膈，（4）属于肺脏，（5）从“肺系”（肺与喉相联系的结构）横行出来（中府），（6）向下沿着上臂内侧，行手少阴经和手厥阴经的前面，（7）下行到肘窝中，（8）沿着前臂内侧桡侧前缘，（9）进入寸口，（10）经过鱼际，（11）沿着鱼际边缘，（12）出拇指内侧端（少商）。（13）手腕后方的支脉：从列缺处分出，一直走向食指内侧端（商阳），与手阳明大肠经相接。

1. **中府**（LU1）

【定位】在胸前壁之外上方，云门下1寸，平第1肋间隙，距前正中线6寸。
【主治】咳嗽，气喘，胸痛，胸部胀满，肩背痛，咽喉痛，腹胀，呕逆。
【刺灸法】向外斜刺0.5～0.8寸，不可向内侧深刺，防止伤及肺脏；可灸。

2. **云门**（LU2）

【定位】在胸前臂的外上方，锁骨外端下方凹陷中，距前正中线6寸。
【主治】咳嗽，气喘，胸痛，肩痛。
【刺灸法】向外斜刺0.5～0.8寸，不可向内侧深刺，以免伤及肺脏；可灸。

3. **天府**（LU3）

【定位】在臂内侧面，肱二头肌桡侧缘，腋前纹头下3寸处。
【主治】气喘，鼻衄，烦满，上臂内侧痛。
【刺灸法】直刺0.5～1寸；可灸。

4. **侠白**（LU4）

【定位】在臂内侧面，肱二头肌桡侧缘，腋前纹头下4寸，或肘横纹上5寸。
【主治】咳嗽，气喘，烦满，上臂内侧痛。
【刺灸法】直刺0.5～1寸；可灸。

5. **尺泽**（LU5）

【定位】微屈肘，在肘横纹上，肱二头肌腱桡侧。
【主治】咳嗽，气喘，胸部胀满，吐泻，咳血，咽痛，潮热，小儿惊风，乳痛，肘臂挛痛。

【刺灸法】直刺0.5~1寸，或点刺出血；可灸。

6. **孔最**（LU6）

【定位】在前臂掌面桡侧，当尺泽与太渊连线上，腕横纹上7寸。

【主治】咳嗽，气喘，咳血，咽喉肿痛，失音，热病无汗，肘臂挛痛。

【刺灸法】直刺0.5~1寸；可灸。

7. **列缺**（LU7）

【定位】桡骨茎突上方，腕横纹上1.5寸（当肱桡肌与拇长展肌之间）。或两手虎口交叉，一手食指按在桡骨茎突上，指尖下凹陷中。

【主治】咳嗽，气喘，咽痛，头痛，项强，口眼㖞斜，齿痛，尿血，手腕无力，掌中热。

【刺灸法】向上斜刺0.3~0.5寸；可灸。

8. **经渠**（LU8）

【定位】腕横纹上1寸，桡动脉桡侧凹陷中。

【主治】咳嗽，气喘，胸痛，咽喉肿痛，手腕痛。

【刺灸法】避开桡动脉，直刺0.3~0.5寸。

9. **太渊**（LU9）

【定位】在腕掌侧横纹桡侧，桡动脉桡侧凹陷中。

【主治】咳嗽，气喘，咳血，呕血，胸痛，腹胀，呕吐，腕臂痛，无脉症。

【刺灸法】避开桡动脉，直刺0.2~0.3寸；可灸。

10. **鱼际**（LU10）

【定位】第1掌骨中点桡侧，赤白肉际处。

【主治】咳嗽，咳血，咽喉肿痛，失音，发热。

【刺灸法】直刺0.5~0.8寸；可灸。

11. **少商**（LU11）

【定位】手拇指桡侧，距指甲角0.1寸。

【主治】咽喉肿痛，咳嗽，鼻衄，发热，心下满，中风昏迷，癫狂，小儿惊风，指腕挛急。

【刺灸法】浅刺0.1寸，或点刺出血；可灸。

（二）手阳明大肠经

手阳明大肠经，（1）起于食指末端（商阳），（2）沿着食指内（桡）侧向上，通过第1、2掌骨之间（合谷），向上进入两筋（拇长伸肌腱与拇短伸肌腱）之间的凹陷处，（3）沿前臂外侧前缘，（4）至肘部外侧，（5）再沿上臂外侧前缘，（6）上走肩端（肩髃)，(7) 沿肩峰前缘，(8) 向上出颈椎“手足三阳经聚会处”(大椎)，(9) 再向下进入缺盆（锁骨上窝）部，(10) 联络肺脏，(11) 通过横膈，(12) 属于大肠。(13) 缺盆部支脉：上走颈部，(14) 经过面颊，(15) 进入下齿龈，(16) 回绕至上唇，交叉于人中，左脉向右，右脉向左，分布在鼻翼旁（迎香）与足阳明胃经相接。

1. **商阳**（LI1）

【定位】在手食指桡侧，距指甲角 0.1 寸。
【主治】齿痛，咽喉肿痛，颌肿，耳鸣耳聋，手指麻木，热病，昏迷。
【刺灸法】浅刺 0.1 寸，或点刺出血。

2. **二间**（LI2）

【定位】微握拳，在第 2 掌指关节前，桡侧赤白肉际处。
【主治】目昏，鼻衄，齿痛，口㖞，咽喉肿痛，热病。
【刺灸法】直刺 0.2 ~0.3 寸；可灸。

3. **三间**（LI3）

【定位】微握拳，在第 2 掌骨小头后桡侧凹陷处。
【主治】目痛，齿痛，咽喉肿痛，身热，腹满，肠鸣，手指及手背红肿。
【刺灸法】直刺 0.5 ~0.8 寸；可灸。

4. **合谷**（LI4）

【定位】在手背，第 1、2 掌骨间，当第 2 掌骨桡侧的中点处。或以一手拇指的指关节横纹正对另一手的拇食指之间的指蹼缘上，当拇指尖所指处。

【主治】头痛，颈项痛，目赤肿痛，鼻衄，鼻塞，齿痛，牙关紧闭，口眼㖞斜，面肿，耳聋，痄腮，咽喉肿痛，热病，多汗，腹痛，痢疾，便秘，经闭，滞产，小儿惊风，上肢疼痛痿痹。

【刺灸法】直刺 0.5 ~1 寸；可灸。孕妇禁针灸。

5. **阳溪**（LI5）

【定位】在腕关节桡侧，手拇指向上翘起时，当拇短伸肌腱与拇长伸肌腱之间的凹陷中。

【主治】头痛，目赤肿痛，耳聋，耳鸣，齿痛，癫狂痫，手腕痛。
【刺灸法】直刺 0.3 ~0.5 寸；可灸。

6. **偏历**（LI6）

【定位】侧腕屈肘，当阳溪与曲池连线上，腕横纹上 3 寸。
【主治】目赤，耳鸣，鼻衄，咽喉痛，手背酸痛，水肿。
【刺灸法】直刺或斜刺 0.5 ~0.8 寸；可灸。

7. **温溜**（LI7）

【定位】侧腕曲肘，在前臂背面桡侧，当阳溪与曲池连线上，腕横纹上 5 寸。

【主治】头痛，面肿，咽喉肿痛，肘臂酸痛，肠鸣腹痛。
【刺灸法】直刺0.5～1寸；可灸。

8. **下廉**（LI8）

【定位】当阳溪与曲池连线上，肘横纹下4寸。
【主治】头痛，眩晕，目痛，肘臂痛，肠鸣，腹痛。
【刺灸法】直刺0.5～1寸；可灸。

9. **上廉**（LI9）

【定位】当阳溪与曲池连线上，肘横纹下3寸。
【主治】头痛，肩背酸痛，上肢不遂，手臂麻木，肠鸣腹痛。
【刺灸法】直刺0.5～1寸；可灸。

10. **手三里**（LI10）

【定位】当阳溪与曲池连线上，曲池下2寸。
【主治】齿痛颊肿，上肢不遂，肩背疼痛，腹痛，腹泻。
【刺灸法】直刺0.8～1.2寸；可灸。

11. **曲池**（LI11）

【定位】屈肘，在肘横纹外侧端，当尺泽与肱骨外上髁连线中点。
【主治】咽喉肿痛，齿痛，目赤痛，手臂肿痛，上肢不遂，腹痛吐泻，瘰疬，风疹，丹毒，热病，高血压，癫狂。
【刺灸法】直刺1～1.5寸；可灸。

12. **肘髎**（LI12）

【定位】屈肘时在肱骨外上髁上方，曲池外上方1寸，当肱骨内侧缘处。
【主治】肘臂部酸痛，麻木，挛急。
【刺灸法】直刺0.5～1寸；可灸。

13. **手五里**（LI13）

【定位】在肱骨外上髁上方，当曲池与肩髃连线上，曲池上3寸处。
【主治】肘臂挛痛，瘰疬。
【刺灸法】避开动脉，直刺0.5～1寸；可灸。

14. **臂臑**（LI14）

【定位】在肱骨外侧，三角肌止点处，当曲池与肩髃连线处，曲池上7寸。
【主治】肩臂痛，颈项拘挛，瘰疬，目疾。
【刺灸法】直刺或向上斜刺0.8～1.5寸；可灸。

15. **肩髃**（LI15）

【定位】在肩峰前下方，三角肌上部，臂外展平举时，肩前呈凹陷处。

【主治】肩臂疼痛，上肢不遂，风疹，瘰疬。
【刺灸法】直刺或斜刺 0.8～1.5 寸；可灸。

16. **巨骨**（LI16）

【定位】在肩上部，当锁骨肩峰与肩胛冈之间的凹陷处。
【主治】肩臂挛痛不遂，瘰疬，瘿气。
【刺灸法】直刺，进针 0.5～0.7 寸；可灸。

17. **天鼎**（LI17）

【定位】在颈外侧部，扶突下 1 寸，胸锁乳突肌后缘。
【主治】暴喑气梗，咽喉肿痛，瘰疬，瘿气。
【刺灸法】直刺 0.3～0.5 寸；可灸。

18. **扶突**（LI18）

【定位】在颈外侧部，喉结旁，当胸锁乳突肌的胸骨头与锁骨头之间。
【主治】咳嗽，气喘，咽喉肿痛，暴喑，瘰疬，瘿气。
【刺灸法】直刺 0.3～0.5 寸；可灸。

19. **口禾髎**（LI19）

【定位】鼻孔外缘直下，平水沟穴。
【主治】鼻塞，鼻衄，口喎，口噤。
【刺灸法】斜刺 0.2～0.3 寸；可灸。

20. **迎香**（LI20）

【定位】在鼻翼外缘中点旁，当鼻唇沟中。
【主治】鼻塞，鼻衄，鼻渊，口喎，面痒，面肿。
【刺灸法】斜刺或平刺 0.3～0.5 寸；可灸。

（三）足阳明胃经

足阳明胃经，（1）起于鼻翼之侧（迎香），上行到鼻根部，（2）与旁侧足太阳经交会（睛明），（3）向下沿着鼻的外侧（承泣），（4）进入上齿龈内，（5）回出环绕口唇，（6）向下交会于颏唇沟承浆处，（7）再向后沿着口腮后下方，出于下颌大迎处，（8）沿着下颌角颊车，（9）上行耳前，经过上关，（10）沿着发际，（11）到达前额（头维）。（12）面部支脉：从大迎前下走人迎，沿着喉咙，（13）进入缺盆部，（14）向下通过横膈，（15）属于胃，联络脾。（16）缺盆部直行的脉：经乳头，（17）向下挟脐旁，进入位于少腹之侧的气冲。（18）胃下口部支脉：沿着腹里向下到气冲会合，（19）再由此下行到髀关，（20）直抵伏兔部，（21）下至膝盖，（22）沿着胫骨外侧前缘，（23）下经足跗，（24）进入足第 2 趾外侧端（厉兑）。（25）胫部支脉：从膝下 3 寸（足三里）处分出，（26）进入足中趾外侧。（27）足跗部支脉：从跗上（冲阳）分出，进入足大趾内侧端（隐白），与足太阴脾经相接。

1. **承泣**（ST1）

【定位】目正视，瞳孔直下，当眼球与眶下缘之间。

【主治】目赤肿痛，流泪，夜盲，眼睑瞤动，口眼㖞斜。

【刺灸法】以左手拇指向上轻推眼球，紧靠眶下缘缓慢直刺 0.3～0.7 寸，不作大幅度提插捻转，以防刺破血管引起血肿。

2. **四白**（ST2）

【定位】瞳孔直下，当眶下孔凹陷处。

【主治】目赤肿痛，目翳，眼睑瞤动，口眼㖞斜，面痛。

【刺灸法】直刺 0.2～0.3 寸，不可深刺。

3. **巨髎**（ST3）

【定位】瞳孔直下，平鼻翼下缘处，当鼻唇沟外侧。

【主治】口眼㖞斜，眼睑瞤动，鼻衄，齿痛，唇颊肿。

【刺灸法】直刺 0.3～0.5 寸；可灸。

4. **地仓**（ST4）

【定位】口角外侧，上直瞳孔。

【主治】口㖞，流涎，眼睑瞤动，齿痛颊肿。

【刺灸法】平刺，针尖向颊车刺 1～1.5 寸；可灸。

5. **大迎**（ST5）

【定位】在下颌角前方，咬肌附着的前缘，闭口鼓气时，即出现一沟形凹陷处。

【主治】口㖞，口噤，颊肿，齿痛。

【刺灸法】避开动脉，斜刺 0.3～0.5 寸；可灸。

6. **颊车**（ST6）

【定位】下颌角前上方约一横指，咬肌附着部，当咀嚼时咬肌隆起处。

【主治】口㖞，齿痛，颊肿，牙关紧闭，面肿，颈项强痛。

【刺灸法】直刺 0.3～0.5 寸，或向地仓平刺 0.5～1 寸；可灸。

7. **下关**（ST7）

【定位】颧弓下缘，下颌骨髁状突之前方凹陷中，闭口取穴。

【主治】耳聋，耳鸣，聤耳，齿痛，牙关开合不利，口眼㖞斜，面痛。

【刺灸法】直刺 0.3～0.5 寸；可灸。

8. **头维**（ST8）

【定位】当额角发际上 0.5 寸，头正中线旁 4.5 寸。

【主治】头痛，目眩，目痛，流泪，眼睑瞤动。

【刺灸法】平刺 0.5～1 寸。

9. **人迎**（ST9）

【定位】在颈部，喉结旁，当胸锁乳突肌的前缘，颈总动脉搏动处。
【主治】咽喉肿痛，气喘，瘰疬，瘿气，高血压。
【刺灸法】避开颈总动脉，直刺0.3～0.5寸；可灸。

10. **水突**（ST10）

【定位】胸锁乳突肌的前缘，当人迎与气舍连线的中点。
【主治】咽喉肿痛，咳嗽，气喘。
【刺灸法】直刺0.3～0.5寸；可灸。

11. **气舍**（ST11）

【定位】当锁骨内侧端的上缘，胸锁乳突肌的胸骨头与锁骨头之间。
【主治】咽喉肿痛，气喘，呃逆，瘿瘤，瘰疬，颈项强。
【刺灸法】直刺0.3～0.5寸；可灸。

12. **缺盆**（ST12）

【定位】在锁骨上窝中央，距前正中线4寸。
【主治】咳嗽，气喘，咽喉肿痛，缺盆中痛，瘰疬。
【刺灸法】避开血管，直刺或斜刺0.3～0.5寸，不可深刺；可灸。

13. **气户**（ST13）

【定位】当锁骨中点下缘，距前正中线4寸。
【主治】咳嗽，气喘，呃逆，胸胁支满，胸痛。
【刺灸法】斜刺0.3～0.5寸；可灸。

14. **库房**（ST14）

【定位】当第1肋间隙，距前正中线4寸。
【主治】咳嗽，气喘，咳唾脓血，胸胁胀痛。
【刺灸法】斜刺0.3～0.5寸；可灸。

15. **屋翳**（ST15）

【定位】当第2肋间隙，距前正中线4寸。
【主治】咳嗽，气喘，咳唾脓血，胸胁胀痛，乳痈。
【刺灸法】斜刺0.3～0.5寸；可灸。

16. **膺窗**（ST16）

【定位】当第3肋间隙，距前正中线4寸。
【主治】咳嗽，气喘，胸胁胀痛，乳痈。
【刺灸法】斜刺0.3～0.5寸；可灸。

17. **乳中**（ST17）

【定位】当第4肋间隙，乳头中央，距前正中线4寸。
【主治】无
【刺灸法】不针不灸。

18. **乳根**（ST18）

【定位】当乳头直下，第5肋间隙，距前正中线4寸。
【主治】咳嗽，气喘，呃逆，胸痛，乳痈，乳汁少。
【刺灸法】斜刺0.3～0.5寸；可灸。

19. **不容**（ST19）

【定位】当脐上6寸，距前正中线2寸。
【主治】呕吐，胃痛，食欲不振，腹胀。
【刺灸法】直刺0.5～0.8寸；可灸。

20. **承满**（ST20）

【定位】当脐上5寸，距前正中线2寸。
【主治】胃痛，吐血，食欲不振，腹胀。
【刺灸法】直刺0.5～1寸；可灸。

21. **梁门**（ST21）

【定位】当脐上4寸，距前正中线2寸。
【主治】胃痛，呕吐，食欲不振，腹胀，泄泻。
【刺灸法】直刺0.8～1寸；可灸。

22. **关门**（ST22）

【定位】当脐上3寸，距前正中线2寸。
【主治】腹胀，腹痛，食欲不振，肠鸣泄泻，水肿。
【刺灸法】直刺0.8～1寸；可灸。

22. **太乙**（ST23）

【定位】当脐上2寸，距前正中线2寸。
【主治】胃痛，消化不良，心烦，癫狂。
【刺灸法】直刺0.8～1寸；可灸。

24. **滑肉门**（ST24）

【定位】当脐上1寸，距前正中线2寸。
【主治】胃痛，呕吐，癫狂，舌强，吐舌。
【刺灸法】直刺0.8～1寸；可灸。

25. **天枢**（ST25）

【定位】脐中旁开 2 寸。
【主治】腹胀肠鸣，绕脐痛，便秘，泄泻，痢疾，月经不调。
【刺灸法】直刺 0.8 ~1.2 寸；可灸。

26. **外陵**（ST26）

【定位】当脐下 1 寸，距前正中线 2 寸。
【主治】腹痛，疝气，痛经。
【刺灸法】直刺 0.8 ~1.2 寸；可灸。

27. **大巨**（ST27）

【定位】当脐下 2 寸，距前正中线 2 寸。
【主治】小腹胀满，小便不利，疝气，遗精，早泄。
【刺灸法】直刺 0.8 ~1.2 寸；可灸。

28. **水道**（ST28）

【定位】当脐下 3 寸，距前正中线 2 寸。
【主治】小腹胀满，小便不利，水肿，痛经，不孕，疝气。
【刺灸法】直刺 0.8 ~1.2 寸；可灸。

29. **归来**（ST29）

【定位】脐下 4 寸，距前正中线 2 寸。
【主治】小腹痛，疝气，月经不调，痛经，闭经，白带，阴挺。
【刺灸法】直刺 0.8 ~1.2 寸；可灸。

30. **气冲**（ST30）

【定位】当脐下 5 寸，距前正中线 2 寸。
【主治】肠鸣腹痛，疝气，月经不调，痛经，阳痿，外阴肿痛。
【刺灸法】直刺 0.3 ~0.5 寸；可灸。

31. **髀关**（ST31）

【定位】当髂前上棘直下与耻骨联合下缘水平线交点，居缝匠肌外侧，屈股时呈现凹陷处。
【主治】下肢痿痹，股痛，屈伸不利。
【刺灸法】直刺 1 ~1.5 寸；可灸。

32. **伏兔**（ST32）

【定位】当髂前上棘与髌骨外侧端的连线上，髌骨外上缘上 6 寸，股直肌中。
【主治】腰痛膝冷，下肢麻痹，脚气。
【刺灸法】直刺 1 ~1.5 寸；可灸。

33. **阴市**（ST33）

【定位】屈膝，当髂前上棘与髌底外侧端的连线上，髌底上3寸。

【主治】腿膝痿痹，屈伸不利，疝气，腹胀腹痛。

【刺灸法】直刺0.8～1寸；可灸。

34. **梁丘**（ST34）

【定位】屈膝，当髂前上棘与髌骨外侧端的连线上，髌骨外上缘上2寸。

【主治】膝胫痹痛，下肢不遂，胃痛，乳痈。

【刺灸法】直刺0.5～1寸；可灸。

35. **犊鼻**（ST35）

【定位】屈膝，在髌骨下缘，髌韧带外侧凹陷中。

【主治】膝痛，下肢麻痹，屈伸不利，脚气。

【刺灸法】直刺0.7～1寸；可灸。

36. **足三里**（ST36）

【定位】当犊鼻下3寸，距胫骨前嵴一横指。

【主治】胃痛，呕吐，呃逆，腹胀，肠鸣，泄泻，痢疾，便秘，乳痈，肠痈，下肢麻痹，水肿，脚气，虚劳羸弱，咳嗽，气喘，疳积，完谷不化，中风瘫痪，头晕，失眠，癫狂。

【刺灸法】直刺0.5～1.2寸；可灸。

37. **上巨虚**（ST37）

【定位】当犊鼻下6寸，距胫骨前嵴一横指。

【主治】肠鸣，腹痛，泄泻，便秘，肠痈，下肢痿痹，中风瘫痪，脚气。

【刺灸法】直刺0.5～1.2寸；可灸。

38. **条口**（ST38）

【定位】当犊鼻下8寸，距胫骨前嵴一横指（犊鼻与解溪连线的中点）。

【主治】脘腹疼痛，下肢痿痹，足缓不收，肩臂痛。

【刺灸法】直刺0.5～1寸；可灸。

39. **下巨虚**（ST39）

【定位】当犊鼻下9寸，距胫骨前嵴一横指。

【主治】小腹痛，泄泻，痢疾，乳痈，下肢痿痹，腰脊痛引睾丸。

【刺灸法】直刺0.5～1寸；可灸。

40. **丰隆**（ST40）

【定位】当外踝尖上8寸，距胫骨前缘二横指。

【主治】头痛，眩晕，痰多咳嗽，胸痛，梅核气，呕吐，便秘，水肿，癫狂痫，下肢痿痹。

【刺灸法】直刺 0.5 ~1 寸；可灸。

41. **解溪**（ST41）

【定位】在足背与小腿交界处的横纹中央凹陷中，当拇长伸肌腱与趾长伸肌腱之间凹陷中。

【主治】头痛，眩晕，癫狂，腹胀，便秘，下肢痿痹，踝关节疼痛。

【刺灸法】直刺 0.5 ~0.7 寸；可灸。

42. **冲阳**（ST42）

【定位】在足背最高处，当拇长伸肌腱与趾长伸肌腱之间，足背动脉搏动处。

【主治】口眼㖞斜，面肿，齿痛，胃痛，发狂，足背肿痛。

【刺灸法】避开动脉，直刺 0.3 ~0.5 寸；可灸。

43. **陷谷**（ST43）

【定位】在足背，当第 2、3 跖骨结合部前方凹陷处。

【主治】面浮身肿，肠鸣腹痛，热病，足背肿痛。

【刺灸法】直刺 0.3 ~0.5 寸；可灸。

44. **内庭**（ST44）

【定位】在足背，第 2、3 趾的趾缝间，第 2 趾跖关节前方凹陷中。

【主治】齿痛，面痛，咽喉肿痛，口㖞，鼻衄，腹胀，泄泻，痢疾，便秘，热病，足背肿痛。

【刺灸法】直刺 0.3 ~0.5 寸；可灸。

45. **厉兑**（ST45）

【定位】在足第 2 趾外侧，距趾甲角 0.1 寸。

【主治】鼻衄，齿痛，咽喉肿痛，胸腹胀满，热病，梦魇，癫狂，足胫寒冷。

【刺灸法】浅刺 0.1 寸；可灸。

（四）足太阴脾经

足太阴脾经，(1) 起于足大趾末端（隐白），(2) 沿着大趾内侧赤白肉际，(3) 上行至内踝前面，(4) 在上小腿内侧，(5) 沿着胫骨后面，(6) 交出足厥阴经的前面，(7) 经膝、股部内侧前缘，(8) 进入腹部，(9) 属于脾脏，联络胃，(10) 通过横膈上行，(11) 挟食管两旁，(12) 连系舌根，分散于舌下。(13) 胃部支脉：向上再通过横膈，(14) 流注于心中，与手少阴心经相接。

1. **隐白**（SP1）

【定位】在足大趾内侧，距趾甲角 0.1 寸。

【主治】腹胀，暴泻，善呕，胸痛，心痛，便血，尿血，月经多，崩漏，癫狂，多梦，惊风。

【刺灸法】浅刺 0.1 寸；可灸。

2. **大都**（SP2）

【定位】在足内侧缘，第 1 跖趾关节前下方赤白肉际处。

【主治】腹胀，胃痛，呕吐，泄泻，便秘，热病。

【刺灸法】直刺 0.1 ~0.3 寸；可灸。

3. **太白**（SP3）

【定位】在足内侧缘，第 1 跖骨小头后下方赤白肉际处。

【主治】胃痛，腹胀，肠鸣，呕吐，泄泻，便秘，痔漏，脚气，体重节痛。

【刺灸法】直刺 0.3 ~0.5 寸；可灸。

4. **公孙**（SP4）

【定位】在足内侧缘，第 1 跖骨基底的前下方凹陷处，赤白肉际。

【主治】胃痛，呕吐，腹痛，肠鸣，泄泻，痢疾，心烦，失眠，发狂，嗜卧，肠风下血。

【刺灸法】直刺 0.5 ~0.8 寸；可灸。

5. **商丘**（SP5）

【定位】在足内踝前下方凹陷中，当舟骨结节与内踝尖连线的中点处。

【主治】腹胀，肠鸣，泄泻，便秘，痔疾，舌本强痛，足踝痛。

【刺灸法】直刺 0.2 ~0.3 寸；可灸。

6. **三阴交**（SP6）

【定位】当足内踝尖上 3 寸，胫骨内侧面后缘。

【主治】肠鸣腹胀，泄泻，月经不调，痛经，崩漏，带下，阴挺，不孕，滞产，遗精，阳痿，阴部痛，遗尿，小便不利，疝气，水肿，下肢痿痹，头痛，眩晕，失眠，湿疹，荨麻疹。

【刺灸法】直刺 0.5 ~1.0 寸；可灸。孕妇禁针。

7. **漏谷**（SP7）

【定位】当内踝尖与阴陵泉的连线上，内踝尖上 6 寸，胫骨内侧缘后方。

【主治】腹胀，肠鸣，小便不利，遗精，下肢痿痹。

【刺灸法】直刺 0.5 ~1 寸；可灸。

8. **地机**（SP8）

【定位】当内踝尖与阴陵泉的连线上，阴陵泉下 3 寸。

【主治】腹痛，泄泻，小便不利，水肿，月经不调，痛经，遗精，腰痛不可俯仰。

【刺灸法】直刺 0.5 ~1 寸；可灸。

9. **阴陵泉**（SP9）

【定位】当胫骨内侧髁下缘，胫骨内缘的凹陷处。

【主治】腹胀，泄泻，痢疾，水肿，黄疸，小便不利或失禁，阴部痛，遗精，膝痛。

【刺灸法】直刺0.5～1寸；可灸。

10. **血海**（SP10）

【定位】屈膝，髌骨内上缘上2寸，当股四头肌内侧头的隆起处。或屈膝，以手掌按于髌骨上，第2～5指向上伸直，拇指约呈45°斜置，拇指尖下是穴。

【主治】月经不调，痛经，崩漏，闭经，风疹，湿疹，丹毒，股内侧痛。

【刺灸法】直刺0.5～1.2寸；可灸。

11. **箕门**（SP11）

【定位】当血海与冲门的连线上，血海上6寸。

【主治】小便不利，遗尿，腹股沟肿痛，下肢痿痹。

【刺灸法】直刺0.5～1寸；可灸。

12. **冲门**（SP12）

【定位】在腹股沟外侧，距耻骨联合上缘中点3.5寸，当股动脉外侧。

【主治】腹痛，疝气，崩漏，小便不利。

【刺灸法】避开动脉，直刺0.5～1寸；可灸。

13. **府舍**（SP13）

【定位】冲门外上方0.7寸，距前正中线4寸。

【主治】少腹痛，疝气。

【刺灸法】直刺0.5～1寸；可灸。

14. **腹结**（SP14）

【定位】大横下1.3寸，距前正中线4寸，腹直肌外侧。

【主治】腹痛，腹胀，泄泻，便秘，疝气。

【刺灸法】直刺0.5～1寸；可灸。

15. **大横**（SP15）

【定位】脐中旁开4寸，腹直肌外侧。

【主治】泄泻，痢疾，便秘，腹痛，腹胀，肠痈。

【刺灸法】直刺0.7～1.2寸；可灸。

16. **腹哀**（SP16）

【定位】当脐上3寸，距前正中线4寸。

【主治】消化不良，腹痛，便秘，痢疾。

【刺灸法】直刺0.5～1寸；可灸。

17. **食窦**（SP17）

【定位】当第5肋间隙，距前正中线6寸。
【主治】胸胁胀痛，噫气，反胃，腹胀，水肿。
【刺灸法】斜刺0.3~0.5寸；可灸。

18. **天溪**（SP18）

【定位】当第4肋间隙，距前正中线6寸。
【主治】胸胁疼痛，咳嗽，气逆，乳痈，乳汁少。
【刺灸法】斜刺0.3~0.5寸；可灸。

19. **胸乡**（SP19）

【定位】当第3肋间隙，距前正中线6寸。
【主治】胸胁胀痛，咳喘。
【刺灸法】斜刺0.3~0.5寸；可灸。

20. **周荣**（SP20）

【定位】当第2肋间隙，距前正中线6寸。
【主治】咳嗽，气逆，胸胁胀满。
【刺灸法】斜刺0.3~0.5寸；可灸。

21. **大包**（SP21）

【定位】腋中线上，当第6肋间隙处。
【主治】气喘，胸胁痛，全身疼痛，四肢无力。
【刺灸法】斜刺0.3~0.5寸；可灸。

（五）手少阴心经

手少阴心经，（1）起于心中，出属于“心系”（心与其他脏腑相联系的结构），（2）通过横膈，联络小肠。（3）“心系”向上的脉：（4）挟食管上行，（5）连系于“目系”（眼与脑相联系的结构）。（6）“心系”直行的脉：上行于肺部，再向下出于腋窝部（极泉），（7）沿上臂内侧后缘，行于手太阴经和手厥阴经的后面，（8）到达肘窝，沿前臂内侧后缘，（9）至掌后豆骨部，（10）进入掌内，（11）沿小指内侧至末端（少冲），与手太阳小肠经相接。

1. **极泉**（HT1）

【定位】在腋窝正中，腋动脉搏动处。
【主治】心痛，咽干烦渴，胁肋疼痛，瘰疬，肩臂疼痛。
【刺灸法】避开腋动脉，直刺或斜刺0.5~1寸；可灸。

2. **青灵**（HT2）

【定位】屈肘，当极泉与少海的连线上，肘横纹上3寸，肱二头肌的内侧沟中。

【主治】心痛，胁痛，肩臂疼痛。
【刺灸法】直刺 0.3～0.5 寸；可灸。

3. **少海**（HT3）

【定位】屈肘，在肘横纹内侧端与肱骨内上髁连线的中点处。
【主治】心痛，癫狂痫，健忘，肘臂挛痛、麻木，手颤，瘰疬，头项痛，腋胁痛。
【刺灸法】直刺 0.5～1 寸；可灸。

4. **灵道**（HT4）

【定位】在前臂掌侧，当尺侧腕屈肌腱的桡侧缘，腕横纹上 1.5 寸。
【主治】心痛，瘈疭，暴喑，肘臂挛痛。
【刺灸法】直刺 0.3～0.5 寸；可灸。

5. **通里**（HT5）

【定位】在前臂掌侧，当尺侧腕屈肌腱的桡侧缘，腕横纹上 1 寸。
【主治】心悸，怔忡，头晕，目眩，咽喉肿痛，暴喑，舌强不语，腕臂痛。
【刺灸法】直刺 0.3～0.5 寸；可灸。

6. **阴郄**（HT6）

【定位】在前臂掌侧，当尺侧腕屈肌腱的桡侧缘，腕横纹上 0.5 寸。
【主治】心痛，惊悸，骨蒸盗汗，吐血，衄血，暴喑。
【刺灸法】直刺 0.3～0.5 寸；可灸。

7. **神门**（HT7）

【定位】腕掌侧横纹尺侧端，尺侧腕屈肌腱的桡侧凹陷处。
【主治】心痛，心烦，惊悸，怔忡，健忘，失眠，癫狂痫，痴呆，掌中热，胸胁痛。
【刺灸法】直刺 0.3～0.5 寸；可灸。

8. **少府**（HT8）

【定位】在手掌面，第 4、5 掌骨之间，屈指握拳时，当小指尖处。
【主治】心悸，胸痛，善笑，小便不利，遗尿，阴痒痛，痈疡，小指挛痛，掌中热。
【刺灸法】直刺 0.3～0.5 寸；可灸。

9. **少冲**（HT9）

【定位】在手小指桡侧，距指甲角 0.1 寸。
【主治】心悸，心痛，胸胁痛，癫狂，热病，昏迷，臂内后廉痛。
【刺灸法】浅刺 0.1 寸，或点刺出血；可灸。

（六）手太阳小肠经

手太阳小肠经，（1）起于手小指外侧端（少泽），（2）沿着手背外侧至腕部，出于尺骨茎突，（3）直上沿前臂后缘，经尺骨鹰嘴与肱骨内上髁之间，（4）沿上臂外侧后缘，

(5) 出于肩关节，(6) 绕行肩胛部，(7) 交会于肩上大椎，(8) 向下进入缺盆部，(9) 联络心脏，(10) 沿着食管，(11) 通过横膈，(12) 到达胃部，(13) 属于小肠。(14) 缺盆部支脉：(15) 沿着颈部，(16) 上达面颊，(17) 至目外眦，(18) 转入耳中（听宫)。(19) 颊部支脉：上行目眶下（颧髎)，抵于鼻旁，(20) 至目内眦（睛明）与足太阳膀胱经相接。

1. **少泽**（SI1）

【定位】在手小指尺侧，去指甲角 0.1 寸。

【主治】头痛，目翳，目赤，咽痛，耳鸣，疟疾，热病，昏厥，乳痈，乳汁少，肩臂外侧痛。

【刺灸法】浅刺 0.1 寸，或点刺出血；可灸。

2. **前谷**（SI2）

【定位】在手尺侧，微握拳，当第 5 指掌关节前的掌横纹头赤白肉际。

【主治】手指麻木，头痛，咽痛，耳鸣，小便赤，乳少，热病。

【刺灸法】直刺 0.3 ~0.5 寸；可灸。

3. **后溪**（SI3）

【定位】在手掌尺侧，微握拳，当第 5 指掌关节后的远侧掌横纹头赤白肉际。

【主治】头项强痛，耳鸣耳聋，目赤，肩背痛，癫狂痫，疟疾，盗汗，热病，手指肘臂挛痛。

【刺灸法】直刺 0.5 ~0.8 寸；可灸。

4. **腕骨**（SI4）

【定位】在手掌尺侧，当第 5 掌骨基底与三角骨之间的凹陷处，赤白肉际。

【主治】头项强痛，耳鸣，目翳，黄疸，热病，疟疾，黄疸，消渴，胁痛，惊风，指挛臂痛。

【刺灸法】直刺 0.3 ~0.5 寸；可灸。

5. **阳谷**（SI5）

【定位】腕背横纹尺侧，当尺骨茎突与三角骨之间的凹陷处。

【主治】头痛，目眩，耳鸣，耳聋，热病，癫狂痫，腕痛，颈颔肿。

【刺灸法】直刺 0.3 ~0.5 寸；可灸。

6. **养老**（SI6）

【定位】尺骨小头的背面，取穴时，掌心向胸，当尺骨茎突桡侧骨缝中。

【主治】目视不明，肩背肘臂痛，急性腰痛。

【刺灸法】直刺 0.3 ~0.5 寸；可灸。

7. **支正**（SI7）

【定位】当阳谷与小海的连线上，腕背横纹上 5 寸。

【主治】头痛，目眩，热病，癫狂，项强，肘臂酸痛。
【刺灸法】直刺 0.5 ~0.8 寸；可灸。

8. **小海**（SI8）

【定位】屈肘，当尺骨鹰嘴与肱骨内上髁之间凹陷处。
【主治】肩肘臂疼痛，癫痫，瘰疬，头痛，目眩，耳鸣，颈项强痛。
【刺灸法】直刺 0.3 ~0.5 寸；可灸。

9. **肩贞**（SI9）

【定位】在肩关节后下方，臂内收时，腋后纹头上 1 寸。
【主治】肩臂疼痛不举，瘰疬，耳鸣。
【刺灸法】直刺 0.5 ~1 寸；可灸。

10. **臑俞**（SI10）

【定位】上臂内收，当腋后纹头直上，肩胛冈下缘凹陷中。
【主治】肩臂疼痛，瘰疬。
【刺灸法】直刺 0.5 ~1 寸；可灸。

11. **天宗**（SI11）

【定位】肩胛冈下窝，与第 4 胸椎相平，当冈下缘与肩胛骨下角间的上 1/3 与中 1/3 的交点。
【主治】肩胛疼痛，肘臂外后侧痛，气喘，乳痈。
【刺灸法】直刺或斜刺 0.5 ~1 寸；可灸。

12. **秉风**（SI12）

【定位】肩胛冈上窝中央，天宗直上，举臂有凹陷处。
【主治】肩胛疼痛，上肢酸麻，颈项强直。
【刺灸法】直刺 0.5 ~0.8 寸；可灸。

13. **曲垣**（SI13）

【定位】肩胛冈上窝内侧端，当臑俞与第 2 胸椎棘突连线的中点处。
【主治】肩胛疼痛。
【刺灸法】直刺 0.3 ~0.5 寸；可灸。

14. **肩外俞**（SI14）

【定位】在背部，当第 1 胸椎棘突下，旁开 3 寸。
【主治】肩背疼痛，颈项强急。
【刺灸法】斜刺 0.3 ~0.8 寸；可灸。

15. **肩中俞**（SI15）

【定位】在背部，当第 7 颈椎棘突下，旁开 2 寸。

【主治】咳嗽，气喘，肩背疼痛，唾血。
【刺灸法】斜刺0.5~0.8寸；可灸。

16. **天窗**（SI16）

【定位】在颈外侧部，胸锁乳突肌的后缘，扶突后，与喉结相平。
【主治】耳聋，耳鸣，咽喉肿痛，颈项强急，暴喑。
【刺灸法】直刺0.3~0.8寸；可灸。

17. **天容（**（SI17）

【定位】当下颌角的后方，胸锁乳突肌的前缘凹陷中。
【主治】耳鸣，耳聋，咽喉肿痛，咽中如梗，颊肿，气瘿，颈项强急。
【刺灸法】直刺0.5~0.8寸；可灸。

18. **颧髎**（SI18）

【定位】当目外眦直下，颧骨下缘凹陷处。
【主治】口眼歪斜，眼睑瞤动，面痛，齿痛，颊肿，目黄。
【刺灸法】直刺0.5~0.8寸。

19. **听宫**（SI19）

【定位】耳屏前，下颌骨髁状突的后缘，张口时呈凹陷处。
【主治】耳鸣，耳聋，聤耳，牙关不利，齿痛，癫疾、痫证。
【刺灸法】张口，直刺0.5~1寸；可灸。

（七）足太阳膀胱经

足太阳膀胱经，（1）起于目内眦（睛明），（2）上额，（3）交会于头顶（百会）。（4）头顶部支脉：从头顶到颞颥部。（5）头顶部直行的脉：头顶入里联络于脑，（6）回出分开下行项后，（7）沿着肩胛内侧，挟着脊柱，（8）到达腰部，（9）从脊旁肌肉进入内腔，（10）联络肾脏，（11）属于膀胱。（12）腰部的支脉：向下通过臀部，（13）进入腘窝中。（14）后顶的支脉：通过肩胛内缘直下，（15）经过臀部（环跳）下行，（16）沿着大腿外侧，（17）与腰部下来的支脉会合于腘窝中。（18）从此向下，通过腿肚内，（19）出于外踝的后面，（20）沿着第5跖骨粗隆，（21）至小指外侧端（至阴），与足少阴肾经相接。

1. **睛明**（BL1）

【定位】目内眦角稍上方一分凹陷处。
【主治】目赤肿痛，流泪，视物不明，目眩，近视，夜盲，色盲。
【刺灸法】嘱患者闭目，医者左手轻推眼球向外侧固定，右手缓慢进针，紧靠眶缘直刺0.3~0.7寸。不作大幅度捻转、提插，出针后按揉针孔片刻，以防出血。本穴禁灸。

2. **攒竹**（BL2）

【定位】当眉毛内侧端，眶上切迹处。

【主治】头痛，眉棱骨痛，口眼㖞斜，目视不明，流泪，目赤肿痛，眼睑瞤动，眼睑下垂。

【刺灸法】平刺 0.3 ~0.5 寸，或三棱针点刺出血。

3. **眉冲**（BL3）

【定位】当攒竹直上入发际 0.5 寸，神庭与曲差连线之间。

【主治】头痛，眩晕，鼻塞，癫痫。

【刺灸法】平刺 0.3 ~0.5 寸。

4. **曲差**（BL4）

【定位】前发际正中直上 0.5 寸，旁开 1.5 寸，即神庭与头维连线的内 1/3 与外 2/3 交点上。

【主治】头痛，鼻塞，鼻衄，目视不明。

【刺灸法】平刺 0.5 ~0.8 寸；可灸。

5. **五处**（BL5）

【定位】前发际正中直上 1 寸，旁开 1.5 寸。

【主治】头痛，目眩，癫痫，瘈疭。

【刺灸法】平刺 0.3 ~0.5 寸；可灸。

6. **承光**（BL6）

【定位】当前发际正中直上 2.5 寸，旁开 1.5 寸。

【主治】头痛，目眩，鼻塞。

【刺灸法】平刺 0.3 ~0.5 寸。

7. **通天**（BL7）

【定位】当前发际正中直上 4 寸，旁开 1.5 寸。

【主治】头痛，眩晕，鼻塞，鼻衄，鼻渊，口眼㖞斜。

【刺灸法】平刺 0.3 ~0.5 寸；可灸。

8. **络却**（BL8）

【定位】在头部，当前发际正中直上 5.5 寸，旁开 1.5 寸。

【主治】头晕，目视不明，耳鸣，癫狂。

【刺灸法】平刺 0.3 ~0.5 寸；可灸。

9. **玉枕**（BL9）

【定位】当后发际正中直上 2.5 寸，旁开 1.3 寸，平枕外粗隆上缘外侧。

【主治】头项痛，眩晕，目痛，鼻塞。

【刺灸法】平刺 0.3 ~0.5 寸；可灸。

10. **天柱**（BL10）

【定位】当后发际正中直上 0.5 寸，哑门旁开 1.3 寸，斜方肌外缘凹陷中。

【主治】头痛，项强，肩背痛，落枕，目赤，鼻塞，咽喉肿痛。
【刺灸法】直刺0.5～0.8寸；可灸。

11. **大杼**（BL11）

【定位】当第1胸椎棘突下，旁开1.5寸。
【主治】咳嗽，发热，头痛，鼻塞，项强，肩背痛。
【刺灸法】斜刺0.5～0.8寸；可灸。

12. **风门**（BL12）

【定位】当第2胸椎棘突下，旁开1.5寸。
【主治】伤风咳嗽，发热，头痛，鼻塞，项强，胸背痛。
【刺灸法】斜刺0.5～0.8寸；可灸。

13. **肺俞**（BL13）

【定位】当第3胸椎棘突下，旁开1.5寸。
【主治】咳嗽，气喘，胸痛，吐血，喉痹，骨蒸，潮热，盗汗，腰脊痛。
【刺灸法】斜刺0.5～0.8寸；可灸。

14. **厥阴俞**（BL14）

【定位】当第4胸椎棘突下，旁开1.5寸。
【主治】咳嗽，心痛，心悸，胸闷，呕吐。
【刺灸法】斜刺0.5～0.8寸；可灸。

15. **心俞**（BL15）

【定位】当第5胸椎棘突下，旁开1.5寸。
【主治】心痛，心烦，惊悸，胸引背痛，咳嗽，吐血，失眠，健忘，盗汗，梦遗，癫狂痫。
【刺灸法】斜刺0.5～0.8寸；可灸。

16. **督俞**（BL16）

【定位】当第6胸椎棘突下，旁开1.5寸。
【主治】心痛，胸闷，腹痛，寒热，气喘。
【刺灸法】斜刺0.5～0.8寸；可灸。

17. **膈俞**（BL17）

【定位】当第7胸椎棘突下，旁开1.5寸。
【主治】胃脘胀痛，呕吐，呃逆，气喘，咳嗽，吐血，潮热，盗汗，贫血，风疹。
【刺灸法】斜刺0.5～0.8寸；可灸。

18. **肝俞**（BL18）

【定位】当第9胸椎棘突下，旁开1.5寸。

【主治】黄疸，胁痛，吐血，衄血，目赤，目眩，夜盲，癫狂痫，脊背痛。
【刺灸法】斜刺0.5~0.8寸；可灸。

19. **胆俞**（BL19）

【定位】当第10胸椎棘突下，旁开1.5寸。
【主治】黄疸，口苦，咽干，胸胁痛，呕吐，肺痨，潮热，腋下肿。
【刺灸法】斜刺0.5~0.8寸；可灸。

20. **脾俞**（BL20）

【定位】当第11胸椎棘突下，旁开1.5寸。
【主治】胃脘痛，纳呆，腹胀，呕吐，黄疸，泄泻，痢疾，便血，月经过多，水肿，背痛。
【刺灸法】斜刺0.5~0.8寸；可灸。

21. **胃俞**（BL21）

【定位】当第12胸椎棘突下，旁开1.5寸。
【主治】胸胁痛，胃脘痛，反胃，呕吐，腹胀，纳呆，肠鸣，完谷不化。
【刺灸法】斜刺0.5~0.8寸；可灸。

22. **三焦俞**（BL22）

【定位】当第1腰椎棘突下，旁开1.5寸。
【主治】肠鸣，腹胀，完谷不化，呕吐，泄泻，痢疾，水肿，腰背强痛。
【刺灸法】直刺0.5~1寸；可灸。

23. **肾俞**（BL23）

【定位】当第2腰椎棘突下，旁开1.5寸。
【主治】遗尿，遗精，阳痿，月经不调，白带，水肿，气喘，目昏，耳鸣，泄泻，腰痛。
【刺灸法】直刺0.8~1.2寸；可灸。

24. **气海俞**（BL24）

【定位】当第3腰椎棘突下，旁开1.5寸。
【主治】气喘，月经不调，痛经，腰痛。
【刺灸法】直刺0.8~1.2寸；可灸。

25. **大肠俞**（BL25）

【定位】当第4腰椎棘突下，旁开1.5寸。
【主治】腹痛，腹胀，肠鸣，泄泻，便秘，腰腿痛。
【刺灸法】直刺0.8~1.2寸；可灸。

26. **关元俞**（BL26）

【定位】当第5腰椎棘突下，旁开1.5寸。

【主治】腹胀，泄泻，小便频数或不利，遗尿，腰痛。
【刺灸法】直刺0.8～1.2寸；可灸。

27. **小肠俞**（BL27）

【定位】当骶正中嵴旁1.5寸，平第1骶后孔。
【主治】小腹痛，痢疾，遗尿，小便不利，尿血，遗精，白带，腰骶痛。
【刺灸法】直刺0.8～1.2寸；可灸。

28. **膀胱俞**（BL28）

【定位】当骶正中嵴旁1.5寸，平第2骶后孔。
【主治】小便不利，遗尿，遗精，泄泻，便秘，腰脊强痛。
【刺灸法】直刺0.8～1.2寸；可灸。

29. **中膂俞**（BL29）

【定位】当骶正中嵴旁1.5寸，平第3骶后孔。
【主治】泄泻，疝气，腰脊强痛。
【刺灸法】直刺0.8～1.2寸；可灸。

30. **白环俞**（BL30）

【定位】当骶正中嵴旁1.5寸，平第4骶后孔。
【主治】遗尿，疝气，遗精，月经不调，白带，脱肛，二便不利，腰骶疼痛。
【刺灸法】直刺0.8～1.2寸；可灸。

31. **上髎**（BL31）

【定位】当髂后上棘与后正中线之间，适对第1骶后孔处。
【主治】大小便不利，月经不调，带下，阴挺，遗精，阳痿，腰痛。
【刺灸法】直刺0.8～1.2寸；可灸。

32. **次髎**（BL32）

【定位】当髂后上棘内下方，适对第2骶后孔处。
【主治】疝气，月经不调，痛经，带下，小便不利，腰痛，下肢痿痹。
【刺灸法】直刺0.8～1.2寸；可灸。

33. **中髎**（BL33）

【定位】当次髎内下方，适对第3骶后孔处。
【主治】便秘，泄泻，小便不利，月经不调，带下，腰痛。
【刺灸法】直刺0.8～1.2寸；可灸。

34. **下髎**（BL34）

【定位】当中髎内下方，适对第4骶后孔处。
【主治】小腹痛，便秘，小便不利，带下，腰痛。

【刺灸法】直刺 0.8～1.2 寸；可灸。

35. **会阳**（BL35）

【定位】尾骨端旁开 0.5 寸。
【主治】泄泻，痢疾，便血，痔疾，阳痿，带下。
【刺灸法】直刺 0.5～1 寸；可灸。

36. **承扶**（BL36）

【定位】俯卧，臀横纹的中点。
【主治】腰骶臀股部疼痛，下肢痿痹，痔疾，便秘。
【刺灸法】直刺 1～1.5 寸；可灸。

37. **殷门**（BL37）

【定位】当承扶与委中的连线上，承扶下 6 寸。
【主治】腰痛，下肢痿痹。
【刺灸法】直刺 1～2 寸；可灸。

38. **浮郄**（BL38）

【定位】微屈膝，委阳上 1 寸，股二头肌腱的内侧。
【主治】臀股麻木，腘筋挛急。
【刺灸法】直刺 0.5～1 寸；可灸。

39. **委阳**（BL39）

【定位】在腘横纹外侧端，当股二头肌腱的内侧。
【主治】小腹胀满，小便不利，水肿，腰脊强痛，腿足挛痛。
【刺灸法】直刺 0.5～1 寸；可灸。

40. **委中**（BL40）

【定位】在腘横纹中点，当股二头肌腱与半腱肌肌腱的中间。
【主治】腰痛，下肢痿痹，半身不遂，腘筋挛急，腹痛，吐泻，小便不利，丹毒，疔疮。
【刺灸法】直刺 0.5～1 寸；或用三棱针点刺出血。

41. **附分**（BL41）

【定位】当第 2 胸椎棘突下，旁开 3 寸（肩胛骨脊柱缘）。
【主治】颈项强痛，肩背拘急，肘臂麻木。
【刺灸法】斜刺 0.3～0.5 寸；可灸。

42. **魄户**（BL42）

【定位】当第 3 胸椎棘突下，旁开 3 寸。
【主治】咳嗽，咳血，气喘，肺痨，项强，肩背痛。

【刺灸法】斜刺 0.3 ~0.5 寸；可灸。

43. **膏肓**（BL43）

【定位】当第 4 胸椎棘突下，旁开 3 寸。

【主治】咳嗽，气喘，吐血，肺痨，盗汗，健忘，遗精，肩胛背痛。

【刺灸法】斜刺 0.3 ~0.5 寸；可灸。

44. **神堂**（BL44）

【定位】当第 5 胸椎棘突下，旁开 3 寸。

【主治】咳嗽，气喘，胸闷，心痛，心悸，脊背强痛。

【刺灸法】斜刺 0.3 ~0.5 寸；可灸。

45. **譩譆**（BL45）

【定位】当第 6 胸椎棘突下，旁开 3 寸。

【主治】咳嗽，气喘，肩背痛。

【刺灸法】斜刺 0.3 ~0.5 寸；可灸。

46. **膈关**（BL46）

【定位】当第 7 胸椎棘突下，旁开 3 寸。

【主治】胸闷，嗳气，呃逆，呕吐，脊背强痛。

【刺灸法】斜刺 0.3 ~0.5 寸；可灸。

47. **魂门**（BL47）

【定位】当第 9 胸椎棘突下，旁开 3 寸。

【主治】胸胁痛，呕吐，泄泻，背痛。

【刺灸法】斜刺 0.3 ~0.5 寸；可灸。

48. **阳纲**（BL48）

【定位】当第 10 胸椎棘突下，旁开 3 寸。

【主治】肠鸣，腹痛，泄泻，黄疸，胁痛。

【刺灸法】斜刺 0.3 ~0.5 寸；可灸。

49. **意舍**（BL49）

【定位】当第 11 胸椎棘突下，旁开 3 寸。

【主治】腹胀，肠鸣，呕吐，泄泻，饮食不下。

【刺灸法】斜刺 0.3 ~0.5 寸；可灸。

50. **胃仓**（BL50）

【定位】当第 12 胸椎棘突下，旁开 3 寸。

【主治】腹胀，胃脘痛，脊背痛，小儿食积。

【刺灸法】斜刺 0.3 ~0.5 寸；可灸。

51. **肓门**（BL51）

【定位】当第1腰椎棘突下，旁开3寸。
【主治】腹痛，便秘，痞块。
【刺灸法】斜刺0.3～0.5寸；可灸。

52. **志室**（BL52）

【定位】当第2腰椎棘突下，旁开3寸。
【主治】遗精，阳痿，小便不利，遗尿，尿频，水肿，月经不调，腰脊酸痛。
【刺灸法】直刺0.5～1寸；可灸。

53. **胞肓**（BL53）

【定位】平第2骶后孔，骶正中嵴旁开3寸。
【主治】肠鸣，腹胀，二便不利，腰脊强痛。
【刺灸法】直刺0.8～1.2寸；可灸。

54. **秩边**（BL54）

【定位】骶管裂孔外侧，骶正中嵴旁开3寸。
【主治】小便不利，便秘，痔疾，外阴肿痛，腰骶痛，下肢痿痹。
【刺灸法】直刺1.5～2寸；可灸。

55. **合阳**（BL55）

【定位】当委中与承山的连线上，委中下2寸。
【主治】腰脊强痛，下肢痿痹。
【刺灸法】直刺0.7～1寸；可灸。

56. **承筋**（BL56）

【定位】当合阳与承山连线的中点，腓肠肌肌腹中央，委中下5寸。
【主治】痔疾，腰腿拘急挛痛。
【刺灸法】直刺0.8～1.2寸；可灸。

57. **承山**（BL57）

【定位】委中与跟腱的连线上，腓肠肌肌腹下，约当委中下8寸。
【主治】痔疾，脱肛，脚气，便秘，腰腿拘急疼痛。
【刺灸法】直刺0.8～1.2寸；可灸。

58. **飞扬**（BL58）

【定位】昆仑穴直上7寸，承山外下方1寸处。
【主治】头痛，目眩，鼻塞，鼻衄，腰腿疼痛，痔疾。
【刺灸法】直刺0.7～1寸；可灸。

59. **跗阳**（BL59）

【定位】昆仑穴直上3寸。
【主治】头痛，腰骶疼痛，下肢痿痹，外踝肿痛。
【刺灸法】直刺0.5~1寸；可灸。

60. **昆仑**（BL60）

【定位】当外踝尖与跟腱之间的凹陷处。
【主治】头痛，项强，目眩，鼻衄，癫痫，难产，肩背腰腿疼痛，脚跟肿痛。
【刺灸法】直刺0.5~1寸；可灸。

61. **仆参**（BL61）

【定位】外踝后下方，昆仑直下，跟骨凹陷中，赤白肉际处。
【主治】下肢痿痹，足跟痛，癫痫。
【刺灸法】直刺0.3~0.5寸；可灸。

62. **申脉**（BL62）

【定位】外踝直下方，凹陷中。
【主治】头痛，眩晕，癫狂痫，腰腿酸痛，失眠。
【刺灸法】直刺0.3~0.5寸；可灸。

63. **金门**（BL63）

【定位】申脉前下方，骰骨外侧凹陷中。
【主治】头痛，癫狂痫，小儿惊风，腰痛，下肢痿痹，外踝痛。
【刺灸法】直刺0.3~0.5寸；可灸。

64. **京骨**（BL64）

【定位】第5跖骨粗隆下方，赤白肉际处。
【主治】头痛，项强，癫痫，腰腿痛。
【刺灸法】直刺0.3~0.5寸；可灸。

65. **束骨**（BL65）

【定位】第5跖骨小头后下方，赤白肉际处。
【主治】头痛，项强，目眩，癫狂，腰腿痛。
【刺灸法】直刺0.3~0.5寸；可灸。

66. **足通谷**（BL66）

【定位】第5跖趾关节的前方，赤白肉际处。
【主治】头痛，项强，目眩，鼻衄，癫狂。
【刺灸法】直刺0.2~0.3寸；可灸。

67. **至阴**（BL67）

【定位】在足小趾外侧，距趾甲角0.1寸。

【主治】头痛，目痛，鼻塞，鼻衄，胎位不正，难产，足心热。

【刺灸法】浅刺0.1寸；可灸。

（八）足少阴肾经

足少阴肾经，（1）起于足小趾下，斜向足心（涌泉），（2）出于舟骨粗隆下，（3）沿内踝后，（4）进入足跟，（5）再向上行于小腿内侧，（6）出腘窝的内侧，（7）向上行股部内后缘，（8）通向脊柱（长强），属于肾脏，（9）联络膀胱。（10）肾脏部直行的脉：（11）从肾向上通过肝和横膈，（12）进入肺中，（13）沿着喉咙，（14）挟于舌根部。（15）肺部支脉：从肺部出来，联络心脏，流注于胸中，与手厥阴心包经相接。

1. **涌泉**（KI1）

【定位】在足底部，足趾跖屈时呈凹陷处，约当足底前1/3与后2/3交点上。

【主治】头痛，头昏，目眩，小儿惊风，癫狂，转筋，二便不利，足心热，中风昏迷，心烦，舌干，咽喉痛，失音。

【刺灸法】直刺0.3~0.5寸；可灸。

2. **然谷**（KI2）

【定位】在足内踝前下方，足舟骨粗隆前下缘凹陷中。

【主治】阴痒，阴挺，月经不调，遗精，消渴，泄泻，黄疸，小儿脐风，咳血，喉痹，下肢痿软，足跗痛。

【刺灸法】直刺0.3~0.5寸；可灸。

3. **太溪**（KI3）

【定位】当内踝尖与跟腱之间的凹陷处。

【主治】耳鸣，耳聋，消渴，月经不调，遗精，阳痿，小便频数，齿痛，头痛，眩晕，咳血，气喘，咽喉痛，健忘，失眠，腰痛，下肢厥冷，内踝肿痛。

【刺灸法】直刺0.3~0.5寸；可灸。

4. **大钟**（KI4）

【定位】内踝后下方，当跟腱附着部的内侧凹陷处。

【主治】腰脊强痛，二便不利，咳血，气喘，痴呆，足跟痛。

【刺灸法】直刺0.3~0.5寸；可灸。

5. **水泉**（KI5）

【定位】太溪直下1寸，跟骨结节的内侧前上方凹陷处。

【主治】月经不调，痛经，闭经，阴挺，小便不利，目昏花。

【刺灸法】直刺0.3~0.5寸；可灸。

6. **照海**（KI6）

【定位】内踝下缘凹陷处。

【主治】月经不调，带下，阴挺，阴痒，小便频数，便秘，失眠，嗜睡，惊恐，咽干，癫痫，下肢内侧拘紧，目赤肿痛。

【刺灸法】直刺0.3~0.5寸；可灸。

7. **复溜**（KI7）

【定位】太溪直上2寸，跟腱的前缘。

【主治】水肿，腹胀，肠鸣，泄泻，腿肿，盗汗，自汗，热病汗不出，足痿，腰脊强痛。

【刺灸法】直刺0.5~0.8寸；可灸。

8. **交信**（KI8）

【定位】当太溪直上2寸，复溜前0.5寸，胫骨内侧缘的后方。

【主治】月经不调，痛经，崩漏，阴挺，睾丸肿痛，泄泻，便秘。

【刺灸法】直刺0.5~0.8寸；可灸。

9. **筑宾**（KI9）

【定位】当太溪与阴谷的连线上，太溪上5寸，腓肠肌肌腹的内下方。

【主治】癫狂，疝气，呕吐，小腿疼痛。

【刺灸法】直刺0.5~0.8寸；可灸。

10. **阴谷**（KI10）

【定位】在腘窝内侧，屈膝时，当半腱肌肌腱与半膜肌肌腱之间。

【主治】月经不调，崩漏，带下，阳痿，早泄，癫狂，疝气，小便不利，膝腘酸痛。

【刺灸法】直刺0.8~1寸；可灸。

11. **横骨**（KI11）

【定位】当脐下5寸，前正中线旁开0.5寸（耻骨联合上缘）。

【主治】少腹胀痛，小便不利，遗尿，遗精，阳痿，阴部痛。

【刺灸法】直刺0.5~1寸；可灸。

12. **大赫**（（KI12）

【定位】当脐下4寸，前正中线旁开0.5寸。

【主治】遗精，阳痿，阴挺，带下，阴部痛。

【刺灸法】直刺0.5~1寸；可灸。

13. **气穴**（KI13）

【定位】当脐下3寸，前正中线旁开0.5寸。

【主治】月经不调，痛经，腹痛，小便不利，泄泻。

【刺灸法】直刺0.5~1寸；可灸。

14. **四满 (**（KI14）

【定位】当脐下2寸，前正中线旁开0.5寸。
【主治】月经不调，痛经，产后腹痛，遗精，腹胀，泄泻，水肿。
【刺灸法】直刺0.5~1寸；可灸。

15. **中注**（KI15）

【定位】当脐下1寸，前正中线旁开0.5寸。
【主治】月经不调，腹痛，便秘，泄泻。
【刺灸法】直刺0.5~1寸；可灸。

16. **肓俞**（KI16）

【定位】当脐中旁开0.5寸。
【主治】腹痛，腹胀，呕吐，便秘，泄泻。
【刺灸法】直刺0.5~1寸；可灸。

17. **商曲**（KI17）

【定位】当脐上2寸，前正中线旁开0.5寸。
【主治】腹痛，泄泻，便秘。
【刺灸法】直刺0.5~1寸；可灸。

18. **石关**（KI18）

【定位】当脐上3寸，前正中线旁开0.5寸。
【主治】腹痛，痛经，不孕，呕吐，便秘。
【刺灸法】直刺0.5~1寸；可灸。

19. **阴都**（KI19）

【定位】当脐上4寸，前正中线旁开0.5寸。
【主治】腹胀，腹痛，肠鸣，便秘，呕吐。
【刺灸法】直刺0.5~1寸；可灸。

20. **腹通谷**（KI20）

【定位】当脐上5寸，前正中线旁开0.5寸。
【主治】腹胀，腹痛，呕吐。
【刺灸法】直刺0.5~1寸；可灸。

21. **幽门**（KI21）

【定位】在上腹部，当脐中上6寸，前正中线旁开0.5寸。
【主治】腹痛，腹胀，呕吐，泄泻。
【刺灸法】直刺0.5~1寸；可灸。

22. **步廊**（KI22）

【定位】当第5肋间隙，前正中线旁开2寸。
【主治】咳嗽，气喘，胸胁胀满，呕吐，纳呆。
【刺灸法】斜刺0.3～0.5寸；可灸。

23. **神封**（KI23）

【定位】当第4肋间隙，前正中线旁开2寸。
【主治】咳嗽，气喘，腹胁胀满，乳痈。

24. **灵墟**（KI24）

【定位】当第3肋间隙，前正中线旁开2寸。
【主治】咳嗽，气喘，胸胁胀满，乳痈。
【刺灸法】斜刺0.3～0.5寸；可灸。

25. **神藏**（KI25）

【定位】当第2肋间隙，前正中线旁开2寸。
【主治】咳嗽，气喘，胸痛。
【刺灸法】斜刺0.3～0.5寸；可灸。

26. **彧中**（KI26）

【定位】当第1肋间隙，前正中线旁开2寸。
【主治】咳嗽，气喘，痰壅，胸胁胀满。
【刺灸法】斜刺0.3～0.5寸；可灸。

27. **俞府**（KI27）

【定位】当锁骨下缘，前正中线旁开2寸。
【主治】咳嗽，气喘，胸痛，呕吐。
【刺灸法】斜刺0.3～0.5寸；可灸。

（九）手厥阴心包经

手厥阴心包经，（1）起于胸中，出来属于心包络，（2）向下通过横膈，（3）从胸至腹依次联络上、中、下三焦。（4）胸部支脉：（5）出于胁部，至腋下3寸处（天池），（6）上行到腋窝，（7）沿上臂内侧，行于手太阴经和手少阴经之间，（8）进入肘窝中，（9）向下行于前臂两筋（掌长肌腱与桡侧腕屈肌腱）的中间，（10）进入掌中，（11）沿着中指到指端（中冲）。（12）掌中的支脉：从劳宫分出，沿着无名指到指端（关冲），与手少阳三焦经相接。

1. **天池**（PC1）

【定位】当第4肋间隙，前正中线旁开5寸。
【主治】咳嗽，气喘，胸闷，胸肋疼痛，瘰疬，乳痈。

【刺灸法】斜刺0.3～0.5寸，不可深刺；可灸。

2. **天泉**（PC2）

【定位】当腋前纹头下2寸，肱二头肌的长、短头之间。
【主治】心痛，咳嗽，胸胁胀满，臂痛。
【刺灸法】直刺0.5～0.8寸；可灸。

3. **曲泽**（PC3）

【定位】在肘横纹中，当肱二头肌腱的尺侧缘。
【主治】心痛，心悸，身热烦躁，口渴，胃痛，呕吐，泄泻，肘臂痛，手臂震颤。
【刺灸法】直刺0.5～0.8寸；或点刺出血；可灸。

4. **郄门**（PC4）

【定位】前臂掌侧，当曲泽与大陵的连线上，腕横纹上5寸，掌长肌腱与桡侧腕屈肌腱之间。
【主治】心痛，心悸，心烦，胸痛，呕血，咳血，衄血，疔疮，癫痫。
【刺灸法】直刺0.5～1寸；可灸。

5. **间使**（PC5）

【定位】前臂掌侧，当曲泽与大陵的连线上，腕横纹上3寸，掌长肌腱与桡侧腕屈肌腱之间。
【主治】心痛，心悸，癫狂痫，烦躁，呕吐，胃痛，热病，疟疾，腋肿，肘挛，臂痛。
【刺灸法】直刺0.5～1寸；可灸。

6. **内关**（PC6）

【定位】前臂掌侧，当曲泽与大陵的连线上，腕横纹上2寸，掌长肌腱与桡侧腕屈肌腱之间。
【主治】胸痛，心痛，心悸，无脉症，癫狂痫，失眠，呕吐，胃痛，呃逆，郁证，眩晕，偏头痛，中风，咳喘，肘臂挛痛。
【刺灸法】直刺0.5～0.8寸；可灸。

7. **大陵**（PC7）

【定位】在腕横纹的中点处，当掌长肌腱与桡侧腕屈肌腱之间。
【主治】心痛，心悸，癫狂痫，失眠，神志失常，笑不休，胃痛，呕吐，胸胁痛，腕关节痛。
【刺灸法】直刺0.3～0.5寸；可灸。

8. **劳宫**（PC8）

【定位】在手掌心横纹中，当第2、3掌骨间偏于第3掌骨桡侧；或握拳中指尖处。
【主治】中风昏迷，癫狂痫，脏噪，口疮，口臭，鹅掌风，心痛，呕吐，反胃。

【刺灸法】直刺0.3~0.5寸；可灸。

9. **中冲**（PC9）

【定位】在手中指尖端中央。
【主治】中风昏迷，热病，中暑，心痛，心烦，小儿夜啼，舌强肿痛，掌中热。
【刺灸法】浅刺0.1寸；或点刺出血；可灸。

（十）手少阳三焦经

手少阳三焦经，（1）起于无名指末端（关冲），（2）向上出于第4、5掌骨间，（3）沿着腕背，（4）出于前臂外侧桡骨和尺骨之间，（5）向上通过肘尖，（6）沿上臂外侧，（7）上达肩部，（8）交出足少阳经的后面，（9）向前进入缺盆部，（10）分布于胸中，联络心包，（11）向下通过横膈，从胸至腹，属于上、中、下三焦。（12）胸中的支脉：从胸向上，（13）出于缺盆部，（14）上走项部，（15）沿耳后直上，（16）出于耳部上方，上行额角，（17）再弯下走向面颊部，到达眼眶下。（18）耳部支脉：从耳后进入耳中，出走耳前，与前脉交叉于面颊部，（19）到达目外眦（丝竹空），与足少阳胆经相接。

1. **关冲**（SJ1）

【定位】在手环指尺侧，距指甲角0.1寸。
【主治】头痛，目赤，耳聋，咽喉肿痛，舌强，热病，心烦。
【刺灸法】浅刺0.1寸，或点刺出血；可灸。

2. **液门**（SJ2）

【定位】握拳，当第4、5指缝间，指蹼缘后方。
【主治】头痛，目赤，耳聋，咽喉肿痛，疟疾，手臂痛。
【刺灸法】向掌骨间斜刺0.3~0.5寸；可灸。

3. **中渚**（SJ3）

【定位】握拳，第4、5掌骨间，掌指关节后方凹陷处。
【主治】头痛，目赤，耳鸣，耳聋，咽喉肿痛，热病，肘臂痛，手指不能屈伸。
【刺灸法】直刺0.3~0.5寸；可灸。

4. **阳池**（SJ4）

【定位】在腕背横纹中，当指总伸肌腱的尺侧凹陷处。
【主治】耳聋，咽喉肿痛，疟疾，肩臂痛，腕痛，消渴。
【刺灸法】直刺0.3~0.5寸；可灸。

5. **外关**（SJ5）

【定位】当阳池（腕背横纹）上2寸，尺骨与桡骨之间。
【主治】热病，头痛，颊痛，落枕，耳鸣耳聋，胁肋痛，肘臂屈伸不利，手痛，手颤。

【刺灸法】直刺0.5～1寸；可灸。

6. **支沟**（SJ6）

【定位】当阳池（腕背横纹）上3寸，尺骨与桡骨之间。
【主治】耳鸣，耳聋，暴喑，胁肋痛，呕吐，便秘，热病，肩背酸重。
【刺灸法】直刺0.8～1.2寸；可灸。

7. **会宗**（SJ7）

【定位】当腕背横纹上3寸，支沟尺侧约一横指，尺骨的桡侧缘。
【主治】耳聋，耳痛，癫痫，臂痛。
【刺灸法】直刺0.5～1寸；可灸。

8. **三阳络**（SJ8）

【定位】腕背横纹上4寸，尺骨与桡骨之间。
【主治】耳聋，暴喑，胸胁痛，齿痛，臂痛。
【刺灸法】直刺0.5～1寸；可灸。

9. **四渎**（SJ9）

【定位】在前臂背侧，尺骨鹰嘴下5寸，尺骨与桡骨之间。
【主治】耳聋，偏头痛，暴喑，齿痛，臂痛。
【刺灸法】直刺0.5～1寸；可灸。

10. **天井**（SJ10）

【定位】屈肘，当尺骨鹰嘴上1寸许凹陷处。
【主治】偏头痛，颈项、肩臂痛，气瘿，瘰疬，癫痫。
【刺灸法】直刺0.3～0.5寸；可灸。

11. **清冷渊**（SJ11）

【定位】屈肘，当天井上1寸。
【主治】头痛，上肢痹痛。
【刺灸法】直刺0.3～0.5寸；可灸。

12. **消泺**（SJ12）

【定位】尺骨鹰嘴与肩髎连线上，当清冷渊与臑会连线的中点处。
【主治】头痛，项强，肩背痛，臂痛。
【刺灸法】直刺1～1.5寸；可灸。

13. **臑会**（SJ13）

【定位】尺骨鹰嘴与肩髎的连线上，肩髎下3寸，三角肌的后下缘。
【主治】瘿气，上肢痹痛。
【刺灸法】直刺0.5～0.8寸；可灸。

14. **肩髎**（SJ14）

【定位】肩髃后方，当臂外展时，于肩峰后下方呈现凹陷处。

【主治】肩臂疼痛不举，上肢痿痹。

【刺灸法】直刺0.7～1.0寸；可灸。

15. **天髎**（SJ15）

【定位】在肩胛部，肩井与曲垣的中间，当肩胛骨上角处。

【主治】肩背痛，颈项强急。

【刺灸法】直刺0.3～0.5寸；可灸。

16. **天牖**（SJ16）

【定位】在颈侧部，当乳突的后方直下，胸锁乳突肌的后缘，与天容、天柱相平。

【主治】头痛，目昏，面肿，耳聋，项强。

【刺灸法】直刺0.3～0.5寸；可灸。

17. **翳风**（SJ17）

【定位】在耳垂后方，当乳突与下颌角之间的凹陷处。

【主治】耳鸣，耳聋，聤耳，口眼㖞斜，牙关紧闭，齿痛，颊肿，瘰疬。

【刺灸法】直刺0.5～1寸；可灸。

18. **瘈脉**（SJ18）

【定位】耳后乳突中央，当角孙至翳风之间，沿耳轮连线的中、下1/3的交点处。

【主治】头痛，耳鸣，耳聋，小儿惊风。

【刺灸法】平刺0.3～0.5寸；或点刺出血；可灸。

19. **颅息**（SJ19）

【定位】当角孙至翳风之间，沿耳轮连线的上、中1/3的交点处。

【主治】头痛，耳鸣，耳聋，耳痛，小儿惊风。

【刺灸法】平刺0.3～0.5寸；可灸。

20. **角孙**（SJ20）

【定位】折耳郭向前，当耳尖直上入发际处。

【主治】耳鸣，目赤肿痛，龈肿，齿痛，痄腮。

【刺灸法】平刺0.3～0.5寸；可灸。

21. **耳门**（SJ21）

【定位】耳屏上切迹的前方，下颌骨髁状突稍上方凹陷中，张口取穴。

【主治】耳鸣，耳聋，聤耳，齿痛。

【刺灸法】直刺0.3～0.5寸；可灸。

22. **耳和髎**（SJ22）

【定位】当鬓发后缘，平耳郭根之前方，颞浅动脉的后缘。

【主治】头痛，耳鸣，牙关紧闭，口㖞。

【刺灸法】避开动脉，斜刺 0.1～0.3 寸；可灸。

23. **丝竹空**（SJ23）

【定位】眉梢外端凹陷处。

【主治】头痛，目赤肿痛，眼睑瞤动，目眩，癫痫，口眼㖞斜。

【刺灸法】平刺 0.3～0.5 寸。

（十一）足少阳胆经

足少阳胆经，（1）起于目外眦（瞳子髎），（2）向上到达额角部（颔厌），（3）下行至耳后（风池），（4）沿着颈部行于手少阳经的前面，到肩上又交出于手少阳经的后面，（5）向下进入缺盆部。（6）耳部的支脉：从耳后进入耳中，（7）出来经过耳前，（8）到目外眦的后方。（9）外眦部的支脉：从目外眦处分出，（10）下走大迎，（11）与手少阳经合于目眶下，（12）下经颊车，（13）至颈部与前入缺盆部的脉相会合，（14）然后向下进入胸中，通过横膈，（15）联络肝脏，（16）属于胆，（17）沿着胁肋内，（18）出于少腹侧的腹股沟动脉部，（19）经过外阴部毛际，（20）横入髋关节部（环跳）。（21）缺盆部直行的脉：（22）下走腋窝前，（23）沿着侧胸部，（24）经过季胁，（25）与前入髋关节部的脉会合，（26）再向下沿着大腿外侧，（27）出于膝部外侧，（28）向下经腓骨前面，（29）直下到达腓骨下段，（30）再下出于外踝的前面，沿着足跗部，（31）进入足第4趾外侧端（足窍阴）。（32）足跗部支脉：从足临泣处分出沿着第1、2跖骨间，出于足拇趾末端穿过趾甲，到趾甲上的毫毛部（大敦），与足厥阴肝经相接。

1. **瞳子髎**（GB1）

【定位】在面部，目外眦旁五分，当眶外侧缘凹陷中。

【主治】头痛，目赤肿痛，迎风流泪，视力衰退，口眼㖞斜。

【刺灸法】平刺 0.3～0.5 寸。

2. **听会**（GB2）

【定位】耳屏间切迹的前方，下颌骨髁状突的后缘，张口取穴。

【主治】耳鸣，耳聋，口㖞，齿痛，面痛，牙关不利，痄腮。

【刺灸法】张口，直刺 0.5～0.8 寸；可灸。

3. **上关**（GB3）

【定位】在耳前，下关直上，当颧弓的上缘凹陷处。

【主治】偏头痛，耳鸣，耳聋，聤耳，口眼㖞斜，齿痛。

【刺灸法】直刺 0.3～0.5 寸，不宜深刺；可灸。

4. **颔厌**（GB4）

【定位】在头部鬓发上，当头维与曲鬓弧形连线的上1/4与下3/4交点处。
【主治】偏头痛，目眩，目外眦痛，耳鸣，齿痛，癫痫。
【刺灸法】平刺0.5~0.8寸；可灸。

5. **悬颅**（GB5）

【定位】在头部鬓发上，当头维与曲鬓弧形连线的中点处。
【主治】偏头痛，目外眦痛，面肿。
【刺灸法】平刺0.3~0.5寸；可灸。

6. **悬厘**（GB6）

【定位】在头部鬓发上，当头维与曲鬓弧形连线的上3/4与下1/4交点处。
【主治】偏头痛，目外眦痛，耳鸣。
【刺灸法】平刺0.5~0.8寸；可灸。

7. **曲鬓**（GB7）

【定位】当耳前鬓角发际后缘直上，约当角孙前一横指处。
【主治】头痛，颊颔肿，牙关紧闭，小儿惊风。
【刺灸法】平刺0.3~0.5寸；可灸。

8. **率谷**（GB8）

【定位】耳尖直上入发际1.5寸。
【主治】偏头痛，眩晕，呕吐，小儿急、慢惊风。
【刺灸法】平刺0.3~0.5寸；可灸。

9. **天冲**（GB9）

【定位】当耳根后缘直上入发际2寸，率谷后0.5寸处。
【主治】头痛，癫疾，牙龈肿痛。
【刺灸法】平刺0.3~0.5寸；可灸。

10. **浮白**（GB10）

【定位】当耳后乳突的后上方，天冲与头窍阴的弧形连线的中点。
【主治】头痛，耳鸣，耳聋。
【刺灸法】平刺0.3~0.5寸；可灸。

11. **头窍阴**（GB11）

【定位】当耳后乳突的后上方，浮白与完骨的连线上。
【主治】头项痛，耳鸣，耳聋，耳痛。
【刺灸法】平刺0.3~0.5寸；可灸。

12. **完骨**（GB12）

【定位】耳后乳突的后下方凹陷处。
【主治】头痛，颈项强痛，失眠，耳后痛，齿痛，口喎，颊肿。
【刺灸法】斜刺0.3～0.5寸；可灸。

13. **本神**（GB13）

【定位】当前发际上0.5寸，神庭旁开3寸。
【主治】头痛，目眩，癫痫。
【刺灸法】平刺0.3～0.5寸；可灸。

14. **阳白**（GB14）

【定位】在前额部，眉毛中央直上1寸。
【主治】前额痛，眉棱骨痛，面瘫、面痛，目痛，目眩，眼睑瞤动、下垂，流泪。
【刺灸法】平刺0.3～0.5寸；可灸。

15. **头临泣**（GB15）

【定位】当瞳孔直上入前发际0.5寸，神庭与头维连线的中点处。
【主治】头痛，目眩，流泪，目外眦痛，鼻塞，鼻渊。
【刺灸法】平刺0.3～0.5寸；可灸。

16. **目窗**（GB16）

【定位】当前发际上2寸，头临泣（后1.5寸）与风池连线上（头正中线旁开2.25寸）。
【主治】头痛，眩晕，目赤痛，鼻塞。
【刺灸法】平刺0.3～0.5寸；可灸。

17. **正营**（GB17）

【定位】当前发际上3.5寸（目窗后1.5寸），头临泣与风池连线上（头正中线旁开2.25寸）。
【主治】头痛，目眩。
【刺灸法】平刺0.3～0.5寸；可灸。

18. **承灵**（GB18）

【定位】当前发际上5寸（正营后1.5寸），头临泣与风池连线上（头正中线旁开2.25寸）。
【主治】头痛，眩晕，鼻塞，鼻衄。
【刺灸法】平刺0.3～0.5寸；可灸。

19. **脑空**（GB19）

【定位】当枕外粗隆的外侧，风池直上，平脑户。

【主治】头痛，项强，眩晕，目痛，癫狂痫，耳鸣。

【刺灸法】平刺 0.3～0.5 寸；可灸。

20. **风池**（GB20）

【定位】与风府相平，胸锁乳突肌与斜方肌上端之间的凹陷处。

【主治】头痛，眩晕，失眠，目赤肿痛，鼻渊，耳鸣，颈项强痛，感冒，中风，热病，抽搐，痫证，小儿惊风。

【刺灸法】向鼻尖斜刺 0.5～0.8 寸，可灸。

21. **肩井**（GB21）

【定位】当大椎与肩峰连线的中点上，肩部高处取穴。

【主治】头项强痛，肩背疼痛，上肢不遂，中风，难产，乳痈，乳汁不下，瘰疬。

【刺灸法】直刺 0.3～0.5 寸；可灸。

22. **渊腋**（GB22）

【定位】举臂，当腋中线上，腋下 3 寸。

【主治】胸满，胁痛，腋下肿，上肢痹痛。

【刺灸法】斜刺 0.3～0.5 寸。

23. **辄筋**（GB23）

【定位】渊腋前 1 寸，平乳头，第 4 肋间隙中。

【主治】胸满，胁痛，气喘。

【刺灸法】斜刺 0.3～0.5 寸；可灸。

24. **日月**（GB24）

【定位】当乳头直下，第 7 肋间隙，前正中线旁开 4 寸。

【主治】呕吐，吞酸，胁肋疼痛，呃逆，黄疸，乳痈。

【刺灸法】斜刺 0.3～0.5 寸；可灸。

25. **京门**（GB25）

【定位】当第 12 肋骨游离端的下方。

【主治】小便不利，水肿，腰痛，胁痛，腹胀，肠鸣，泄泻。

【刺灸法】直刺 0.3～0.5 寸；可灸。

26. **带脉**（GB26）

【定位】当第 11 肋骨游离端的下方，与脐相平处。

【主治】腹痛，闭经，月经不调，带下，疝气，腰胁痛。

【刺灸法】直刺 0.5～0.8 寸；可灸。

27. **五枢**（GB27）

【定位】在侧腹部，当髂前上棘的前方，平脐下 3 寸处。

【主治】腹痛，疝气，带下，便秘。
【刺灸法】直刺 0.5～1 寸；可灸。

28. **维道**（GB28）

【定位】在侧腹部，当髂前上棘的前下方，五枢前下 0.5 寸。
【主治】腹痛，疝气，带下，阴挺。
【刺灸法】直刺或向前下方斜刺 0.5～1 寸；可灸。

29. **居髎**（GB29）

【定位】髂前上棘与股骨大转子最凸点连线的中点处。
【主治】腰痛，瘫痪，下肢痿痹，疝气。
【刺灸法】直刺 0.5～1.0 寸；可灸。

30. **环跳**（GB30）

【定位】当股骨大转子最凸点与骶管裂孔连线的外 1/3 与中 2/3 交点处，侧卧屈股取穴。
【主治】下肢痿痹，腰腿痛，半身不遂。
【刺灸法】直刺 1.5～2.5 寸；可灸。

31. **风市**（GB31）

【定位】在大腿外侧部的中线上，当腘横纹上 7 寸。或直立垂手时，中指尖处。
【主治】腰腿痛，下肢痿痹，遍身瘙痒，脚气。
【刺灸法】直刺 0.7～1.2 寸；可灸。

32. **中渎**（GB32）

【定位】在大腿外侧部，当风市下 2 寸，或当腘横纹上 5 寸，股外侧肌与股二头肌之间。
【主治】下肢痿痹，半身不遂。
【刺灸法】直刺 0.7～1 寸；可灸。

33. **膝阳关**（GB33）

【定位】当阳陵泉上 3 寸，股骨外上髁上方的凹陷处。
【主治】膝腘肿痛挛急，小腿麻木。
【刺灸法】直刺 0.5～1 寸；可灸。

34. **阳陵泉**（GB34）

【定位】当腓骨小头前下方凹陷处。
【主治】胁痛，口苦，呕吐，半身不遂，下肢痿痹，膝髌肿痛，脚气，黄疸，小儿惊风。
【刺灸法】直刺 0.8～1.2 寸；可灸。

35. **阳交**（GB35）

【定位】当外踝尖上 7 寸，腓骨后缘。
【主治】胸胁胀满，下肢痿痹。
【刺灸法】直刺 0.5 ~0.8 寸；可灸。

36. **外丘**（GB36）

【定位】当外踝尖上 7 寸，腓骨前缘，平阳交。
【主治】胸胁胀满，下肢痿痹，癫狂。
【刺灸法】直刺 0.5 ~0.8 寸；可灸。

37. **光明**（GB37）

【定位】当外踝尖上 5 寸，腓骨前缘。
【主治】目痛，夜盲，目视不明，下肢痿痹，膝痛，乳房胀痛。
【刺灸法】直刺 0.7 ~1 寸；可灸。

38. **阳辅**（GB38）

【定位】当外踝尖上 4 寸，腓骨前缘。
【主治】偏头痛，目外眦痛，瘰疬，疟疾，腋下肿痛，咽喉肿痛，胸胁胀痛，下肢痿痹。
【刺灸法】直刺 0.5 ~0.8 寸；可灸。

39. **悬钟**（GB39）

【定位】外踝尖上 3 寸，腓骨后缘与腓骨长短肌肌腱之间凹陷处。
【主治】头痛，头晕，项强，胸胁胀痛，下肢痿痹，半身不遂，足胫挛痛，脚气。
【刺灸法】直刺 0.3 ~0.5 寸；可灸。

40. **丘墟**（GB40）

【定位】在足外踝的前下方，当趾长伸肌腱的外侧凹陷处。
【主治】颈项痛，腋下肿，胸胁胀痛，呕吐，嗳酸，下肢痿痹，外踝肿痛，疟疾。
【刺灸法】直刺 0.5 ~0.8 寸；可灸。

41. **足临泣**（GB41）

【定位】当足第 4、5 跖骨结合部前方，小趾伸肌腱的外侧凹陷处。
【主治】头痛，目眩，目外眦痛，胁肋痛，乳房胀痛，月经不调，瘰疬，足跗痛，足趾痛。
【刺灸法】直刺 0.3 ~0.5 寸；可灸。

42. **地五会**（GB42）

【定位】第 4 跖趾关节的后方，第 4、5 跖骨之间，小趾伸肌腱的内侧缘。
【主治】目眦痛，耳鸣，乳房胀痛，足跗肿痛。

【刺灸法】直刺 0.3～0.5 寸。

43. **侠溪**（GB43）

【定位】在足背，当第 4、5 趾间，趾蹼缘后方。
【主治】头痛，目眩，耳鸣，耳聋，目外眦痛，颊肿，胁肋痛，热病，乳房胀痛。
【刺灸法】直刺 0.3～0.5 寸；可灸。

44. **足窍阴**（GB44）

【定位】在足第 4 趾外侧，距趾甲角 0.1 寸。
【主治】偏头痛，目赤肿痛，耳鸣耳聋，热病，多梦。
【刺灸法】浅刺 0.1 寸；可灸。

（十二）足厥阴肝经

足厥阴肝经，（1）起于足大趾上毫毛部（大敦），（2）沿着足跗部向上，（3）经过内踝前 1 寸处（中封），（4）向上至内踝上 8 寸处，交出于足太阴经的后面，（5）上行膝内侧，（6）沿着股部内侧，（7）进入阴毛中，（8）绕过阴部，（9）上达小腹，（10）挟着胃旁，属于肝脏，联络胆腑，（11）向上通过横膈，（12）分布于胁肋，（13）沿着喉咙的后面，（14）向上进入鼻咽部，（15）连接于“目系”，（16）向上出于前额，（17）与督脉会合于巅顶。（18）“目系”的支脉：下行颊里，（19）环绕唇内。（20）肝部的支脉：从肝分出，（21）通过横膈，（22）向上流注于肺，与手太阴肺经相接。

1. **大敦**（LR1）

【定位】在足大趾外侧，距趾甲角 0.1 寸。
【主治】疝气，遗尿，崩漏，阴挺，癫痫。
【刺灸法】浅刺 0.1～0.2 寸；可灸。

2. **行间**（LR2）

【定位】在足背侧，当第 1、2 趾间，趾蹼缘的后方。
【主治】头痛，失眠，目眩，口喎，胁痛，腹胀，疝气，小便不利，癫痫，月经不调，中风。
【刺灸法】斜刺 0.3～0.5 寸；可灸。

3. **太冲**（LR3）

【定位】在足背侧，当第 1、2 跖骨结合部之前凹陷处。
【主治】头痛，眩晕，失眠，郁证，目赤肿痛，口喎，胁痛，腹胀，呕逆，遗尿，疝气，崩漏，癫痫，小儿惊风，下肢痿痹。
【刺灸法】直刺 0.3～0.5 寸；可灸。

4. **中封**（LR4）

【定位】当足内踝前 1 寸，商丘与解溪连线之间，胫骨前肌腱的内侧凹陷处。

【主治】疝气，阴部痛，遗精，小便不利，胁肋胀痛。
【刺灸法】直刺0.3~0.5寸；可灸。

5. **蠡沟**（LR5）

【定位】当足内踝尖上5寸，胫骨内侧面的中央。
【主治】小便不利，遗尿，疝气，月经不调，带下，外阴瘙痒，下肢痿痹。
【刺灸法】平刺0.3~0.5寸；可灸。

6. **中都**（LR6）

【定位】在小腿内侧，当足内踝尖上7寸，胫骨内侧面的中央。
【主治】疝气，崩漏，腹痛，胁痛，泄泻，恶露不尽。
【刺灸法】平刺0.3~0.5寸；可灸。

7. **膝关**（LR7）

【定位】当胫骨内髁的后下方，阴陵泉后1寸，腓肠肌内侧头的上部。
【主治】膝部肿痛。
【刺灸法】直刺0.5~0.8寸；可灸。

8. **曲泉**（LR8）

【定位】屈膝，膝内侧横纹头上方，股骨内上髁的后缘，半腱肌、半膜肌止端的前缘凹陷处。
【主治】小腹痛，小便不利，遗精，阴痒，阴挺，外阴疼痛，膝股内侧痛。
【刺灸法】直刺0.5~0.8寸；可灸。

9. **阴包**（LR9）

【定位】在大腿内侧，当股骨内上髁4寸，股二头肌与缝匠肌之间。
【主治】腰骶引小腹痛，遗尿，小便不利，月经不调。
【刺灸法】直刺0.5~0.8寸；可灸。

10. **足五里**（LR10）

【定位】在大腿内侧，当气冲直下3寸，长收肌的外缘。
【主治】小腹胀满，小便不利。
【刺灸法】直刺0.5~1寸；可灸。

11. **阴廉**（LR11）

【定位】在大腿内侧，当气冲直下2寸，长收肌的外缘。
【主治】月经不调，带下，小腹痛，腿股痛。
【刺灸法】直刺0.5~1寸；可灸。

12. **急脉**（LR12）

【定位】在耻骨结节的外侧，当气冲外下方腹股沟处，前正中线旁2.5寸。

【主治】少腹痛，疝气，阴部痛。
【刺灸法】避开动脉，直刺 0.5～0.8 寸；可灸。

13. **章门**（LR13）

【定位】在侧腹部，当第 11 肋游离端的下方。
【主治】腹胀，肠鸣，呕吐，泄泻，胁痛，痞块。
【刺灸法】直刺 0.5～0.8 寸；可灸。

14. **期门**（LR14）

【定位】乳头直下，第 6 肋间隙，前正中线旁开 4 寸。
【主治】胸胁胀痛，腹胀，呕吐，乳痈，郁证，热病。
【刺灸法】斜刺 0.3～0.5 寸；可灸。

（十三）督脉

督脉，（1）起于小腹内，下出于会阴部，（2）向后行于脊柱的内部，（3）上达项后风府，进入脑内，（4）上行头顶，（5）沿前额下行至鼻柱。

1. **长强**

【定位】尾骨尖端与肛门之间的中点，伏卧取穴。
【主治】泄泻，便秘，便血，痔疾，脱肛，癫痫，腰脊痛。
【刺灸法】直刺 0.5～1 寸；可灸。

2. **腰俞**

【定位】骶管裂孔中。
【主治】月经不调，痔疾，下肢痿痹，癫痫，腰脊强痛。
【刺灸法】向上斜刺 0.5～1 寸；可灸。

3. **腰阳关**

【定位】第 4 腰椎棘突下，约与髂嵴相平。
【主治】月经不调，遗精，阳痿，腰骶痛，下肢痿痹。
【刺灸法】直刺 0.5～1 寸；可灸。

4. **命门**

【定位】第 2 腰椎棘突下。
【主治】脊强，腰痛，阳痿，遗精，月经不调，泄泻，完谷不化。
【刺灸法】直刺 0.5～1 寸；可灸。

5. **悬枢**

【定位】第 1 腰椎棘突下。
【主治】腰脊强痛，泄泻，完谷不化。
【刺灸法】直刺 0.5～1 寸；可灸。

6. **脊中**

【定位】第 11 胸椎棘突下。
【主治】胃脘痛，腹泻，黄疸，癫痫，腰脊强痛。
【刺灸法】向上斜刺 0.5 ~1 寸；可灸。

7. **中枢**

【定位】第 10 胸椎棘突下。
【主治】胃脘痛，腰痛 脊强。
【刺灸法】向上斜刺 0.5 ~1 寸；可灸。

8. **筋缩**

【定位】第 9 胸椎棘突下。
【主治】癫痫，脊强，胃痛。
【刺灸法】向上斜刺 0.5 ~1 寸；可灸。

9. **至阳**

【定位】第 7 胸椎棘突下，约与肩胛骨下角相平。
【主治】黄疸，咳喘，脊强，胸背痛，胃痛。
【刺灸法】向上斜刺 0.5 ~1 寸；可灸。

10. **灵台**

【定位】第 6 胸椎棘突下。
【主治】咳嗽，气喘，疔疮，背痛项强。
【刺灸法】向上斜刺 0.5 ~1 寸；可灸。

11. **神道**

【定位】第 5 胸椎棘突下。
【主治】心痛，惊悸，健忘，咳嗽，脊背强痛。
【刺灸法】向上斜刺 0.5 ~1 寸；可灸。

12. **身柱**

【定位】第 3 胸椎棘突下。
【主治】咳嗽，气喘，痫证，腰脊强痛，疔疮。
【刺灸法】向上斜刺 0.5 ~1 寸；可灸。

13. **陶道**

【定位】第 1 胸椎棘突下。
【主治】脊强，头痛，疟疾，热病。
【刺灸法】向上斜刺 0.5 ~1 寸；可灸。

14. **大椎**

【定位】第7颈椎棘突下，约与肩相平。
【主治】头项强痛，疟疾，热病，癫痫，骨蒸潮热，咳嗽，气喘，感冒，脊背强急。
【刺灸法】向上斜刺0.5~1寸；可灸。

15. **哑门**

【定位】后发际正中直上五分，第1颈椎下凹陷中。
【主治】癫狂痫，聋哑，暴喑，中风，舌强不语，后头痛，项强，鼻衄。
【刺灸法】直刺0.5~0.8寸，不可向上斜刺或深刺，深部接近延髓，必须严格掌握针刺的角度和深度。

16. **风府**

【定位】后发际正中直上1寸，枕骨粗隆直下，两侧斜方肌之间的凹陷中。
【主治】头痛，项强，目眩，鼻衄，咽喉肿痛，中风不语，半身不遂，癫狂。
【刺灸法】直刺0.5~0.8寸，不可深刺，深部为延髓，针刺注意安全。

17. **脑户**

【定位】头部正中线上，风府直上1.5寸，枕外粗隆上方取之。
【主治】头晕，癫痫，颈项强痛。
【刺灸法】横刺0.3~0.5寸；可灸。

18. **强间**

【定位】头部正中线上，脑户直上1.5寸，风府与百会之中点。
【主治】头痛，项强，目眩，癫狂。
【刺灸法】横刺0.3~0.5寸；可灸。

19. **后顶**

【定位】头部正中线上，强间直上1.5寸。
【主治】头痛，眩晕，癫狂痫。
【刺灸法】横刺0.3~0.5寸；可灸。

20. **百会**

【定位】头部正中线上，后发际直上7寸，约当两侧耳尖连线中点。
【主治】头痛，眩晕，失眠，耳鸣，鼻塞，中风失语，昏厥，癫狂，脱肛，阴挺。
【刺灸法】横刺0.3~0.5寸；可灸。

21. **前顶**

【定位】头部正中线上，百会前1.5寸。
【主治】头晕，目眩，头顶痛，癫痫，鼻渊。
【刺灸法】横刺0.3~0.5寸；可灸。

22. **囟会**

【定位】前发际正中直上2寸，即百会前3寸。
【主治】头痛，目眩，鼻渊，小儿惊风。
【刺灸法】横刺0.3～0.5寸；小儿前囟未闭者禁针；可灸。

23. **上星**

【定位】前发际正中直上1寸。
【主治】头痛，目痛，鼻衄，鼻渊，癫狂。
【刺灸法】横刺0.3～0.5寸，或点刺出血，小儿囟门未闭者禁针；可灸。

24. **神庭**

【定位】前发际正中直上0.5寸。
【主治】头痛，眩晕，鼻渊，失眠，惊悸，癫痫。
【刺灸法】横刺0.3～0.5寸；或点刺出血；可灸。

25. **素髎**

【定位】鼻尖正中。
【主治】昏厥，鼻塞，鼻衄，鼻渊，酒渣鼻。
【刺灸法】直刺0.2～0.3寸；或点刺出血。

26. **人中（水沟）**

【定位】人中沟中，近鼻孔处。
【主治】癫狂痫，脏躁，小儿惊风，中风昏迷，昏厥，牙关紧闭，口喎，面肿，腰脊强痛。
【刺灸法】向上斜刺0.3～0.5寸。

27. **兑端**

【定位】上唇尖端，红唇与皮肤相接处。
【主治】癫狂，口喎瞤动，齿龈肿痛。
【刺灸法】直刺0.2～0.3寸。

28. **龈交**

【定位】上唇系带与齿龈相接处。
【主治】癫狂，齿龈肿痛，鼻渊。
【刺灸法】向上斜刺0.1～0.2寸；或点刺出血。

（十四）任脉

任脉，（1）起于小腹内，下出会阴部，（2）向前进入阴毛部，（3）沿着腹内，经过关元等穴，（4）到达咽喉部，（5）再上行环绕口唇，（6）经过面部，（7）进入目眶下（承泣）。

1. **会阴**

【定位】男性在阴囊根部与肛门的中间，女性在大阴唇后联合与肛门的中间。

【主治】阴痒，小便不利，痔疾，遗精，遗尿，月经不调，癫狂。

【刺灸法】直刺 0.5 ~1 寸；可灸。

2. **曲骨**

【定位】耻骨联合上缘的中点处。

【主治】小便淋沥、不通，遗尿，遗精，阳痿，带下，月经不调，痛经，疝气。

【刺灸法】直刺 0.5 ~1.0 寸；曲骨至上脘诸穴，孕妇针刺慎用；可灸。

3. **中极**

【定位】腹正中线上，脐下 4 寸。

【主治】遗尿，遗精，阳痿，疝气，月经不调，崩漏，痛经，带下，小便频数，小便不通，小腹痛，阴挺，阴痒。

【刺灸法】直刺 0.5 ~1 寸；可灸。

4. **关元**

【定位】腹正中线上，脐下 3 寸。

【主治】遗尿，小便不通、频数，遗精，阳痿，疝气，月经不调，痛经，带下，崩漏，产后出血，小腹痛，完谷不化，泄泻，脱肛，中风脱证。

【刺灸法】直刺 0.8 ~1.2 寸，有强壮作用，为保健要穴；可灸。

5. **石门**

【定位】腹正中线上，脐下 2 寸。

【主治】腹痛，泄泻，水肿，疝气，尿闭，遗尿，闭经，带下，崩漏，产后出血。

【刺灸法】直刺 0.5 ~1 寸；可灸。

6. **气海**

【定位】腹正中线上，脐下 1.5 寸。

【主治】遗尿，遗精，阳痿，疝气，水肿，月经不调，痛经，闭经，带下，崩漏，产后出血，腹痛，便秘，泄泻，气喘，中风脱证。

【刺灸法】直刺 0.8 ~1.2 寸，有强壮作用，为保健要穴；可灸。

7. **阴交**

【定位】腹正中线上，脐下 1 寸。

【主治】腹胀，水肿，疝气，月经不调，崩漏，带下，阴痒，产后出血，脐周痛。

【刺灸法】直刺 0.8 ~1.2 寸；可灸。

8. **神阙**

【定位】脐窝正中。

【主治】腹痛，肠鸣，泄泻不止，中风脱证，脱肛。

【刺灸法】禁针，可灸。

9. **水分**

【定位】腹正中线上，脐上1寸。

【主治】腹痛，肠鸣，水肿，小便不利，泄泻。

【刺灸法】直刺0.5～1寸；可灸。

10. **下脘**

【定位】腹正中线上，脐上2寸。

【主治】胃脘痛，腹痛，肠鸣，饮食不化，呕吐，泄泻。

【刺灸法】直刺0.5～1.2寸；可灸。

11. **建里**

【定位】腹正中线上，脐上3寸。

【主治】胃痛，腹胀，肠鸣，呕吐，食欲不振，水肿。

【刺灸法】直刺0.5～1.2寸；可灸。

12. **中脘**

【定位】腹正中线上，脐上4寸。

【主治】胃脘痛，腹胀，肠鸣，反胃，吞酸，饮食不化，呕吐，泄泻，痢疾，黄疸，失眠。

【刺灸法】直刺0.5～1.2寸；可灸。

13. **上脘**

【定位】腹正中线上，脐上5寸。

【主治】胃脘痛，腹胀，反胃，呕吐，痫证，失眠。

【刺灸法】直刺0.5～1.2寸；可灸。

14. **巨阙**

【定位】腹正中线上，脐上6寸。

【主治】心胸痛，心悸，反胃，吞酸，噎膈，呕吐，癫狂痫。

【刺灸法】直刺0.3～0.8寸；可灸。

15. **鸠尾**

【定位】剑突下，脐上7寸，仰卧，两臂上举取穴。

【主治】心胸痛，反胃，癫狂痫。

【刺灸法】向下斜刺0.4～0.6寸；可灸。

16. **中庭**

【定位】胸骨正中线上，平第5肋间隙。

【主治】胸胁胀满，噎膈，反胃，饮食不下。
【刺灸法】横刺 0.3～0.5 寸；可灸。

17. **膻中**

【定位】前正中线，平第 4 肋间隙，两乳头连线中点。
【主治】胸痛，胸闷，气喘，心悸，呃逆，噎膈，乳汁少。
【刺灸法】横刺 0.3～0.5 寸；可灸。

18. **玉堂**

【定位】前正中线，平第 3 肋间隙。
【主治】胸痛，咳嗽，气喘，呕吐。
【刺灸法】横刺 0.3～0.5 寸；可灸。

19. **紫宫**

【定位】前正中线，平第 2 肋间隙。
【主治】胸痛，咳嗽，气喘。
【刺灸法】横刺 0.3～0.5 寸；可灸。

20. **华盖**

【定位】前正中线，胸骨角的中点，平第 1 肋间隙。
【主治】胸胁胀痛，咳嗽，气喘。
【刺灸法】横刺 0.3～0.5 寸；可灸。

21. **璇玑**

【定位】前正中线，胸骨柄中央，天突下 1 寸。
【主治】胸痛，咳嗽，气喘。
【刺灸法】横刺 0.3～0.5 寸；可灸。

22. **天突**

【定位】胸骨上窝正中。
【主治】咳嗽，哮喘，咽喉肿痛，咽干，暴喑，呃逆，噎膈，瘿瘤。
【刺灸法】先直刺 0.2 寸，然后将针尖转向下方，紧靠胸骨后面刺入 0.5～1 寸；可灸。

23. **廉泉**

【定位】喉结上方，舌骨上缘凹陷中。
【主治】舌下肿痛，舌缓流涎，中风舌强不语，暴喑，吞咽困难。
【刺灸法】向舌根斜刺 0.5～1.0 寸；可灸。

24. **承浆**

【定位】颏唇沟正中凹陷中。

【主治】面肿，颇肿，齿肿，流涎，口眼喎斜，癫狂。
【刺灸法】斜刺0.2～0.3寸；可灸。

二、经外奇穴

1. 太阳

【定位】眉梢与目外眦之间向后约1寸处凹陷中。
【主治】头痛，目疾，口眼喎斜。
【刺灸法】直刺0.3～0.5寸，或点刺出血。

2. 印堂

【定位】两眉头连线的中点。
【主治】头痛，头重，鼻衄，鼻渊，小儿惊风，失眠。
【刺灸法】横刺0.3～0.5寸；可灸。

3. 上廉泉

【定位】在颌下正中1寸，舌骨与下颌缘之间凹陷中。
【主治】言语不清，舌缓流涎，咽喉肿痛，吞咽困难，失音。
【刺灸法】向舌根方向斜刺0.8～1.2寸。

4. 耳尖

【定位】折耳时，耳壳上方之尖端。
【主治】目赤肿痛，热病，目翳。
【刺灸法】直刺0.3～0.2寸；或点刺出血；可灸。

5. 鱼腰

【定位】眉毛的中央。
【主治】眉棱骨痛，眼睑瞤动、下垂，目翳，目赤肿痛。
【刺灸法】横刺0.3～0.5寸。

6. 四神聪

【定位】百会前后左右各1寸，共4穴。
【主治】头痛，眩晕，失眠，健忘，癫痫。
【刺灸法】横刺0.5～1寸；可灸。

7. 球后

【定位】眶下缘，外1/4与内3/4交界处。
【主治】目疾。
【刺灸法】轻推眼球向上，沿眶缘缓慢直刺0.5～1.2寸，不作大幅度提插、捻转。

8. 夹承浆

【定位】承浆旁开1寸。

【主治】面痛，口眼㖞斜，面肌瞤动。
【刺灸法】斜刺 0.5～1 寸。

9. **金津、玉液**

【定位】舌系带两侧静脉上，左为金津，右为玉液。
【主治】舌肿，舌强不语，呕吐不止。
【刺灸法】点刺出血。

10. **鼻通**

【定位】鼻唇沟上端尽处。
【主治】鼻渊，鼻塞，鼻部疮疖。
【刺灸法】向内上方横刺 0.3～0.5 寸。

11. **牵正**

【定位】耳垂前 0.5～1 寸。
【主治】口眼㖞斜，口舌生疮。
【刺灸法】斜刺 0.5～1 寸。

12. **翳明**

【定位】翳风后 1 寸。
【主治】目疾，耳鸣，失眠。
【刺灸法】直刺 0.5～0.8 寸。

13. **安眠**

【定位】翳风与风池连线的中点。
【主治】头痛，眩晕，失眠，心悸，癫狂。
【刺灸法】直刺 0.5～0.8 寸。

14. **定喘**

【定位】第 7 颈椎旁开 0.5 寸。
【主治】咳嗽，哮喘，项强，肩背痛，风疹。
【刺灸法】直刺 0.5～0.8 寸；可灸。

15. **华佗夹脊**

【定位】第 1 胸椎至第 5 腰椎棘突下旁开 0.5 寸，左右共 34 穴。
【主治】$T_{1\sim3}$上肢疾病，$T_{1\sim8}$胸部疾病，$T_6\sim L_5$腹部疾病，$L_{1\sim5}$下肢疾病。
【刺灸法】颈胸部直刺 0.5～1.0 寸，腰部直刺 1.0～1.5 寸；可灸。

16. **百劳**

【定位】大椎上 2 寸，督脉旁开 1 寸。
【主治】瘰疬，咳嗽，哮喘，顿咳，落枕。

【刺灸法】直刺 0.3～0.5 寸；可灸。

17. **胃管下俞**

【定位】第 8 胸椎棘突下旁开 1.5 寸。
【主治】消渴，呕吐，腹痛，胸胁痛。
【刺灸法】斜刺 0.5～0.8 寸；可灸。

18. **十七椎**

【定位】第 5 腰椎棘突下。
【主治】腰痛，腿痛，下肢痿痹，月经不调，痛经。
【刺灸法】直刺 0.8～1.2 寸；可灸。

19. **腰奇**

【定位】尾骨尖端直上 2 寸。
【主治】头痛，失眠，便秘，癫痫。
【刺灸法】向上横刺 1～2 寸；可灸。

20. **痞根**

【定位】第 1 腰椎棘突下，旁开 3.5 寸。
【功能】消痞理气。
【主治】腹中痞块，腰痛。
【刺灸法】直刺 0.5～0.8 寸；可灸。

21. **腰眼**

【定位】第 4 腰椎棘突下两侧（旁开约 3.5 寸），俯卧时呈凹陷处。
【主治】腰痛，尿频，月经不调。
【刺灸法】直刺 0.8～1.2 寸；可灸。

22. **子宫穴**

【定位】中极旁开 3 寸。
【主治】阴挺，月经不调。
【刺灸法】直刺 0.8～1.2 寸；可灸。

23. **肩前（肩内陵）**

【定位】腋前纹头与肩髃连线的中点。
【主治】肩臂痛不举，上肢不遂。
【刺灸法】直刺 0.8～1.2 寸；可灸。

24. **十宣**

【定位】手十指尖端，距指甲 0.1 寸。
【主治】中风，昏迷，痫证，高热，乳蛾，小儿惊风，指端麻木。

【刺灸法】浅刺 0.1 ~0.2 寸，或点刺出血。

25. **四缝**

【定位】第 2、3、4、5 指掌面，近端指关节横纹中点。
【主治】小儿疳积，顿咳。
【刺灸法】点刺挤出少许黄白色透明液体。

26. **中魁**

【定位】指背，中指近端指关节的中点。
【主治】反胃，呕吐，呃逆。
【刺灸法】艾炷灸 3 壮。

27. **八邪**

【定位】微握拳，手背五指的指缝上端，左右共 8 穴。
【主治】烦热，手指麻木，手指拘挛，手背红肿。
【刺灸法】斜刺 0.3 ~0.5 寸，或点刺出血；可灸。

28. **落枕**

【定位】手背，第 2、3 掌骨间，掌指关节后约 0.5 寸。
【主治】落枕，肩臂痛。
【刺灸法】直刺 0.5 ~0.8 寸。

29. **腰痛穴**

【定位】手背，腕横纹与掌指关节的中点，第 2、3 及第 4、5 掌骨之间，左右手共 4 穴。
【主治】腰扭伤。
【刺灸法】由两侧向掌中斜刺 0.5 ~1 寸。

30. **中泉**

【定位】阳溪与阳池之间的凹陷中。
【主治】胸闷，胃痛，吐血。
【刺灸法】直刺 0.3 ~0.5 寸；可灸。

31. **二白**

【定位】前臂掌面，腕横纹上 4 寸，桡侧腕屈肌腱两侧，各一穴。
【主治】痔疮疼痛，脱肛。
【刺灸法】直刺 0.5 ~1 寸；可灸。

32. **臂中**

【定位】前臂掌面正中腕横纹至肘横纹的中点，桡骨与尺骨之间。
【主治】上肢瘫痪、痉挛，前臂痛。

【刺灸法】直刺 1～1.2 寸；可灸。

33. **肘尖**

【定位】屈肘，当尺骨鹰嘴的尖端。
【主治】瘰疬。
【刺灸法】艾炷灸 7～14 壮。

34. **环中**

【定位】环跳与腰俞连线的中点。
【主治】腰痛、腿痛。
【刺灸法】直刺 1.5～2 寸；可灸。

35. **百虫窝**

【定位】血海上 1 寸。
【主治】风疹，湿疹，虫积。
【刺灸法】直刺 1～1.2 寸；可灸。

36. **膝眼**

【定位】屈膝，髌韧带两侧凹陷中，分别称内、外膝眼（外膝眼即犊鼻）。
【主治】膝痛，下肢无力。
【刺灸法】直刺 0.5～1.0 寸；可灸。

37. **阑尾穴**

【定位】足三里下约 2 寸压痛处。
【主治】急慢性阑尾炎，消化不良，下肢瘫痪。
【刺灸法】直刺 1.0～1.2 寸；可灸。

38. **鹤顶**

【定位】髌骨上缘正中凹陷处。
【主治】膝痛，足胫无力，瘫痪。
【刺灸法】直刺 0.3～0.5 寸；可灸。

39. **胆囊穴**

【定位】阳陵泉下 1～2 寸压痛处。
【主治】急慢性胆囊炎，胆石症，胆道蛔虫症，下肢痿痹。
【刺灸法】直刺 0.8～1.2 寸；可灸。

40. **八风**

【定位】足背，趾缝端凹陷中，趾蹼缘后方，左右共 8 穴。
【主治】脚气，趾痛，足背肿痛。
【刺灸法】斜刺 0.5～0.8 寸；可灸。

第四章 针 法

第一节 针灸的起源

针法和灸法是两种不同的治病方法。针法是采用不同的针具（以毫针最为常用），通过一定的手法，刺激人体腧穴，以防治疾病的一种方法；灸法是用艾叶或其他药物，点燃后在人体皮肤上进行烧灼或熏烤，借灸火的温和热力及药物的作用，以治病保健的一种方法。两者虽然所用器材和操作方法不同，但同属于外治法，都是通过腧穴，作用于经络、脏腑，以调和阴阳，扶正祛邪，疏通经络，行气活血，而达到防病治的目的。针和灸在临床上常互相配合应用，故合称针灸。

针法的起源可追溯到石器时代，古代最原始的针刺和切割用具称为“砭石”，砭石是一些经过磨制而成的锥形或楔形的小石器，用来叩击皮肤的一定部位，或浅刺出血，或割治排脓，从而创造了砭刺疗法，这就是针刺疗法的前身。除砭石之外，古代还有骨针、竹针、陶针。从砭石发展到九针，这才有了正式的针法。在《内经》，特别是《灵枢》一书中主要阐述九针的应用及其所形成的理论。金属针具的应用大约开始于青铜器时代。现代所用的针具多采用不锈钢制成，既坚韧又不易生锈。

灸法起源于原始社会，人类知道用火以后，发现偶尔被火烧伤了某处，结果却减轻或治愈了某种病痛，于是发明了灸法。灸法所用的材料，最初可能是一般的树枝等燃料，后来才专门选用了艾绒。

第二节 毫针刺法

一、毫针的构造和规格

毫针是针刺治病的主要针具，临床上应用最广。凡能刺灸的腧穴，均可使用毫针进行针刺。

毫针的结构可分为五个部分。

1. 针柄 手持处称为针柄，是以金属丝将针的一端呈螺旋形紧密缠绕而成。

2. 针尾 针柄的末端称针尾。一般是用金属丝横行缠绕，呈圆形。

3. 针尖 针的尖端锋锐部分称针尖，亦名针芒。其状似松针，是接触腧穴刺入机体的前锋。

4. 针身　针柄与针尖之间称为针身。针身宜光滑挺直，富有弹性。

5. 针根　针身与针柄连接处称为针根。

毫针的规格是指针身而言，其长度和直径如下表。

表1　毫针的长短规格

寸	0.5	1	1.5	2	2.5	3	3.5	4	4.5	5
毫米	13	25	40	50	65	75	90	100	115	125

表2　毫针的粗细规格

号数	26	28	30	32	34
直径（厘米）	0.45	0.38	0.32	0.26	0.22

临床上以28~32号、1~3寸的毫针最为常用。

二、针刺前的准备

1. 选择针具

对针具的选择，现在多选用不锈钢所制针具，因不锈钢不仅能防锈蚀、耐热，而且具有一定的硬度、弹性和韧性。针刺前要检查针身与针尖是否光滑。

2. 选择体位

选择适当的体位，具有重要的临床意义。一般以医者能正确取穴、操作方便、患者肢体舒适并能持久留针为原则。临床上针刺时常用的体位，主要有以下几种。

（1）仰卧位：适宜于取头、面、胸、腹部腧穴，和上、下肢部分腧穴。

（2）侧卧位：适宜于取身体侧面腧穴和上、下肢的部分腧穴。

（3）伏卧位：适宜于取头、项、脊背、腰臀部和下肢背侧及上肢部分腧穴。

（4）仰靠坐位：适宜于取前头、颜面、颈前、胸、肩臂、腿膝等部位的腧穴。

（5）俯伏坐位：适宜于取后头、项、背部的腧穴。

（6）侧伏坐位：适宜于取头部的一侧、面颊及耳前后部位的腧穴。

3. 消毒

针刺前必须做好消毒工作，其中包括针具消毒、腧穴部位的消毒和医者手指的消毒。

针具的消毒多采用高压蒸气消毒、煮沸消毒、药液浸泡消毒；腧穴部位多用75%酒精棉球或2%碘酊及75%酒精脱碘；医者手指用肥皂水洗刷或酒精棉球涂擦消毒。

三、毫针刺法

（一）进针法

在进行针刺操作时，一般应双手协同操作，紧密配合。临床上一般用右手持针操作，称为“刺手”；左手按压所刺部位或扶住针身，称为“押手”。刺手的作用主要是掌握毫针，一般以拇、食、中三指夹持针柄，以无名指抵住针身，运用指力，使针尖快速刺透皮肤，再行捻转，刺向深处。押手的作用主要是固定穴位皮肤，使针能准确刺中腧穴，并使长针针身有所依靠，使进针顺利，减少疼痛，并能调整和加强针感，提高疗效。具体的进针方法，临床常用有以下几种。

1. 指切（爪切）进针法　用左手拇指或食指端切按在腧穴位置的旁边，右手持针，紧靠左手指甲面将针刺入腧穴。此法适宜于短针的进针。

2. 夹持（骈指）进针法　即用左手拇、食二指持捏消毒干棉球，夹住针身下端，将针尖固定在所刺腧穴的皮肤表面位置，右手捻动针柄，将针刺入腧穴。此法适用于长针的进针。临床上也有采用插刺进针的，即单用右手拇、食二指夹持消毒干棉球，夹住针身下端，使针尖露出 2～3 分，对准腧穴位置，将针迅速刺入腧穴，然后将针捻转刺入一定深度，并根据需要选用适当押手配合行针。

3. 舒张进针法　用左手拇、食二指将所刺腧穴部位的皮肤向两侧撑开，使皮肤绷紧，右手持针，使针从左手拇、食二指的中间刺入。此法主要用于皮肤松弛部位的腧穴，如腹部。

4. 提捏进针法　用左手拇食二指将针刺腧穴部位的皮肤捏起，右手持针，从捏起的上端将针刺入。此法主要用于皮肉浅薄部位的腧穴进针，如头面部。

此外，也有采用针管进针的，即备好玻璃或金属制成的针管，针管长度约比毫针短 2～3 分，以便露出针柄，针管的直径，以能顺利通过针尾为宜。进针时左手持针管，将针装入管内，针尖与针管下端平齐，置于应刺的腧穴上，针管上端露出针柄 2～3 分，用右手食指叩打针尾或用中指弹击针尾，即可使针刺入，然后退出针管，再运用行针手法。

（二）针刺的角度与深度

针刺操作中，正确掌握针刺的角度和深度，是增强针感、提高疗效、防止意外的重要环节。临床上主要根据腧穴的部位、病情需要及患者的体质强弱、形体胖瘦，以区别针刺的角度和深度。

1. 针刺角度

直刺：针体垂直，与皮肤呈 90°角刺入。全身多数穴位可以直刺。

斜刺：针体倾斜，与皮肤呈 45°角左右刺入。用于某些肌肉较薄，或深部有重要脏器的穴位。

横刺：又名“平刺”。针体与皮肤呈 15°～25°角左右刺入。用于肌肤浅薄的穴位。

2. 针刺深度

一般以有针感而又不伤及重要脏器为原则。若年老气血虚弱，小儿娇嫩之体，形体瘦小，头面、背部等宜浅刺；青壮年体质强壮或形体肥胖，及肌肉深厚部位，可适当深刺。

（三）得气

得气亦称针感，是指将针刺入腧穴后所产生的经气感应。当这种经气感应产生时，医者会感到针下有沉紧吸引的感觉；同时患者也会在针下出现相应的酸、麻、胀、重，甚至沿着一定部位，向一定方向扩散传导的感觉。

得气与否以及气至的迟速，不仅直接关系到针刺治疗效果，而且可以借此窥测疾病的预后。临床上一般是得气迅速时，疗效较好；得气较慢时效果就差；若不得气时，就可能无治疗效果。因此，在临床上若刺之而不得气时，就要分析经气不至的原因。影响得气的因素主要有取穴定位不准确，手法运用不当，或为针刺角度有误，深浅失度。如患者病久体虚，正气虚惫，以致经气不足；或因其他病理因素，感觉迟钝、丧失而不易得气时，可采用行针催气，或留针候气，或用温针，或加艾灸，以助经气的来复，而促使得气，或者治疗中随着疾病的向愈，经气可逐步得到恢复，针刺时则可迅速得气。若用上法而仍不得气者，多为脏腑经络之气虚衰已极，当考虑配合或改用其他治疗方法。

（四）行针

行针亦名运针，是指将针刺入腧穴后，为了使之得气，调节针感以及进行补泻而行施的各种针刺手法。行针手法，一般分为基本手法和辅助手法两类。

1. 基本手法

行针的基本手法，是针刺的基本动作，常用的有以下两种。

（1）提插法：是将针刺入腧穴的一定深度后，使针在穴内进行上提下插的操作方法。提插呈直线形进出，幅度不宜过大，否则会产生局部痛感，或损伤局部组织以致出针后遗留后遗症状。

（2）捻转法：是将针刺入腧穴的一定深度后，进行一前一后的来回旋转捻动的操作方法。捻转的角度一般在 180°～360°之间，必须左右交替，不能过于单向旋转，否则肌肉纤维缠住针身而产生疼痛。

以上两种基本手法，既可单独应用，也可相互配合运用，在临床上必须根据病人的具体情况，灵活掌握，才能发挥其应有的作用。

2. 辅助手法

辅助手法是进行针刺时用以辅助行针，促使针后得气，或加强针感的操作方法。常用的有以下几种。

（1）循法：是用手指于所刺腧穴的四周或沿经脉的循行方向，进行轻柔地循按的方法。此法在未得气时用之可以通气活血，使针刺容易得气，适用于经气阻滞、气至迟缓的病证。

（2）刮法：右手拇指指腹抵住针尾，用食指或中指指甲由下向上，或由上向下频频刮动针柄。此法可以加强针感，促使针感扩散。

（3）弹法：是以手指轻弹针尾，使针体轻微的振动，加强针感。此法常在补法留针时应用，适用于气虚不足、得气迟缓的虚证。

（4）飞法：操作时以捻转为主，一般将针先作较大幅度的捻转，然后松手，拇、食指立即张开，如飞鸟展翅之状，反复数次，使针感增强。

（5）摇法：手持针柄进行摇动，可以行气。此法若直立针身而摇，可以加强针感；若卧倒针身而摇，可使针感向一定的方向传导；在出针时摇大针孔，可泄邪气。

（6）颤法：右手持针柄，用小幅度、快频率的提插捻转动作，并结合轻轻摇动，使针身产生轻微的震颤，以增强针感，加快经气的流动。

（五）针刺补泻

针刺补泻是根据《灵枢·经脉》“盛则泻之，虚则补之，热则疾之，寒则留之，陷下则灸之”的原则而确立的两种不同的治疗方法。这是针刺治病的一个重要环节，也是毫针刺法的核心内容。针刺补泻就是通过针刺腧穴，采用适当的手法激发经气以补益正气、疏泄病邪而调节人体脏腑经络功能，促使阴阳平衡而恢复健康。

补法是指能鼓舞人体正气，使低下的功能恢复旺盛的方法。泻法是指能疏泄病邪，使亢进的功能转向平和的方法。针刺补泻的应用，主要根据患者的机能状态，采取相应的方法。

人体功能在不同的病理状态下，针刺可以产生不同的作用而有补和泻的不同效果。如机体处于虚惫状态而呈虚证时，针刺可以起到补虚的作用。若机体处于邪盛而出现实热、闭证的实证情况下，针刺又可以泻邪，而起清热、启闭的泻实作用。如胃肠痉挛疼痛时，针刺可以止痉而使疼痛缓解。肠胃蠕动缓慢而呈弛缓时，针刺可以增强肠胃蠕动而使其功能恢复正常。这种针刺补虚泻实的调节作用，和机体的正气盛衰有密切关系。如机体的正气充盛，则经气易行。若机体的正气不足，则经气不易激发或数刺乃知。

针刺手法是促使机体内在因素转化的主要手段，是实现补虚泻实的重要环节。在临床上为了使针刺产生补泻作用，古代针灸医家在长期的医疗实践过程中，创造和总结出了不少的针刺补泻手法。现将临床常用的几种主要针刺补泻法介绍如下。

1. 捻转补泻　主要以捻转的幅度大小和速度的快慢来区别补泻。针下得气后，捻转角度小，用力轻，频率慢者为补法；捻转角度大，用力重，频率快者为泻法。此外也有以左转右转来区分补泻的，左转为补，右转为泻。左转即大指向前捻针时用力稍重而快，大指向后捻针时稍轻而慢；右转则反之。

2. 提插补泻　主要以提插时用力轻重和速度快慢来区别补泻。针下得气后，进行提插手法时，提时用力较轻，速度较慢，而插时用力较重，速度较快，为补法；泻法与之相反，重而快提，轻而慢插。

3. 疾徐补泻　主要以进针、退针过程的快慢来分补泻。进针时徐徐刺入，疾速出针者为补法；进针时疾速刺入，徐徐出针者为泻法。

4. 迎随补泻　主要以经脉循行的顺逆来定补泻。进针时针尖顺着经脉循行的方向刺入为补法；针尖逆着经脉循行的方向刺入为泻法。

5. 呼吸补泻　病人呼气时进针，吸气时出针为补法；吸气时进针，呼气时出针为泻法。

6. 开合补泻　主要以出针时是否按闭针孔来区分补泻。出针后迅速揉按针孔为补法。出针时摇大针孔而不加揉按为泻法。

7. 平补平泻　又称“平针法”，即进针得气后，用力均匀、速度中等地提插、捻转，针感缓和，中等速度出针。主要用于虚实不太明显的病证，以得气为度，不行补泻。

五、留针与出针

1. 留针

将针刺入腧穴行针施术后，使针留置穴内称为留针。留针的目的是为了加强针刺的作用和便于继续行针施术。一般病证只要针下得气而施以适当的补泻手法后，可留针 15 ~ 20 分钟；但对一些特殊病证，如某些慢性、顽固性、疼痛性或痉挛性病证，可适当延长留针时间，有时留针可达数小时，以便在留针过程中间歇性行针，以增强、巩固疗效。若不得气时，也可静以久留，以待气至。在临床上留针与否或留针时间的长短，不可一概而论，应根据患者具体病情而定。

2. 出针

在行针施术或留针后即可出针。出针时一般先以左手拇、食指按住针孔周围皮肤，右手持针作轻微捻转，慢慢将针提至皮下，然后将针起出，用消毒干棉球揉按针孔，以防出血。若用徐疾、开合补泻时，则应按各自的具体操作要求，将针起出。出针后病人应休息片刻方可活动，医者应检查针数，以防遗漏。

六、异常情况的处理及预防

针刺治病，虽然比较安全，但如操作时疏忽大意，或犯刺禁，或针刺手法不当，或对人体解剖部位缺乏全面的了解，在临床上有时也会出现一些不应有的异常情况。

1. 晕针

晕针是在针刺过程中病人发生的晕厥现象。这是可以避免的，医者应该注意防止。

原因：患者体质虚弱，精神紧张，或疲劳、饥饿、大汗、大泻、大出血之后，或体位不当，或医者在针刺时手法过重，而致针刺时或留针过程中而发此症。

症状：患者突然出现精神疲倦、头晕目眩、面色苍白、恶心欲吐、多汗、心慌、四肢发冷、血压下降、脉象沉细，或神志昏迷，仆倒在地，唇甲青紫，二便失禁，脉微细欲绝。

处理：立即停止针刺，将针全部起出。使患者平卧，注意保暖，轻者仰卧片刻，给饮温开水或糖水后，即可恢复正常。重者在上述处理基础上，可刺人中、素髎、内关、足三里，灸百会、关元、气海等穴，即可恢复。若仍不省人事、呼吸细微、脉细弱者，可考虑配合其他治疗或采用急救措施。

预防：对于晕针应注重于预防。如初次接受针刺治疗或精神过度紧张，身体虚弱者，应先做好解释，消除对针刺的顾虑，同时选择舒适持久的体位，最好采用卧位，选穴宜少，手法要轻。若饥饿、疲劳、大渴的，应令进食、休息、饮水后再予针刺。医者在针刺治疗过程中，要精神专一，随时注意观察病人的神色，询问病人的感觉，一旦有不适等晕针先兆，可及早采取处理措施，防患于未然。

2. 滞针

滞针是指在行针时或留针后医者感觉针下涩滞，捻转、提插、出针均感困难而病人则感觉痛剧时，称为滞针。

原因：患者精神紧张，当针刺入腧穴后，病人局部肌肉强烈收缩；或行针手法不当，向单一方向捻针太过，以致肌肉组织缠绕针体而成滞针；或针刺后改变体位，也可出现滞针。

现象：针在体内，针下异常紧涩，捻转、提插、出针均感困难，若勉强捻转，提插时，则病人痛不可忍。

处理：若病人精神紧张，局部肌肉过度收缩时，可稍延长留针时间，或于滞针腧穴附近，进行循按或叩弹针柄，或在附近再刺一针，以宣散气血，转移患者注意力。若行针不当，或单向捻针而致者，可向相反方向将针捻回，使缠绕的肌纤维回释，即可消除滞针。因体位改变者，应恢复原体位。

预防：对精神紧张者，应先做好解释工作，消除患者不必要的顾虑。注意行针的操作手法，避免过度捻转和单向捻转。留针过程中不宜随意改变体位。

3. 弯针

弯针是指进针时或将针刺入腧穴后，针身在体内形成弯曲，称为弯针。

原因：医生进针手法不熟练，用力过猛，或针尖碰到坚硬组织器官，或病人在针刺或留针时移动体位，或因针柄受到某种外力压迫、碰击，或滞针未得到及时正确处理，均可造成弯针。

现象：针身弯曲，针柄改变了进针时的方向和角度，提插、捻转及出针均感困难，而患者感到疼痛。

处理：出现弯针后，不得再行提插、捻转等手法。应慢慢顺着弯曲方向将针起出。若由病人移动体位所致，应使患者慢慢恢复原来体位，局部肌肉放松后，再将针缓缓起出，切忌强行拔针，以免将针断入体内。

预防：医者进针手法要熟练，指力要均匀。患者应选择适当体位，在留针过程中不要随意更动体位，注意保护针刺部位，针柄不得受外物碰撞和压迫。

4. 断针

又称折针，是指针体折断在人体内。若能术前做好针具的检修和施术时加以应有的注意，是可以避免的。

原因：针具质量欠佳，针身或针根有损坏剥蚀，进针前失于检查。

针刺时将针身全都刺入腧穴。行针时强力提插、捻转，肌肉猛烈收缩。

留针时患者随意变更体位，或弯针、滞针未能及时正确处理等，均可造成断针。

现象：行针时或出针后发现针身折断，其断端部分或全部留在体内。

处理：医者态度必须从容镇静，嘱患者切勿更动原有体位，以防断针向肌肉深部陷入。若残端部分针身显露于体外时，可用手指或镊子将针起出。若断端与皮肤相平或稍凹陷于体内者，可垂直向下挤压针孔两旁，使断针暴露体外，用镊子将针取出。若断针完全深入皮下或肌肉深层时，应在 X 线下定位，手术取出。

预防：为了防止折针，应认真仔细地检查针具，对认为不符合质量要求的针具，就剔出不用。避免过猛、过强的行针。在行针或留针时应嘱患者不要随意更换体位。针刺时更不宜将针身全部刺入腧穴，应留部分针身在体外，以便于针根断折时取针。在进针行针过程中，如发现弯针时，应立即出针，切不可强行刺入。对于滞针等亦应及时正确地处理，不可强行硬拔。

5. 血肿

血肿是指针刺部位出现的皮下出血而引起的肿痛，称为血肿。

原因：针尖弯曲带钩，使皮肉受损，或刺伤血管，起针时没有及时按压所致。

现象：出针后，针刺部位肿胀疼痛，继则皮肤呈现青紫色。

处理：若微量的皮下出血而局部小块青紫时，一般不必处理，可以自行消退。若局部肿胀疼痛较剧，青紫面积大而且影响到活动功能时，可先作冷敷止血后，再作热敷或在局部轻轻揉按，以促使局部瘀血消散吸收。

预防：仔细检查针具，熟悉人体解剖部位，避开血管针刺，出针时立即用消毒干棉球压迫针孔。

6. 后遗感

针刺治疗后局部仍有不适感，称为后遗感。

原因：多由手法不熟练或太重，亦有因留针时间过长所致。

现象：出针后，局部仍遗留酸痛、重胀、麻木等不适感觉，较长时间不消。

处理：轻者用手指在局部上下循按，即可消失或改善；重者除局部循按外，可用艾条施灸，也可很快消除。

预防：针刺手法不宜过重，留针时间不宜过长。出针后可作上下循按，避免出现后遗感。

七、针刺的禁忌

由于人的生理功能状态和生活环境条件等因素，在针刺治病时，还应注意以下几个方面。

1. 患者在过饥、过饱、过劳，精神过度紧张时，不宜立即进行针刺。对身体瘦弱、气虚血亏的患者，进行针刺时手法不宜过强，并应尽量选用卧位。

2. 妇女怀孕三月以下者，小腹、腰骶部的腧穴禁针。若怀孕三月以上者，上腹部、腰骶部及其他能引起剧烈针感的腧穴也不宜针刺。至于三阴交、合谷、昆仑、至阴等一些通经活血的腧穴，在怀孕期亦应予禁刺。如妇女行经时，若非为了调经，亦不应针刺。

3. 小儿囟门未合时，头顶部的腧穴不宜针刺。小儿因不能配合，一般不留针。

4. 常有自发性出血或损伤后出血不止的患者，不宜针刺。

5. 皮肤有感染、溃疡、瘢痕或肿瘤的部位，不宜针刺。

6. 对眼、颈项、胸、胁、腰、背、脏腑或重要组织器官所居之处的腧穴，不宜直刺、深刺，且应避开血管。若直刺过深，有伤及内脏的可能，如创伤性气胸等。

第五章 灸 法

灸，灼烧的意思。灸法是指利用某些燃烧材料，熏灼或温熨体表一定部位，通过调整经络脏腑功能，达到防治疾病的一种方法。《医学入门》说："凡病药之不及，针之不到，必须灸之。"

施灸的原料很多，但以艾叶为主，其气味芳香，辛温味苦，容易燃烧，火力温和。《名医别录》载："艾味苦，微温，无毒，主灸百病。"用作灸料的艾绒是用干燥的艾叶除去杂质捣碎成细软的艾绒，贮藏备用。《孟子·离娄篇》有"七年之病，求三年之艾"之说。

一、灸法的作用

1. 温经散寒

《素问·异法方宜论》说："北方者，天地所闭藏之域也，其地高陵居，风寒冰冽……藏寒生满病，其治宜灸焫。"可见灸法具有温经散寒的功能。临床上可以治疗寒湿痹痛和寒邪为患之胃脘痛、腹痛、泄泻、痢疾等。

2. 扶阳固脱

《素问·生气通天论》说："阳气者，若天与日，失其所则折寿而不彰。"这说明阳气之重要性。阳衰则阴盛，阴盛则为寒、为厥，甚则欲脱，当此之时，就可用艾条来温补，扶助虚脱之阳气，故《扁鹊心书》说："真气虚则人病，真气脱则人死，保命之法，灼艾第一。"《伤寒论》也说："下利，手足逆冷，无脉者，灸之。"可见阳气下陷或欲脱之危证，皆可用灸法。临床上多用于脱证和中气不足、阳气下陷而引起的遗尿、脱肛、阴挺、崩漏、带下、痰饮等。

3. 消瘀散结

《灵枢·刺节真邪》说："脉中之血，凝而留止，弗之火调，弗能取之。"气为血帅，血随气行，气得温则行，气行则血亦行。灸能使气机通调，营卫和畅，故瘀结自散。所以，临床常用于气血凝滞之疾，如乳痈初起、瘰疬、瘿瘤等。

4. 防病保健

《千金要方》说："凡入吴蜀地游宦，体上常须三两处灸之，勿令疮暂瘥则瘴疠瘟疟毒气不能着人也。"《扁鹊心书》说："人于无病时，常灸关元、气海、命门、中脘，虽未得长生，亦可保百余年寿矣。”由此说明灸法可起防病保健的作用，也就是说无病施灸，可以激发人体的正气，增强抗病的能力，使人精力充沛，长寿不衰。

二、灸法的种类

灸法种类很多，常用灸法见表5－1。

表5－1　灸法的种类

- 常用灸法
  - 艾灸
    - 艾炷灸
      - 直接灸
        - 无瘢痕灸
        - 瘢痕灸
      - 间接灸
        - 隔姜灸
        - 隔蒜灸
        - 隔盐灸
        - 隔附子饼灸
        - ……
    - 艾卷灸
      - 悬灸
        - 温和灸
        - 雀啄灸
        - 回旋灸
      - 实按灸
        - 太乙神针
        - 雷火神针
    - 温针灸
    - 温灸器灸
  - 其他灸法
    - 灯火灸
    - 天　灸
      - 蒜泥灸
      - 细辛灸
      - 天南星灸

（一）艾炷灸

将纯净的艾绒放在平板之上，用拇、食、中三指边捏边旋转，把艾绒捏紧成规格大小不同的圆锥形艾炷。小者如麦粒大，中等如半截枣核大，大者如半截橄榄大（图5－1）。每燃烧一个艾炷，称为一壮。艾炷灸可分为直接灸和间接灸两类。

1. 直接灸　又称明灸、着肤灸，即将艾炷直接置放在皮肤上施灸的一种方法（图5－2）。根据灸后对皮肤刺激的程度不同，又分为无瘢痕灸和瘢痕灸两种。

（1）无瘢痕灸：又称非化脓灸，临床上多用中、小艾炷。即将艾炷放置于皮肤上之后，从上端点燃，当燃剩2/5左右，患者感到烫时，用镊子将艾炷挟去，换炷再灸。一般灸3～7壮，以局部皮肤充血、红晕为度。施灸后皮肤不致起疱，或起疱后亦不致形成灸疮。此法适用于慢性虚寒性疾病，如哮喘、眩晕、慢性腹泻、风寒湿痹和皮肤疣等。

（2）瘢痕灸：又称化脓灸，临床上多用小艾炷，亦有用中艾炷者。施灸前先在施术

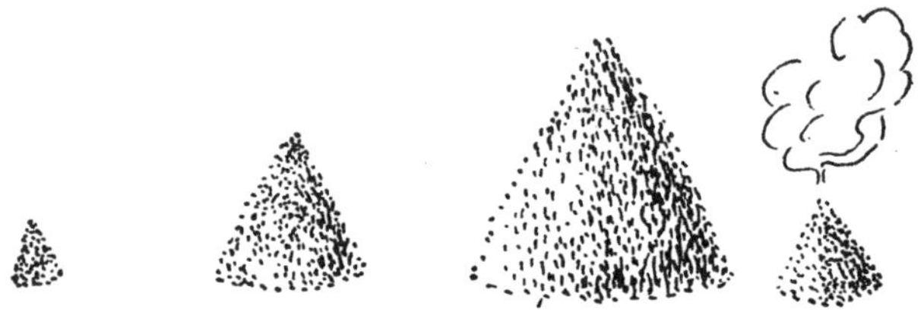

图 5－1 艾炷

部位上涂以少量凡士林或大蒜液，以增加黏附性和刺激作用，然后放置艾炷，从上端点燃，烧近皮肤时患者有灼痛感，可用手在穴位四周拍打以减轻疼痛（图 5－3）。应用此法一般每壮艾炷须燃尽后，除去灰烬，方可换炷。每换 1 壮，即涂凡士林或大蒜液 1 次，可灸 7～9 壮。灸毕，在施灸穴位上贴敷淡水膏，大约 1 周可化脓，化脓时每天换膏药 1 次。灸疮 45 天左右愈合，留有瘢痕。在灸疮化脓期间，局部需注意清洁，避免感染。《针灸资生经》说："凡着艾得疮，所患即瘥，不得疮发，其疾不愈。"可见灸疮的发和不发与疗效有密切关系。就灸疮而言，是局部组织经烫伤后产生的化脓现象，有治病保健作用。但对身体过于虚弱，或有糖尿病、皮肤病的患者不宜使用此法。临床常用于治疗哮喘、慢性胃肠病、瘰疬等，但由于这种方法灸后遗有瘢痕，故灸前必须征求患者的同意及合作。

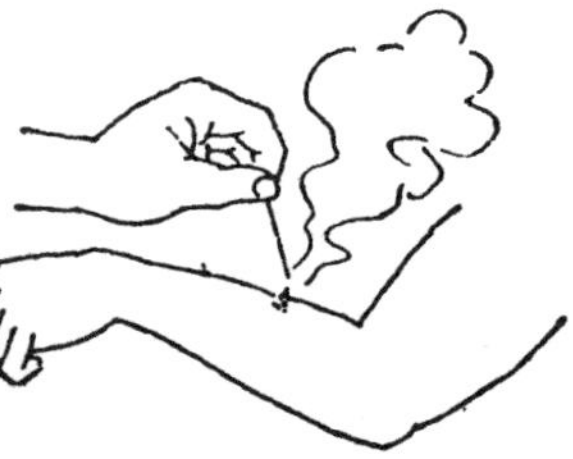

图 5－2 直接灸

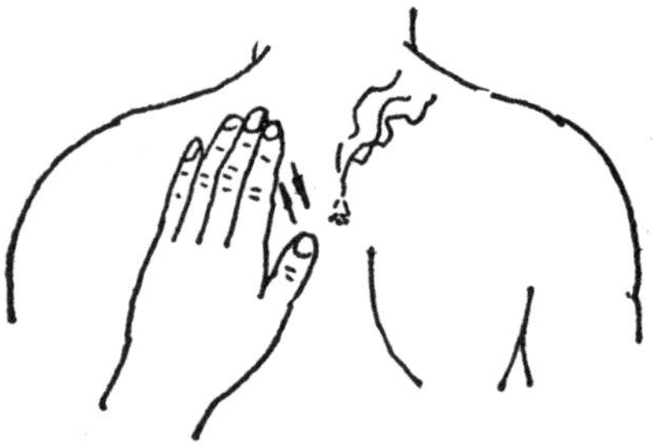

图 5－3 瘢痕灸缓痛拍打法

2. 间接灸 又称隔物灸、间隔灸，即在艾炷与皮肤之间隔垫上某种物品而施灸的一种方法。（见图 5－4）

古代的隔物灸法种类很多，广泛用于临床各种病证。所隔的物品有动物、植物和矿物，多数属于中药。药物又因病、因证而不同，既有单方，又有复方。故治疗时，既发挥了艾灸的作用，又有药物的功能，而有特殊的效果。现将临床常用的几种方法介绍如下。

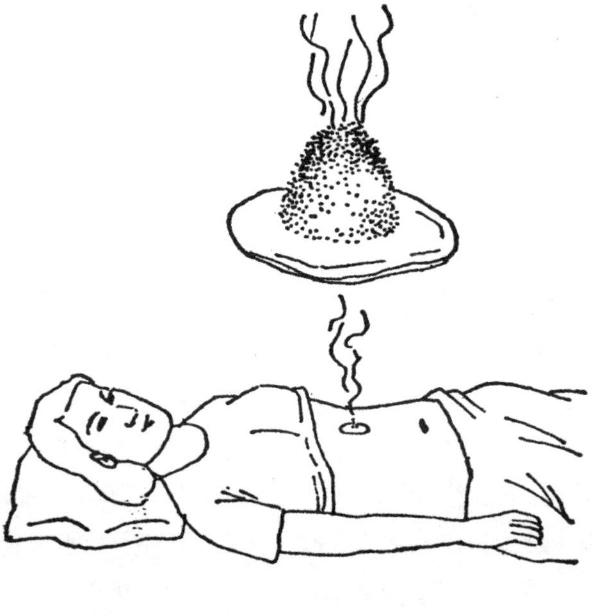

图 5－4 间接灸

（1）隔姜灸：用鲜生姜切成直径大约2～3cm，厚约0.2～0.3cm的薄片，中间以针穿刺数孔，上置艾炷放在应灸的部位，然后点燃施灸，当艾炷燃尽后，可易炷再灸。一般灸5～10壮，以皮肤红晕而不起疱为度。在施灸过程中，若患者感觉灼热不可忍受时，可将姜片向上提起，或缓慢移动姜片。此法应用很广，适用于一切虚寒病证，对呕吐、腹痛、泄泻、遗精、阳痿、早泄、不孕、痛经和风寒湿痹等疗效较好。

（2）隔蒜灸：用鲜大蒜头切成0.2～0.3cm薄片，中间以针穿刺数孔，上置艾炷放在应灸的腧穴部位或患处，然后点燃施灸。待艾炷燃尽，易炷再灸，一般灸5～7壮。因大蒜液对皮肤有刺激性，灸后容易起疱，若不使起疱，可将蒜片向上提起，或缓慢移动蒜片。此法多用于治疗肺结核、腹中积块及未溃疮疡等。此外，尚有一种自大椎穴起至腰俞穴铺敷蒜泥一层的铺灸法（长蛇灸），民间用于治疗虚劳、顽痹等证。

（3）隔盐灸：用纯净干燥的食盐填敷于脐部，使其与脐平，上置艾炷施灸，如患者稍感灼痛，即更换艾炷。也可于盐上放置姜片后再施灸，以防止食盐受火爆起而伤，一般灸5～9壮。此法有回阳、救逆、固脱之功，但需连续施灸，不拘壮数，以待脉起、肢温、证候改善。临床上常用于治疗急性寒性腹痛、吐泻、痢疾、淋证、中风脱证等。

（4）隔附子灸：以附子片或附子药饼作间隔物。药饼的制法，是将附子研成细末，以黄酒调和制成直径约3cm、厚约0.8cm的附子饼，中间以针穿刺数孔，上置艾炷，放在应灸腧穴或患处，点燃施灸。由于附子辛温大热，有温肾补阳的作用，故多用于治疗命门火衰而致阳虚的阳痿、早泄、遗精和疮疡久溃不敛的病证。

（二）艾卷灸

艾卷灸又称艾条灸，即用桑皮纸包裹艾绒卷成圆筒形的艾卷（也称艾条），将其一端点燃，对准穴位或患处施灸的一种方法。有关艾卷灸的最早记载，见于明代朱权的《寿域神方》一书，其中有“用纸实卷艾，以纸隔之点穴，于隔纸上用力实按之，待腹内觉热，汗出即瘥”的记载。后来发展为在艾绒内加进药物，再用纸卷成条状艾卷施灸，名为“雷火神针”和“太乙神针”。在此基础上又演变为现代的单纯艾卷灸和药物艾卷灸。

按操作方法艾卷灸可分为悬灸、实按灸两种，现介绍如下。

1. 悬灸　按其操作方法又可分为温和灸、雀啄灸、回旋灸等。

（1）温和灸：将艾卷的一端点燃，对准应灸的腧穴或患处，约距离皮肤2～3cm处进行熏烤（图5－5），使患者局部有温热感而无灼痛为宜，一般每穴灸10～15分钟，至皮肤红晕为度。如果遇到局部知觉减退或小儿等，医者可将食、中两指，置于施灸部位两侧，这样可以通过医者的手指来测知患者局部受热程度，以便随时调节施灸时间和距离，防止烫伤。

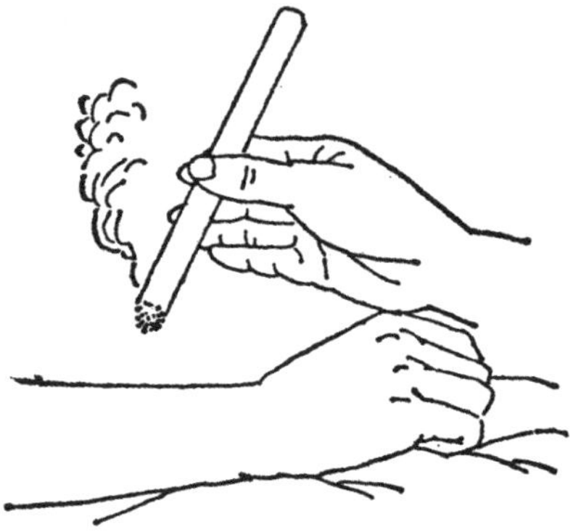

图 5-5 温和灸

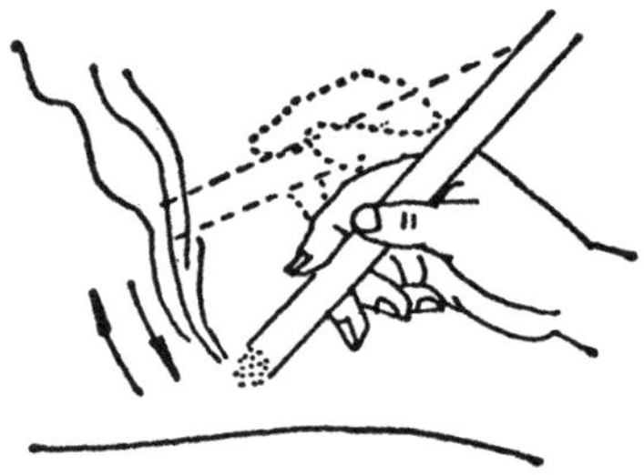

图 5-6 雀啄灸

（2）雀啄灸：施灸时，艾卷点燃的一端与施灸部位的皮肤并不固定在一定的距离，而是像鸟雀啄食一样，一上一下施灸。（图 5-6）

（3）回旋灸：施灸时，艾卷点燃的一端与施灸部位的皮肤虽保持一定的距离，但不固定，而是向左右方向移动或反复旋转地施灸。（图 5-7）

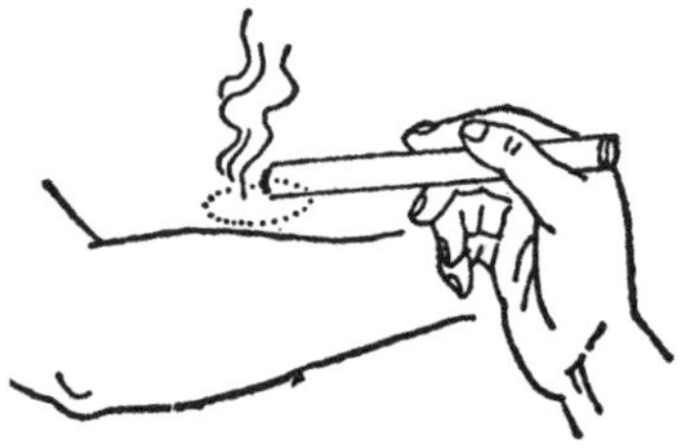

图 5-7 回旋灸

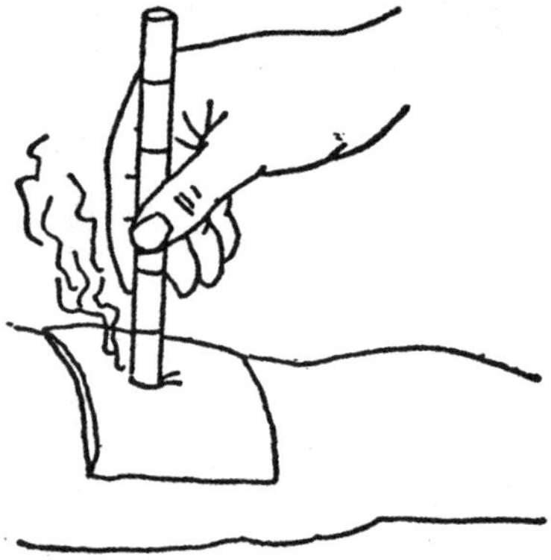

图 5-8 实按灸

2. 实按灸 施灸时，先在施灸腧穴部位或患处垫上布或纸数层，然后将药物艾卷的一端点燃，乘热按到施术部位上，使热力透达深部。若艾火熄灭，再点再按（图 5-8）；或者以布 6～7 层包裹艾火熨于穴位。若火熄灭，再点再熨。最常用的为太乙针灸和雷火针灸，适用于风寒湿痹、痿证和虚寒证。

太乙神针的通用方：艾绒 100g，硫黄 6g，麝香、乳香、没药、松香、桂枝、杜仲、枳壳、皂角、细辛、川芎、独活、穿山甲、雄黄、白芷、全蝎各 1g。上药研成细末，和匀。以桑皮纸 1 张，约 30cm 见方，摊平，先取艾绒 24g，均匀铺在纸上，次取药末 6g，均匀掺在艾绒里，然后卷紧如爆竹状，外用鸡蛋清涂抹，再糊上桑皮纸 1 层，两头留空 3cm，捻紧即成。

雷火神针的药物处方：沉香、木香、乳香、茵陈、羌活、干姜、穿山甲各 9g，麝香少许，艾绒 100g。其制法与太乙神针相同。

（三）温针灸

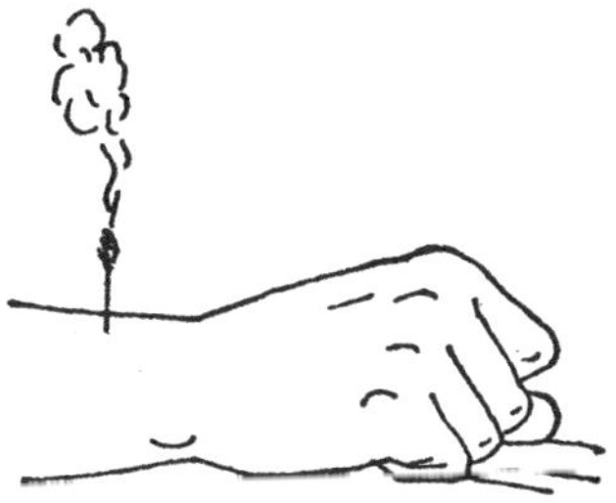

图5－9　温针灸

温针灸是针刺与艾灸相结合的一种方法，适用于既需要针刺留针，又需施灸的疾病。在针刺得气后，将针留在适当的深度，在针柄上穿置一段长约2cm的艾卷施灸，或在针尾上搓捏少许艾绒点燃施灸。直待燃尽，除去灰烬，再将针取出。此法是一种简单易行的针、灸并用的方法，其艾绒燃烧的热力可通过针身传入体内，使其发挥针和灸的作用，达到治疗的目的。（图5－9）应用此法应注意防止灰火脱落烧伤皮肤。

（四）温灸器灸

温灸器是一种专门用于施灸的器具。用温灸器施灸的方法称温灸器灸，临床常用的有温灸盒和温灸筒（图5－10，5－11）。施灸时，将艾绒点燃后放入温灸筒或温灸盒里的铁网上，然后将温灸筒或温灸盒放在施灸部位15～20分钟即可。适用于灸治腹部、腰部的一般常见病。

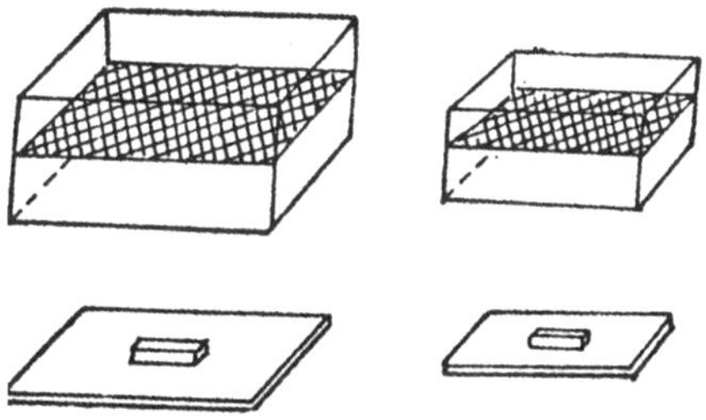

图5－10　温灸盒

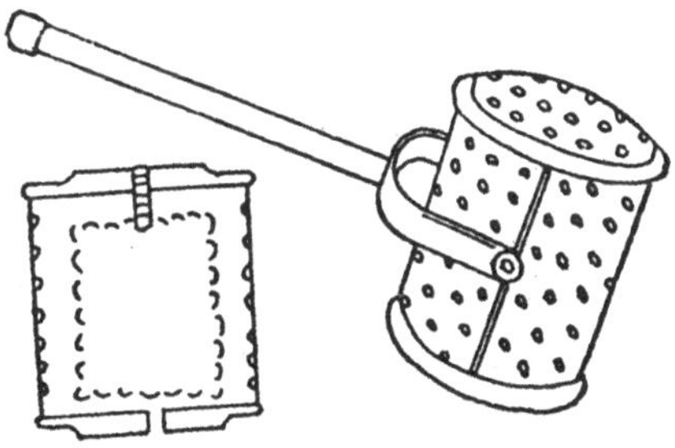

图5－11　温灸筒

（五）其他灸法

又称非艾灸法，是指以艾绒以外的物品作为施灸材料的灸治方法。常用的有以下几种。

1. 灯火灸　又称灯草粹、灯草灸、油捻灸，也称神灯照，是民间沿用已久的简便灸法。即取10～15cm长的灯心草或纸绳，蘸麻油或其他植物油，浸渍长约3～4cm，点燃起火后用快速动作对准穴位，猛一接触听到“叭”地一声迅速离开，如无爆粹之声可重复1次。此法主要用于小儿痄腮、喉蛾、吐泻、麻疹、惊风等病证。

2. 天灸　又称药物灸、发疱灸。将一些具有刺激性的药物，涂敷于穴位或患处，敷后皮肤可起疱，或仅使局部充血潮红。所用药物多是单味中药，也有用复方，其常用的有蒜泥灸、细辛灸、天南星灸等数十种。

（1）蒜泥灸：将大蒜捣烂如泥，取3～5g贴敷于穴位上，敷灸1～3小时，以局部皮肤发痒起疱为度。如敷涌泉穴治疗咯血、衄血，敷合谷穴治疗扁桃体炎，敷鱼际穴治疗喉痹等。

（2）细辛灸：取细辛适量，研为细末，加醋少许调和成糊状，敷于穴位上，外覆油纸，胶布固定。如敷涌泉或神阙穴治小儿口腔炎等。

（3）天南星灸：取天南星适量，研为细末，用生姜汁调和成糊状，敷于穴位上，外覆油纸，胶布固定。如敷于颊车、颧髎穴治疗面神经麻痹等。

（4）白芥子灸：将白芥子适量，研成细末，用水调和成糊状，敷贴于腧穴或患处，敷以油纸，胶布固定，一般可用于治疗关节痹痛、口眼㖞斜，或配合其他物治疗哮喘等证。

三、施灸的注意事项

1. 施灸的先后顺序

古人对于施灸的先后顺序有明确的论述。如《千金要方》说："凡灸当先阳后阴……先上后下。"《明堂灸经》也指出："先灸上，后灸下；先灸少，后灸多。"这是说应先灸阳经，后灸阴经，先灸上部，再灸下部。就壮数而言，先灸少而后灸多；就大小而言，先灸艾炷小者而后灸艾炷大者。但临床上需结合病情，灵活应用，不能拘执不变。如脱肛的灸治，则应先灸长强以收肛，后灸百会以举陷，便是先灸下而后灸上，表明上述施灸的顺序是指一般的规律。此外，施灸应注意在通风环境中进行。

（二）施灸的补泻方法

艾灸的补泻，始载于《内经》。《灵枢·背腧》说："气盛则泻之，虚则补之。以火补者，毋吹其火，须自灭也。以火泻者，疾吹其火，传其艾，须其火灭也。"《针灸大成》也记载说："以火补者，毋吹其火，须待自灭，即按其穴。以火泻者，速吹其火，开其穴也。"指出灸法的补泻亦需根据辨证施治的原则，虚证用补法，而实证则用泻法。

（三）施灸的禁忌

（1）面部穴位、乳头、大血管等处均不宜使用直接灸，以免烫伤形成瘢痕。关节活动部位亦不适宜用化脓灸，以免化脓溃破，不易愈合，甚至影响功能活动。

（2）一般空腹、过饱、极度疲劳和对灸法恐惧者，应慎施灸。对于体弱患者，灸治时艾炷不宜过大，刺激量不可过强，以防"晕灸"。一旦发生晕灸，应及时处理。

（3）孕妇的腹部和腰骶部也不宜施灸。

（四）灸后的处理

施灸过量，时间过长，局部出现水疱，只要不擦破，可任其自然吸收。如水疱较大，可用消毒毫针刺破水疱，放出水液，再涂以龙胆紫。瘢痕灸者，在灸疮化脓期间，1 个月内慎做重体力劳动，疮面局部勿用手搔，以保护痂皮，并保持清洁，防止感染。

第六章 拔 罐 法

拔罐法古称角法，又称吸筒法，是一种以罐为工具，借助热力排除其中空气，造成负压，使之吸附于腧穴或应拔部位的体表，而产生刺激，使局部皮肤充血、瘀血，以达到防治疾病目的的方法。

本法在马王堆汉墓出土的帛书《五十二病方》中就有记载，历代中医文献中论述颇多。如《本草纲目拾遗》中说："罐得火气合于肉，即牢不可脱……肉上起红晕，罐中有气水出，风寒尽出。"这是对拔罐法应用的记载。

拔罐法在古代主要是治疗疮疡时，用来吸拔脓血，后来又扩大应用于肺结核、风湿病等内科病证。随着医疗实践的不断发展，不仅火罐的质料和拔罐的方法不断地得到改进和发展，而且治疗的范围也逐渐扩大，外科、内科等都有其适应证，并经常和针刺配合使用。因此，拔罐成为针灸治疗中的一种重要方法。

一、罐的种类

罐的种类很多，目前临床常用的有竹罐、陶罐、玻璃罐和抽气罐等。

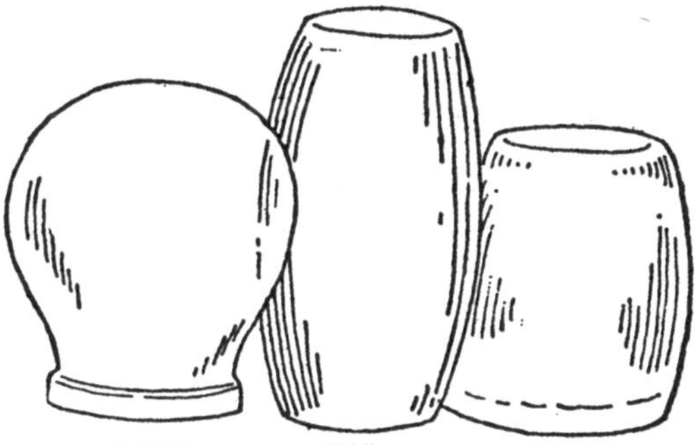

图 6－1 常用罐

（一）竹罐

用直径 3～5cm 坚固的竹子截成 6～10cm 不同长度磨光而成。这种罐的优点是取材容易，制作简单，轻巧价廉，且不易损坏，适于药煮，临床多有采用。缺点是易爆裂漏气（图 6－1）。

（二）陶罐

用陶土烧制而成，罐的两端较小，中间略向外凸出，状如瓷鼓，底平，口径大小不一，口径小者较短，口径大者略长。这种罐的特点是吸力大，但质地较重，容易摔碎损坏（图6－1）。

（三）玻璃罐

用玻璃制成，形如球状，肚大口小，口边外翻，有大、中、小三型。其优点是质地透明，使用时可直接观察局部皮肤的变化，便于掌握时间。临床应用较普遍，其缺点也是容易破碎（图6－1）。

（四）抽气罐

即用青霉素、链霉素药瓶或类似的小药瓶，将瓶底切去磨平、磨光滑，瓶口的橡胶塞须保留完整，以便于抽气时使用。现有用透明塑料制成，上面加置活塞，便于抽气。这种罐亦易破碎（图6－1）。

二、拔罐的方法

拔罐的方法有多种，可分为火罐法、水罐法、抽气罐法，其操作如下。

（一）火罐法

利用燃烧时火的热力排出罐内空气，形成负压，将罐吸在皮肤上。具体操作有以下几种。

1. 闪火法

用镊子夹95%的乙醇棉球，点燃后在罐内绕1～3圈再抽出，并迅速将罐子扣在应拔的部位上（图6－2）。这种方法比较安全，是常用的拔罐方法。但须注意的是点燃的乙醇棉球，切勿将罐口烧热，以免烫伤皮肤。

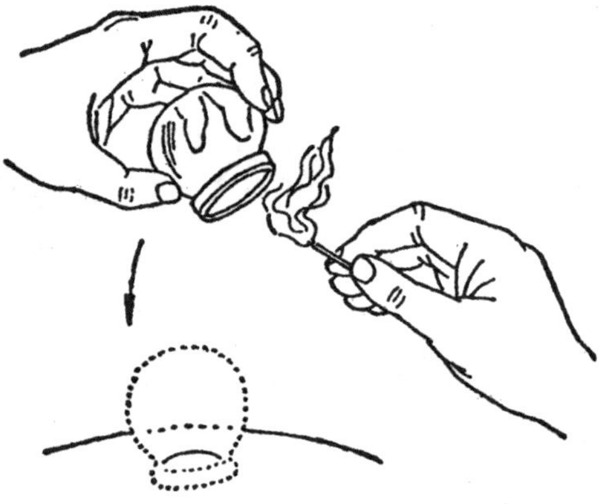

图6－2　闪火法

2. 投火法

用乙醇棉球或纸片，燃着后投入罐内，乘火最旺时，迅速将火罐扣在应拔的部位上即可吸住（图6－3）。这种方法吸附力强，但由于罐内有燃烧物质，火球落下很容易烫伤皮肤，故宜在侧面横拔。

3. 贴棉法

用棉花一小方块，略浸乙醇，压平贴在罐内壁的中、下段或罐底，用火柴点燃后，将罐子迅速扣在选定的部位上，即可拔住。这种方法须注意棉花浸乙醇不宜过多，否则燃烧的乙醇滴下时，容易烫伤皮肤。

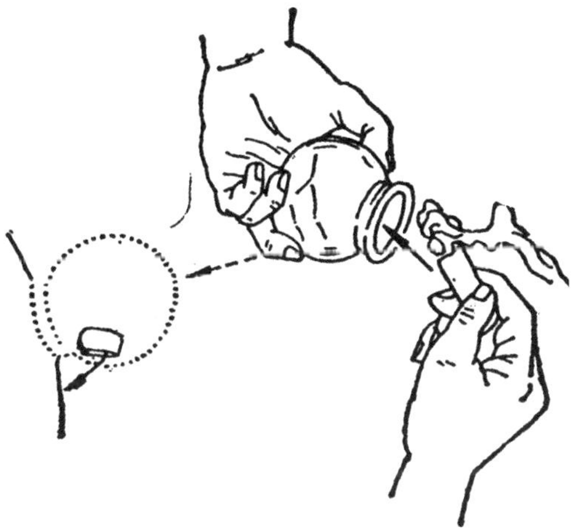

图6-3　投火法

4. 架火法

用一不易燃烧和传热的物体，如小瓶盖等（其直径要小于罐口）放在应拔的部位上，上置小块乙醇棉球，点燃后迅速将罐子扣上，这种方法吸附力也较强。

5. 滴酒法

在火罐内滴入95%乙醇1~3滴，翻倒之使其均匀地布于罐壁，然后点火燃着，迅速将罐子扣在应拔的部位上。这种方法须注意滴入乙醇要适量，如过少不易燃着，若过多往往淌下会灼伤皮肤。

（二）煮罐法

此法一般适用竹罐。即将竹罐倒置在沸水或药液之中，煮沸1~2分钟，然后用镊子挟住罐底，颠倒提出液面，甩去水液，乘热按在皮肤上，即能吸住。这种方法所用的药液，可根据病情决定。

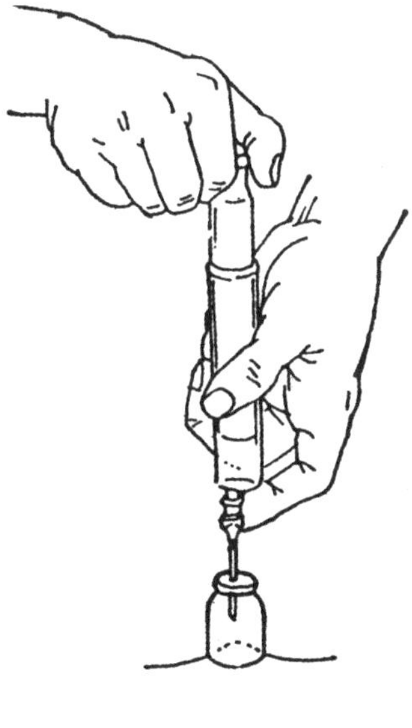

图6-4　抽气罐法

（三）抽气罐法

此法先将青霉素、链霉素药瓶磨制成抽气罐，将罐紧扣在穴位上，用注射器从橡皮塞刺入瓶内，抽出空气，使其产生负压，即能吸住。或用抽气筒套在塑料杯罐活塞上，将空气抽出，使之吸拔在选定的部位上（图6-4）。

以上各种方法，一般留罐10~15分钟，待施术部位的皮肤充血、瘀血时，将罐取下。若罐大吸拔力强时，可适当缩短留罐的时间，以免起疱。

三、拔罐法的应用

临床拔罐时，可根据不同病情，选用不同的拔罐法，常见的拔罐法有以下 6 种。

（一）留罐

又称坐罐，即拔罐后将罐子吸拔留置于施术部位 10～15 分钟，然后将罐起下。此法是常用的一种方法，一般疾病均可应用，而且单罐、多罐皆可应用。

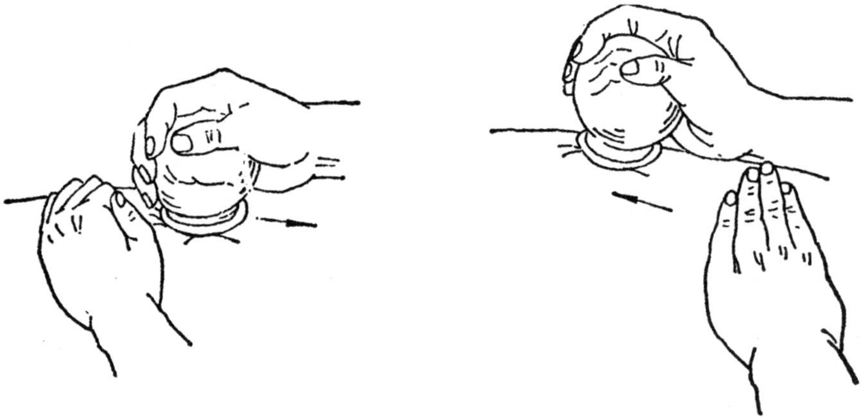

图 6－5 走罐

（二）走罐

又称推罐，一般用于面积较大、肌肉丰厚的部位，如腰背部、大腿部等。可选用口径较大的罐，最好用玻璃罐。罐口要平滑，先在罐口或欲拔罐部位涂一些凡士林油膏等润滑油，再将罐拔住，然后用右手握住罐子，上下往返推移。至所拔皮肤潮红、充血甚或瘀血时，将罐起下（图 6－5）。

（三）闪罐

此法是将罐拔住后，又立即取下，再迅速拔住，如此反复多次地拔上起下，起下再拔，直至皮肤潮红为度。

（四）留针拔罐

此法是将针刺和拔罐相结合应用的一种方法。即先针刺待得气后留针，再以针为中心点，将火罐拔上，留置 10～15 分钟，然后起罐起针（图 6－6）。

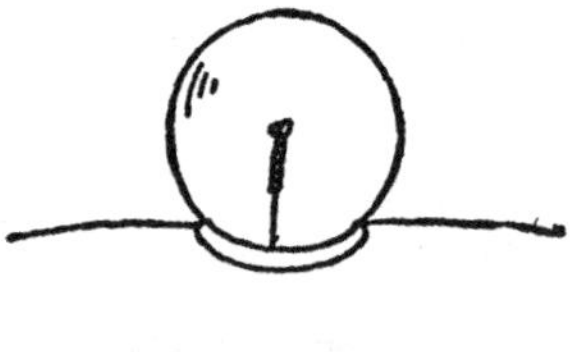

图 6－6 留针拔罐

（五）刺血拔罐

此法又称作刺络拔罐。即在应拔罐部位的皮肤消毒后，用三棱针点刺出血或用皮肤针叩刺，然后将火罐吸拔于点刺的部位上，使之出血，以加强刺血治疗的作用。一般针后拔罐留置 10～15 分钟。

（六）药罐

此法是指先在抽气罐内盛贮一定的药液，常为罐子的 1/2 左右，常用的如生姜汁、辣椒液、两面针酊、风湿酒等，或根据需要配制，然后按抽气罐操作法，抽去空气，使罐吸附在皮肤上。

四、拔罐的作用和适应范围

拔罐法具有通经活络、行气活血、消肿止痛、祛风散寒等作用，其适应范围较为广泛，如风湿痹痛、各种神经麻痹，以及一些急慢性疼痛，如腹痛、腰背痛、痛经、头痛等均可应用，还可用于感冒、咳嗽、哮喘、消化不良、胃脘痛、眩晕等脏腑功能紊乱方面的病证。此外，如丹毒、红丝疔、毒蛇蛟伤、疮疡初起未溃等外科疾病亦可用拔罐法。

五、起罐方法和注意事项

（一）起罐方法

起罐时一般先用左手夹住火罐，右手拇指或食指在罐口旁边按压一下，使空气进入罐内，即可将罐取下。若罐吸附过强时，切不可硬行上提或旋转提拔，以轻缓为宜。

（二）注意事项

（1）拔罐时要选择适当体位和肌肉丰满的部位，若体位不当、移动或骨骼凸凹不平、毛发较多的部位均不适宜。

（2）拔罐时要根据所拔部位的面积大小而选择大小适宜的罐。操作时必须迅速，才能使罐拔紧，吸附有力。

（3）用火罐时应注意勿灼伤或烫伤皮肤。若烫伤或留罐时间太长而皮肤起水疱时，小疱无需处理，仅敷以消毒纱布，防止擦破即可；水疱较大时，用消毒针将水放出，涂以龙胆紫药水，或用消毒纱布包敷，以防感染。

（4）皮肤有过敏、溃疡、水肿和大血管分布部位，不宜拔罐。高热抽搐者和孕妇的腹部、腰骶部位，亦不宜拔罐。

第七章　治疗总论

针灸治病，必须以中医基本理论为指导，运用针灸的方法，根据病人的具体情况进行辨证论治。临床上应在治疗原则的指导下，确立施治大法，处方配穴，各个环节结合起来，成为针灸中的理、法、方、穴。

一、治疗总则

治疗总则是治疗疾病时所必须遵循的基本原则，是在整体观念和辨证论治的基本精神指导下制定的，对立法、处方具有普遍的指导意义。

1. 调整阴阳

阴阳学说在中国传统医学中的应用非常广泛，从脏腑经络到病因病机以至于辨证论治，无一不包含着阴阳对立统一的规律。人体在正常的情况下，保持着阴阳相对平衡的状态。疾病的发生，从根本上讲是七情六淫以及跌仆损伤使阴阳的平衡遭到破坏，即阴阳的偏盛偏衰影响了正常的阴阳消长。针灸治病的关键就在于根据证候的属性来调节阴阳的偏盛偏衰，使机体转归于阴阳平衡，恢复其正常的生理功能，从而达到治愈疾病的目的。调整阴阳是针灸治疗的根本原则。

（1）阴阳偏盛：阳盛则热，阴盛则寒；阳盛则阴病，阴盛则阳病。阳热盛易损伤阴液，阴寒盛易损伤阳气。治疗采用“盛则泻之”的方法，清泻阳热或温散阴寒。同时要注意有无相应的阴阳偏衰的情况，如相对的一方偏衰应兼顾其不足，泻热与补阴，散寒与温阳同时进行。

（2）阴阳偏衰：阳虚则不能制阴，多表现为阳虚阴盛的虚寒证；阴虚则不能制阳，常表现为阴虚阳亢的虚热证。因阳虚而阴寒者，应补阳以制阴；因阴虚而阳亢者，应补阴以制阳。若阴阳两虚，则阴阳两补。阴阳是相互依存的，应“阴中求阳”、“阳中求阴”。

阴阳是辨证论治的总纲，从广义上说，补虚、泻实、温寒、清热、调和营卫、气血等都是调整阴阳的范畴。

针灸调整阴阳是通过经穴配伍和针刺手法来完成的。例如，肾阴不足，肝阳上亢引起的头痛，治当育阴潜阳，取肾经穴针以补法，配肝经穴针以泻法。又如阳气盛、阴气虚则失眠，阴气盛、阳气虚则嗜睡，两者都可取阴跷的照海和阳跷的申脉治疗，但失眠应补阴泻阳，嗜睡应补阳泻阴。

2. 扶正祛邪

扶正就是扶助正气，增强体质，提高机体的抗病能力，达到正复邪自祛的目的；祛邪就是祛除邪气，达到邪祛正自安的目的。扶正与祛邪密切相关，扶正有助于祛邪，祛邪亦可安正。

“正气存内，邪不可干”，“邪之所凑，其气必虚”。疾病的发生是正气处于相对劣势，邪气处于相对优势而形成的。既病之后，机体仍然不断产生相应的抗病能力，与致病因素斗争。若正能胜邪则邪退而病愈，若正不敌邪则邪进而病恶化。疾病的发生、发展及其转归的过程，即正气与邪气相互斗争的过程。扶正祛邪可以解决邪正矛盾，促使疾病向痊愈的方向转化。所以扶正祛邪也是指导临床治疗的重要原则。

临床运用时要细致观察邪正盛衰的情况，根据正邪在病程中所处的地位，决定扶正与祛邪的主次、先后。扶正适用于正虚而邪不盛的病证，祛邪适用于邪实而正未伤的病证，扶正与祛邪同时进行适用于正虚邪实的病证，但应分清主次与先后。

针刺补法和灸法有扶正的作用，泻法和放血有祛邪的作用，具体应用时必须结合腧穴的特殊性来考虑。例如，膏肓、气海、命门等穴，多在扶正时用；而十宣、人中等穴，多用于祛邪。

3. 分别标本

标与本是相对的概念，概括了疾病过程中对立双方的主次关系。标属于疾病的现象与次要方面，本属于疾病的本质与主要方面。从正邪双方来说，正气是本，邪气是标；从病因与症状来说，病因是本，症状是标；从病邪部位来说，内脏是本，体表是标；从疾病先后来说，原发病是本，继发病是标。

临床上应用标本关系，主要是分析病证的主次、先后、轻重、缓急，确定治疗的步骤。一般情况下，治病必求其本，但在标甚急时，应急则治其标，标本并重时应标本兼顾。

在临床治疗中，应抓住疾病的本质与主要方面，治病求本是一个根本法则。某些疾病，临床症状虽然不同，但病因病机相同，根据治本的原则，可采用完全相同的治法，这就是异病同治。例如，直肠、子宫、胃等脏器的下垂病变，尽管发病部位和具体症状不同，但病机均属中气虚陷，治法上都可取百会、中脘、气海等穴，以益气升陷。某些疾病，症状相同，但病因病机不同，根据治本的原则，必须采用不同的治法，这就是同病异治。例如，同是胃病，肝气犯胃者宜疏肝和胃，行气止痛，取肝经、胃经和有关募穴，针用泻法；脾胃虚寒者宜补脾健胃，温中散寒，取脾经、胃经和有关背俞，针用补法，并可加灸。

某些情况下，标病甚急，甚则危及患者的生命，应“急则治标，缓则治本”。例如，某些疾病引起的大小便不通，当先通其大小便，然后治其本病。

标本并重，应标本兼顾，标本同治。例如，正虚邪实的鼓胀病，单纯扶正或祛邪都是片面的，惟有攻补兼施才能获得比较理想的疗效。

治未病也是治本的一个重要方面。治未病包括未病先治和既病防变。未病先防是在未病之前做好各项预防工作，以防止疾病的发生。中国在养生保健方面有悠久的历史和丰富的内容，如气功、太极拳等，针灸预防疾病也是传统方法之一。例如，灸足三里可强身保健，预防多种疾病。既病防变是在疾病已经发生的情况下，应早期诊断治疗以防止疾病的发展与传变，一定要掌握疾病发生发展规律及其传变途径。例如，肝病易侵犯脾胃（木乘土），所以在治疗肝病的同时，应注意预防脾胃病的发生。

4. 因时、因地、因人制宜

针灸治病要根据季节、地区以及人体的体质、性别、年龄等不同情况而指定适宜的治疗方法。

（1）因时制宜：根据不同的气候和时间特点制定适宜的治疗方法。“春气在毛，夏气在皮肤，秋气在分肉，冬气在筋骨”。一般春夏季节，病邪伤人多浅表，刺宜较浅；秋冬季节，病邪伤人多在深部，刺宜较深。针灸临床上还要注意针刺时机。例如，治疗疟疾多在发作前两三小时进行；痛经宜在月经来潮前开始治疗。

（2）因地制宜：根据不同的地理环境特点制定适宜的治疗方法。不同的地理环境及生活习惯使人的生理活动和病理特点也有区别。例如，中国西北地区，气候寒冷，人们多食酥酪骨肉和牛羊乳汁，体质较壮，其病多外寒而里热，应散其外寒而凉其里热；东南地区温热多雨，人们食鱼而嗜咸，肌理疏松，其病多阳气外泄而生内寒，应收敛其外泄的阳气而温其内寒。

（3）因人制宜：根据病人的性别、年龄、体质特点制定适宜的治疗方法。男女各有其生理特点，妇女有经、带、胎、产，治疗用穴尤须加以考虑。不同年龄生理状况和气血盈亏不同，老年生机减退，气血亏虚，患病多虚证或虚实夹杂，治宜补法；小儿生机旺盛，但气血未充，脏腑娇嫩，病情变化快，慎用补泻。体质有强弱与寒热之偏，阳盛或阴虚之体慎用补法，阳虚或阴盛之体慎用泻法。此外，有的患者有某些慢性病或职业病，以及情志因素，生活习惯者，也应注意。

二、治法

治法是在治疗原则指导下，根据辨证所确立的施治大法。根据《内经》等有关记载及临床运用情况，概括为补、泻、温、清、升、降六法。

1. 补法

是用针灸扶助正气、补益人体阴阳气血和脏腑虚损的一类治法，适用于虚证。“虚则补之”。

临床常用的补法：补益肾气，取肾俞、关元、太溪，针刺补法或灸法，治疗肾气虚证；补益肾阴，取太溪、照海、志室，针刺补法，治疗肾阴虚证；补中益气，取中脘、气海、足三里，针刺补法或灸法，治疗脾胃气虚证；补益气血，取脾俞、膈俞、足三里、三阴交，针刺补法或灸法，治疗气血两虚证。

注意邪气实不宜用补法，邪气未尽不宜早用补法，虚中挟实不宜单用补法。

2. 泻法

是用针灸驱除邪气、消除积滞，以利于恢复正气的一类治法，适用于实证。“盛则泻之”。

临床常用的泻法：疏风解表，取风池、合谷，针刺泻法，治疗表实证；泻热通便，取曲池、天枢、丰隆，针刺泻法，治疗里实证；破瘀活血，取有关腧穴，针刺泻血法，治疗血瘀证；消食化滞，取建里、足三里、四缝，针刺泻法，治疗食积证。

虚证不宜用泻法，虚实夹杂不宜单用泻法。

3. 温法

是用针灸温通经络、温养阳气、温中散寒、回阳救逆的一类治法，适用于寒证。“寒者热之”。

临床常用的温法：温通经络，根据寒邪所在部位循经取穴，留针或灸法，治疗寒凝经络证；温中散寒，取中脘、足三里，留针或灸法，治疗胃寒证；回阳救逆，取关元、神阙，灸法，治疗阳气衰微、四肢厥逆证。

热证不宜用温法，阴虚证慎用灸法。

4. 清法

是用针刺清解热邪、泄热开窍的一类治法，适用于热证。“热者清之”。

临床常用的清法：清热解毒，取大椎、曲池、合谷，针刺泻法，治疗热证；一般脏腑热，取本经井、荥穴，泻法或点刺出血；泄热开窍，取人中、十二井穴，针刺泻法或点刺出血，治疗热蒙清窍证。体质虚弱者禁用清法。

5. 升法

是用针灸升阳益气、提举下陷的一类治法，适用于清阳不升、中气下陷等证。“下者举之”。

临床上除近部取穴外，可配用百会、气海、关元、足三里等穴，针刺补法，并用灸法，治疗清阳不升头晕目眩，中气下陷，内脏下垂，脱肛，久痢等。阴虚阳亢者，不宜用升法。

6. 降法

是用针灸降逆、潜阳的一类治法，适用于气、阳上逆等证。“高者抑之”。

临床常用的降法：和胃降逆，取膻中、中脘、内关、足三里，针刺平补平泻，治疗胃气上逆证；平肝潜阳，取风池、太冲、涌泉，针刺泻法，治疗肝阳上亢证。

虚证、上虚下实证，不宜用降法。

三、处方选穴的基本原则

针灸治病是通过某些腧穴进行针刺或艾灸来完成的。针灸处方的组成包括腧穴的选取与配伍、针灸方法的运用，其恰当与否，对治疗效果有着密切的关系。正确的处方选穴，应在辨证的基础上，根据所拟定的治法，结合腧穴的主治性能而进行。

1. 针灸处方

（1）处方的内容：针灸处方是指运用针灸治疗某一疾病时所确定的具体方案。具体内容包括施术穴位和施术方法，即写明用穴及其配伍、刺灸的方法和补泻、治疗的时间和次数等。通常是先列出穴名（按上、下、背、腹顺序或主次排列），再注明用单穴或双穴、刺灸的方法、留针的时间及疗程等。

（2）选穴的多少：疾病的发生发展是各有差异的，为了针对不同病证的特点进行治疗，针灸处方用穴也须根据具体情况而有所变化。《素问》："病有盛衰，治有缓急，方有大小。"根据针灸处方选穴的多少，可分为大、小、奇、偶、复五种形式。大方指选用的腧穴较多，适用于脏腑经络病变范围较广的病证，如中风、癫狂，取穴较多。小方指取穴少，针对性强，广泛适用于临床常见病证，如疟疾、胃脘痛，取穴较少。奇方指专用一个穴位，如郄门治疗心痛，水沟治疗腰痛。偶方指取双穴配伍，如俞募配穴，原络配穴，八脉交会穴的上下配穴。复方指用两组或两组以上不同治疗作用的腧穴，适用于病情复杂，有两种或两种以上同时存在的病证，如头痛和腹泻同时出现，治疗可用治疗头痛和腹泻的处方复合使用。

2. 选穴原则

循经选穴是针灸选穴的基本原则，是按"经脉所过，主治所及"的道理而进行的。具体运用时，有本经选穴、异经选穴和多经选穴。本经取穴即病在某脏某经，则取该经经穴；异经取穴是根据脏腑经络的关系，除用病经腧穴外，还可取与该经有关的经脉腧穴，一般多取表里经脉，或按五行运用母子相关经脉；多经取穴是对一些属于多经病变的病证，须数经并用。

（1）近部选穴：指在病证的局部或邻近部位取穴，就近调整受病经络、器官的阴阳气血，使之平衡。

①局部选穴：即在病证局部选穴。例如，胃病取中脘、梁门；肾病取肾俞、志室；肩病取肩髃、臑俞；膝病取膝阳关、膝眼；眼病取睛明、攒竹；鼻病取迎香、巨髎；耳病取耳门、听宫、听会；面颊病取颧髎、颊车；口病取大迎、承浆。

如局部有溃烂、创伤、瘢痕等不宜直接针灸的，可用邻近选穴。

②邻近选穴：即在病证的邻近部位选取腧穴。例如，鼻病取上星、通天；胃痛取章门、天枢；头痛取风池、风府。可配合局部选穴，亦可单独运用。

（2）远部选穴：指在离病变较远的部位选取腧穴，通常以四肢肘膝以下的穴位为主。《素问》："病在上，取之下；病在下，取之上；病在中，傍取之。"例如，目赤肿痛取行间；久痢脱肛取百会；四总穴"肚腹三里留，腰背委中求，头项寻列缺，面口合谷收"。

（3）对症选穴：指针对某些较突出的症状选取相应的腧穴，一般属于治标的范畴。例如，发热取大椎、曲池；昏迷急救取水沟、涌泉；安神取神门；温阳取关元。

一般的经验选穴（奇穴）属于此类。例如，小儿疳积取四缝；痔疮出血灸二白。

痛点选穴（阿是穴）亦属于此类。

3. 配穴方法

根据各种不同病证的治疗需要，选择具有协调作用的两个以上的穴位加以配伍应用的方法。

（1）前后配穴：《灵枢》称"偶刺"。前指胸腹，后指背腰。应用时先在胸腹部探明痛点，然后向背腰部划一平行弧线直对痛点，前后各斜刺一针。多用于胸腹疼痛疾患，类似俞募配穴法，但取穴不局限于俞穴和募穴。例如，胃痛前取梁门，后取胃仓。

（2）上下配穴：上指上肢和腰部以上，下指下肢和腰部以下。在临床上应用最广。例如，胃病上取内关，下取足三里；咽喉痛、牙痛上取合谷，下取内庭。

（3）左右配穴：以经络循行交叉的特点为依据，《内经》中“巨刺”、“缪刺”就是左右配穴的运用，多用于头面部疾患。例如，左侧面瘫取右侧合谷，左侧头角痛取右侧阳陵泉、侠溪。对于内脏病证，一般左右同用，以加强其协调作用。例如，胃病取两侧的胃俞、足三里。亦有舍患侧而取健侧者。例如偏瘫、痹痛等，用此法也有一定的效果。

（4）表里配穴：以脏腑经脉的阴阳表里关系为配穴依据，即阴经的病变，可同时在其相表里的阳经取穴，反之亦然。对于一般常见病证均可采用，不限于原穴和络穴。例如胃病可取公孙、三阴交。

（5）远近配穴：即选穴原则中“近部选穴”与“远部选穴”配合使用的方法。例如，胃病取中脘、胃俞是近取法，取内关、足三里、公孙是远取法，可将远近两者配合使用。

四、特定穴的应用

特定穴是指十四经中具有特殊治疗作用，并有特定称号的腧穴。包括在四肢肘膝以下的五输穴、原穴、络穴、郄穴、八脉交会穴、下合穴；在胸腹、腰背部的背俞穴、募穴；在四肢躯干部的八会穴以及全身经脉的交会穴。临床应用时，与其他配穴方法相互配合，灵活运用，疗效较好。

1. 五输穴

五输穴是十二经脉在肘膝以下各有五个重要的经穴，分别名为井、荥、输、经、合，合称“五输”。有关记载首见于《灵枢》：“所出为井、所溜为荥、所注为输、所行为经、所入为合。”古人把经气运行过程用自然界的水流从小到大、从浅到深来形容，把五输穴按井、荥、输、经、合的顺序，从四肢末端向肘膝方向依次排列。井穴多位于手足之端，喻作水的源头，是经气所出的部位；荥穴多位于掌指或跖趾关节之前，喻作水流尚微，萦迂未成大流，是经气流行的部位；输穴多位于掌指或跖趾关节之后，喻作水流由小而大，由浅注深，是经气渐盛，由此注彼的部位；经穴多位于腕踝关节以上，喻作水流变大，畅通无阻，是经气正盛运行经过的部位；合穴所位于肘膝关节附近，喻作江河水流汇入湖海，是经气会合于脏腑的部位。

五输穴是常用要穴，为古今医家所重视。《难经》指出其主治特点：“井主心下满，荥主身热，输主体重节痛，经主喘咳寒热，合主逆气而泄。”临床上井穴适用于病在脏的神志病；荥穴可治热病；输穴可治关节痛；经穴可治喘咳；合穴治疗六腑病证。

还有根据季节因时而刺的记载，如《难经》指出：“春刺井，夏刺荥，季夏刺俞，秋刺经，冬刺合”。

子母补泻配穴法：临床上除根据五输穴的主治特点选穴外，还可配属五行，按五行生克制化选穴。阴经配属次序为木、火、土、金、水；阳经为金、水、木、火、土。根据五行相生的关系，各经均有一个母穴和子穴。例如，肺经属金，金之母为土，母穴为土性的太渊；金之子为水，子穴为水性的尺泽。母穴有补的作用，子穴有泻的作用。运用这种方法，首先辨别病在何经何脏，病性属虚属实，然后根据“虚则补其母，实则泻其子”的原则取穴治疗。

（1）本经补泻：如肺经的虚证，症见久病咳嗽，动则气喘，声低，多汗，脉细无力等，可取本经的母穴太渊，并用补法；肺经的实证，症见骤发咳嗽，气急声粗，胸闷不能平卧，脉浮滑有力等，可取本经子穴尺泽，并用泻法。

（2）异经补泻：结合脏腑的五行关系而运用。如肺经虚证，可取脾经的土穴太白（脾属土，土生金），并用补法；肺经实证，可取肾经的水穴阴谷（肾属水，金生水），并用泻法。此外，还可取相表里经的母子穴。如肺经虚证，可取大肠经的母穴曲池，并用补法；肺经实证，可取大肠经的子穴二间，并用泻法。

十二经五输穴如下。

肺经—少商　鱼际　太渊　经渠　尺泽

心包经—中冲　劳宫　大陵　间使　曲泽

心经—少冲　少府　神门　灵道　少海

脾经—隐白　大都　太白　商丘　阴陵泉

肝经—大敦　行间　太冲　中封　曲泉

肾经—涌泉　然谷　太溪　复溜　阴谷

大肠经—商阳　二间　三间　阳溪　曲池

三焦经—关冲　液门　中渚　支沟　天井

小肠经—少商　鱼际　太渊　经渠　尺泽

胃经—厉兑　内庭　陷谷　解溪　足三里

胆经—足窍阴　侠溪　足临泣　阳辅　阳陵泉

膀胱经—至阴　足通谷　束骨　昆仑　委中

2. 六腑下合穴

下合穴是指六腑在足三阳经的六个合穴。因大肠、小肠、三焦三经在上肢原有合穴，而此六穴都在下肢，为了区别，故以下合穴命名。“大肠、小肠皆属于胃”，故大肠、小肠的下合穴在胃经上，它们的生理功能是上下相承的；膀胱主藏津液，三焦主水液代谢，两者关系密切，故三焦的下合穴在膀胱经上。

“合治内府”，即指下合穴是治疗六腑病证的主要穴位。例如，足三里治疗胃脘痛；下巨虚治疗泄泻；上巨虚治疗肠痈、痢疾；阳陵泉治疗胆痛、呕吐；委中、委阳治疗三焦气化失常引起的癃闭、遗尿。

足三阳经下合穴如下。

胃—足三里

大肠—上巨虚

小肠—下巨虚

胆—阳陵泉

膀胱—委中

三焦—委阳

3. **原穴**

原是本原、原气的意思。十二经脉在腕、踝关节附近各有一个重要的经穴，是脏腑原气经过和留止的部位。十二经中，六条阴经的原穴与五输穴中的输穴相同；六条阳经则各有一原穴。

原穴与三焦、原气有密切关系。原气导源于"脐下肾间动气"，是人体生命活动的原动力，通过三焦运行于脏腑，是十二经的根本。原穴是脏腑原气所留止之处，脏腑发生病变时会相应地反映到原穴上。在治疗上，针刺原穴能使三焦原气通达，从而发挥其维护正气、抗御病邪的作用，说明原穴有调整其脏腑经络虚实各证的功能。

十二经原穴如下。

肺经—太渊

大肠经—合谷

胃经—冲阳

脾经—太白

心经—神门

小肠经—腕骨

膀胱经—京骨

肾经—太溪

心包经—大陵

三焦—阳池

胆经—丘墟

肝经—太冲

4. **络穴**

络有联络的意思。络脉在由经脉别出的部位各有一个腧穴，具有联络表里两经的作用。

在人体四肢部，十二经各有一络穴，可治疗表里两经的病证。例如，肺经的络穴列缺，既能治肺经的咳嗽、喘息，又能治大肠经的齿痛、头项等疾患。

在躯干部，还有任脉络穴鸠尾，其络脉散布于腹部，联络腹部的经气；督脉络穴长强，其络脉夹脊旁向上，散布于头部，联络背部的经气；脾之大络大包，散布于胸胁部，网罗周身的气血。故腹部疾患取鸠尾，背部疾患取长强，周身关节疾患取大包。

十五络穴如下。

肺经—列缺

大肠经—偏历

胃经—丰隆
脾经—公孙
心经—通里
小肠经—支正
膀胱经—飞扬
肾经—大钟
心包经—内关
三焦经—外关
胆经—光明
肝经—蠡沟
任脉—鸠尾
督脉—长强
脾之大络—大包

原络配穴法：原穴与络穴，既可单独运用，也可配合运用。根据表里脏腑经先病与后病而运用。先病者为主，取其原穴；后病者为客，取其络穴。例如，心与小肠经均病，但心经是先病，小肠经是后病，故取心经原穴神门为主，小肠经络穴支正为客；反之，小肠经先病，心经后病，则取小肠经原穴腕骨为主，心经络穴通里为客。这种方法适用于表里两经合病，属于表里配穴法。

5. **郄穴**

郄有间隙的意思。郄穴是指经脉气血曲折汇聚的孔隙，多分布在四肢肘膝以下。

郄穴用于治疗本经循行部位及所属脏腑的急性病证。阴经郄穴多治血证，如孔最治咳血，中都治崩漏。阳经郄穴多治急性疼痛，如颈项痛取外丘，胃脘痛取梁丘，腹痛取温溜。

郄穴如下。
肺经—孔最
心包经—郄门
心经—阴郄
大肠经—温溜
三焦经—会宗
小肠经—养老
胃经—梁丘
胆经—外丘
膀胱经—金门
脾经—地机
肝经—中都
肾经—水泉

阳跷—跗阳
阴跷—交信
阳维—阳交
阴维—筑宾

6. **八脉交会穴**

八脉交会穴是指十二经脉与奇经八脉相通的八个腧穴，均分布在肘膝以下。

此八穴既能治奇经病，又能治正经病。例如，公孙通冲脉，能治脾经病和冲脉病。

临床上常采用上下相应的配穴法。例如，公孙配内关治疗胃、心、胸部病证和疟疾；后溪配申脉治疗内眼角、耳、项、肩胛部位病及发热恶寒等表证；外关配足临泣治疗外眼角、耳、颊、颈、肩部病及寒热往来证；列缺配照海治疗咽喉、胸膈、肺病和阴虚内热等。

八脉交会穴及主治如下。

阴维—内关
冲脉—公孙 } 二者主治心、胸、胃部病证和疟疾

督脉—后溪
阳跷—申脉 } 二者主治颈项、肩背、耳、内眦病证

阳维—外关
带脉—足临泣 } 二者主治耳后、颊、颈、肩、外眦病证

任脉—列缺
阴跷—照海 } 二者主治喉、胸膈、肺病证

7. **背俞穴**

背俞穴是脏腑经气输注于背部的腧穴。位于背部膀胱经的第一侧线上，大体依脏腑位置而上下排列，分别冠以脏腑之名。

当脏腑发生病变时，在相关的背俞穴处常出现压痛或敏感现象。背俞穴不仅可以治疗相应脏腑的疾病，还可以治疗与脏腑相关的五官九窍、皮肉筋骨等所属器官的病证。例如，肝俞既能治疗肝病，又能治疗与肝有关的目疾、筋脉挛急等病；肾俞既能治疗肾病，也可治疗与肾有关的耳鸣、耳聋、阳痿及骨病等。

8. **募穴**

募穴是脏腑经气结聚于胸腹部的腧穴。其分布有在本经者，有在他经者；有呈单穴者，有为双穴者。其与脏腑的部位较接近。

脏腑有病多反映于募穴。如胆病可在日月或期门有压痛，胃病可在中脘有压痛。故募穴治疗多以脏腑及局部疾病为主。如肝病胁痛取期门，大肠腹痛取天枢。

背俞穴和募穴均可治疗脏腑病证，有阴阳的区别。背俞穴在背部，属阳；募穴在胸腹部，属阴。《难经》："阴病行阳，阳病行阴，故令募在阴，俞在阳。"五脏属阴，六腑属阳，五脏病可反映于背俞穴，六腑病可反映于募穴。因此五脏有病多取属阳的背俞穴，如

肝病取肝俞，肺病取肺俞；六腑病变多取属阴的募穴，如胃病取中脘，大肠病取天枢。

这也是“从阴引阳，从阳引阴”的一种治疗方法。

募穴如下。

肺—中府

心包—膻中

心—巨阙

肝—期门

胆—日月

脾—章门

胃—中脘

三焦—石门

肾—京门

大肠—天枢

小肠—关元

膀胱—中极

俞募配穴法：背俞穴和募穴可单独选用，也可配合运用，以加强疗效。例如胃病，于背部取胃俞，于腹部取中脘；肺病，取肺俞和中府。这又属于前后配穴法。

9. **八会穴**

八会穴是指脏、腑、气、血、筋、脉、骨、髓之精气所会聚的腧穴。与其所属的八种脏器组织的生理功能有密切关系。例如章门为脏之会，因五脏皆禀于脾，为脾之募穴；中脘为腑之会，因六腑皆禀于胃，为胃之募穴；膻中为气之会穴，因其为宗气之所聚，为心包之募穴；膈俞为血之会，因其位于心肝俞之间，心主血，肝藏血；大杼为骨之会穴，因其近于椎骨（柱骨之根）；阳陵泉为筋之会穴，因其位于膝下，膝为筋之府；太渊为脉之会，因其为肺之原穴，居于寸口为脉之大会；绝骨为髓之会穴，因其属于胆经，胆主骨所生病，骨生髓。

凡与此八者有关的病证均可选用相关的八会穴来治疗。例如脏病都可配取章门，血病都可配取膈俞。《难经》：“热病在内者，取会之气穴也。”说明八会穴还能治某些热病。

八会穴如下。

脏会—章门

腑会—中脘

气会—膻中

血会—膈俞

筋会—阳陵泉

脉会—太渊

骨会—大杼

髓会—悬钟

10. **交会穴**

交会穴是指十二经脉、奇经八脉各经之间互相交会部的腧穴。全身的交会穴有 90 余个，多分布于躯干、头面部。

交会穴不但能治疗本经的疾病，还能治疗与其相交会经脉的疾病，一般多用于相交会的两经或数经同时发生病变。例如关元、中极是任脉与足三阴经的交会穴，既可治任脉的疾患，又可治足三阴经的疾患；三阴交是足三阴经的交会穴，对肝、脾、肾三经病变都可取之。

第八章 针灸治疗常见病

第一节 痹 证

痹有闭阻不通之意。凡风寒湿外邪侵袭经络，气血闭阻运行不畅，引起以筋骨、关节、肌肉等处疼痛、酸楚、重着、麻木，甚则关节肿大、屈伸不利为主要症状的病证，统称为痹证。

本病在临床上较为常见，在气候寒冷、潮湿、多风的地区更为常见，具有渐进性或反复发作的特点。病情轻者只在某些肢体、关节等处感到酸楚、疼痛，随天气变化而加剧。严重者疼痛、酸楚显著，关节肿大，反复发作，甚则引起变形，使肢体、关节运动功能受限。

痹证日久不愈，因肢体关节疼痛，长期废用，亦有类似痿证之瘦削枯萎者。鉴别要点是痿证不痛，痹证多有疼痛。

现代医学的风湿热、风湿性关节炎、类风湿关节炎、痛风等病，均属本病范畴。

1. 病因病机

素体虚弱、正气不足、腠理不密、卫外不固，是引起痹证的内在因素。其易受外邪侵袭，且在感受风寒湿邪后，易使肌肉、关节、经络闭阻不通而形成痹证。总之，痹证是由于正气不足、感受风寒湿邪所致。

由于人的体质差异或感受病邪不同，其临床证候也异。感受风邪为主，疼痛呈游走性者，称为行痹；感受寒邪为主，痛有定处，疼痛剧烈者，称为痛痹；感受湿邪为主，酸楚、麻木、困重者，称为着痹；内有蕴热，复感风寒湿邪，邪郁化热，发病急剧，伴有发热症状者，称为热痹。

痹证受病有浅深轻重的不同，按病位分为皮痹、肌痹、筋痹、脉痹、骨痹。皮肤、肌肉受病者，其病浅而轻；筋、脉、骨节受病者，其病深而重。

痹证日久，易出现三种病理变化：①气血运行不畅日甚，瘀血痰浊闭阻经络，可出现皮肤瘀斑、关节周围结节、关节肿大、屈伸不利等症。②病久使气血耗伤，呈现不同程度气血亏虚证候。③日久不愈，复感于寒，病邪由经络而病及脏腑，出现脏腑痹证候。以心痹常见（心悸，气短，动则尤甚，面色少华，舌淡，脉虚数或结代）。

2. 辨证

（1）行痹：肢体关节肌肉疼痛酸楚，游走不定，上下左右走窜疼痛，以腕、肘、膝、踝处为甚，关节运动不利，或见恶寒发热，舌苔薄腻，脉浮。

肢体关节疼痛是风寒湿邪的共同症状，邪留经络，致气血运行不畅，不通则痛；因感受风邪为主，风性善行走窜，故痛无定处，时而走窜上肢，时而流注下肢；外邪侵入，正邪交争，故恶寒发热；舌苔薄腻为风寒湿邪侵袭的初期表现，脉浮为风邪在表之征。

（2）痛痹：肢体关节肌肉疼痛剧烈，势如锥刺，痛有定处，得热痛减，遇寒加剧，日轻夜重，关节屈伸不利，局部不红不热，常有冷感，舌苔薄白，脉弦紧。

因寒邪偏盛，寒为阴邪，其性收引，经脉收引使气血更为不畅，故痛甚；寒性凝滞，故痛有定处；得热则血行得通，故痛减；遇寒则血益凝滞，其痛加剧，势如锥刺；白天阳气旺盛，故痛轻，夜晚阴盛，故痛重；寒邪为患，故局部不红不热，常有冷感；苔白为寒邪之象，脉弦紧主寒主痛。

（3）着痹：肢体关节肌肉酸痛沉重，痛处较为固定，肌肤麻木不仁，易受阴雨气候影响而加重，舌苔白腻，脉濡缓。

湿邪偏盛，湿性重浊，浸淫肢体关节，气血运行不畅，故见麻木、沉重、疼痛；湿性黏滞，亦为阴邪，故痛有定处；因受阴雨气候影响，气血更加郁滞，故病情加重；苔白腻，脉濡缓均为湿象。

（4）热痹：肢体关节疼痛，局部灼热红肿，得冷稍舒，痛不可近，活动受限，可涉及一个或多个关节，兼有发热、口渴、心烦、喜冷等症状，舌苔黄，脉滑数。

局部红肿而痛，为邪热阻于经络关节、气血郁滞不通之故；关节肿胀变形，故运动受限；热盛则发热、心烦、喜冷；热盛伤津则口渴；苔黄、脉滑数均为实热之象。

3. 治疗

治法：祛风、散寒、除湿、清热以疏通经络，后期可扶正以祛邪。根据疼痛部位，局部多取阳经经穴为主，亦可采用阿是穴，并结合循经远道取穴。行痹以针为主；痛痹少针多灸；着痹针灸并用；热痹针用泻法。病在皮肤、肌肉宜浅刺，或用皮肤针叩刺；病在筋骨宜深刺留针；病在血脉可放血。

处方：

（1）肩关节：肩髃（LI15） 肩髎（SJ14） 肩贞（SI9） 臑俞（SI10）
（2）肩胛：天宗（SI11） 秉风（SI12） 肩外俞（SI14） 膏肓（BL43）
（3）肘臂：曲池（LI11） 尺泽（LU5） 天井（SJ10） 外关（SH5） 合谷（LI4）
（4）手腕：阳池（SJ4） 阳溪（LI5） 阳谷（SI5） 外关（SJ5）
（5）手指：阳谷（SI5） 后溪（SI3） 三间（LI3） 八邪
（6）髋关节：环跳（GB30） 居髎（GB29） 悬钟（GB39）
（7）股部：秩边（BL54） 承扶（BL36） 阳陵泉（GB34）
（8）膝关节：鹤顶犊鼻（ST35） 内膝眼阳陵泉（GB34） 阴陵泉（SP9）
（9）小腿：承山（BL57） 飞扬（BL58）
（10）踝部：解溪（ST41） 商丘（SP5） 丘墟（GB40） 昆仑（BL60） 太溪（KI3）
（11）足趾：公孙（SP4） 束骨（BL65） 八风
（12）腰脊：水沟（DU26） 身柱（DU12） 腰阳关（DU3） 夹脊

（13）全身痛：
后溪（SI3）——通督脉——八脉交会穴，主一身肌肉、筋骨之病
申脉（BL62）——通阳跷
大包（SP21）——脾之大络，网罗一身之气——行气活血，治全身疼痛
膈俞（BL17）——血会
加相应部位

随证选穴：

（1）行痹：血海（SP6）　膈俞（BL17）——活血、养血，“血行风自灭”
（2）风池（GB20）——治风要穴
（3）痛痹：肾俞（BL23）　关元（RN4）——温补元阳以驱寒邪
（4）着痹：脾俞（BL20）　足三里（ST36）　阴陵泉（SP6）——健运脾胃而化湿
（5）热痹：大椎（DU14）　曲池（LI11）——疏风清热，活血通络
（6）皮痹、肌痹：皮肤针叩刺加拔罐
（7）脉痹：血海（SP10）　膈俞（BL17）
（8）筋痹：阳陵泉（GB34）——筋会
（9）骨痹：大杼（BL11）——骨会　悬钟（GB39）——髓会

第二节　失　　眠

失眠是以经常不能获得正常的睡眠为特征的一种病证。随着现代生活节奏的加快，工作压力的加重，失眠在临床上尤为常见。失眠的临床表现不一，轻者不易入睡，或寐而多梦易醒，时寐时醒，或醒后不能再寐，严重者整夜不能入寐。常兼见头晕、头痛、心悸、健忘、精神异常等证。

因咳喘、疼痛等疾患引起的失眠，应着重处理原发病，不在本病讨论范围。

失眠常见于现代医学的神经衰弱。

1. 病因病机

（1）忧思劳倦，损伤心脾：心主血脉，主藏神，心伤则耗伤阴血，神不守舍；脾主运化，为气血生化之源，脾伤则营血亏虚，不能上供于心，心神不安。

（2）体质虚弱、久病、房劳过度，肾阴亏耗，不能上承于心，心阳独亢；五志过极，心火炽盛，不能下交于肾，导致心肾不交，心火亢盛，扰乱神明，神志不宁。

（3）饮食不节，脾胃受伤，聚湿生痰，痰郁生热，上扰心神，胃失和降，卧不得安。中医有“胃不和则卧不安”之说。

（4）情志所伤，肝气郁结，久而化火，肝火上扰，心神不宁。

综上所述，失眠多与心、脾、肝、肾有关。

2. 辨证

（1）心脾两虚：夜来不易入睡，睡则多梦易醒，心悸，健忘，头晕，体倦神疲，面

色少华，饮食无味，脘痞便溏，舌淡苔薄白，脉细弱。

心主血，脾为气血生化之源，心脾亏虚，血少不能养心，神不内守，故多梦易醒、心悸；气血亏虚，不能上奉于脑，故头晕、健忘；血不上荣于面，故面色少华而舌质淡；脾失健运，则饮食无味，血少气虚，故体倦神疲，脉细弱。

（2）心肾不交：心烦不眠，或稍寐即醒，头晕，口干咽燥，健忘、心悸、梦遗、腰酸，舌红苔少，脉细数。

肾水不足，不能上制心火，使心神不安，神失所养，故见心烦不眠、心悸。肾阴虚亏，不能养骨填髓，则腰酸；髓海空虚，故健忘、头晕。阴虚生内热，故五心烦热。津液耗伤，故口干咽燥。虚火扰动精室，故遗精。舌红脉细数属阴亏火旺之证。

（3）胃气不和：睡眠不安，脘腹胀满或胀痛，嗳气吞酸，时有恶心或呕吐，大便不爽，舌苔腻，脉滑。

脾胃运化失常，聚湿生痰，痰热上扰，则心烦失眠；食滞于中，升降之道受阻，故脘腹胀满或胀痛，嗳气吞酸，时有恶心呕吐，大便不爽；苔腻脉滑亦为宿滞内停，生痰生热之征。

（4）肝火上扰：不能入眠，头晕头胀，多烦易怒，或伴胁痛，目赤口苦，苔薄黄，脉弦。

肝火上炎，扰动心神，故不能入眠，肝火上攻头目，故头晕头胀，肝气郁结不得疏泄，久而化火，故多烦易怒，肝火挟胆气上溢，故口苦，火郁肝经，故胁肋胀痛，脉弦为肝旺之象。

3. 治疗

治则：宁心安神

取穴：神门——心经原穴，宁心安神

三阴交——足三阴经交会穴，益气养血安神

四神聪——经外奇穴，镇惊安神

（1）心脾两虚

治法：补益心脾，养血安神。取手少阴、足太阴经穴和背俞。针宜补法，针灸并用。

处方：脾俞、心俞——补养心脾，益气生血，使心神得养，睡眠自常

隐白——井穴，治多梦易惊

随症：健忘灸志室、百会

（2）心肾不交

治法：交通心肾。取手足少阴、厥阴经穴为主。补泻兼施。

处方：心俞、大陵——降心火，镇惊安神——心肾相交，水火既济

肾俞、太溪——滋肾水济，心神得宁

头晕：风池；遗精：志室

（3）胃气不和

治法：健脾和胃，利湿化痰。取任脉、足阳明、太阴经穴为主。针宜泻法。

处方：中脘、丰隆、足三里——和胃安中化痰，胃和寐安

呕恶：内关

（4）肝火上扰

治法：清肝泻火，滋阴潜阳。取足少阳、足厥阴、手少阴经穴为主。针用泻法。

处方：肝俞、行间——清肝泻火，益血养阴——清泻肝胆之火，益阴潜阳，不寐自愈

胆俞、足窍阴——降胆火除烦

4. 注意事项

在针灸治疗的同时，应注意病人的精神因素，劝其解除烦恼和压力，避免情绪激动，睡前不吸烟，不喝酒、浓茶、咖啡，每天参加适当的体力劳动，增强体质，养成良好的生活习惯。

第三节 中 风

中风是临床常见的急性病，多发于中老年。因其发病急骤，变化多端，与风性善行而数变（来去迅速，变化多端）的特征相似，故称“中风”。（中：感受、受到之意）

本病在发病前常有头晕、疲乏、急躁、肢麻等先兆症状，发病时则以半身不遂、口角歪斜、语言不利，甚则突然昏仆、不省人事为主症。

现代医学的脑溢血、脑血栓形成、脑栓塞、脑血管痉挛等病及其后遗症，都可参照本病治疗。

1. 病因病机

中老年，体质渐弱，气血亏虚。若房事不节，过度劳累→肾阴不足，肝阳偏亢；或体质肥胖，恣食甘腻→脾失健运，聚湿为痰，痰郁生热。在这些致病基本因素的影响下，如遇忧思恼怒，饮酒暴食，劳累过度，风邪外袭等诱因，可致脾失健运，生痰化火而生内风；或阴亏于下，肝阳暴张，阳化风动，引动心火，导致风火相煽，气血破走于上，挟痰浊横窜经隧，蒙闭清窍而致中风发生。

其发病因素较为复杂，多与风、痰、火、虚有关，涉及心、肝、肾、脾。

根据发病深浅和病情程度不同，而有轻重之分。

（1）中脏腑：属肝阳暴升，阳化风动，与痰火相夹，迫使气血并走于上，阴阳平衡严重失调，痰热蒙闭心窍，病位较深，病情较重，呈现脏腑并经络证候，有神志不清者。

中脏腑者，根据病因病机不同，又可分为闭证和脱证。

①闭证：属实证，因心肝火盛，痰热闭阻清窍所致。

②脱证：属虚证，由真气衰微，元阳暴脱所致。

（2）中经络：属肝风内动，痰浊阻滞经络，病位较浅，病情较轻，仅见经络证候，无神志改变者。

2. 辨证

（1）中脏腑：突然昏仆，神志不清——气血挟痰浊上逆，蒙闭清窍，半身瘫痪，口

角流涎，舌强失语——经络气血阻滞。

①闭证（邪实内闭）：牙关紧闭，两手握固，面赤气粗，喉中痰鸣，二便闭塞，舌红苔黄厚或灰黑，脉弦滑有力。

风火痰热之邪内闭经络，故牙关紧闭，两手握固，面赤气粗，二便闭塞；风痰壅盛，故喉间痰鸣；舌红苔黄厚或灰黑，脉弦滑有力，为风痰挟火之征。

②脱证（阳气欲脱）：目合口开，鼻鼾息微，手撒遗尿，舌萎，脉细弱。甚则四肢厥冷，面赤如妆，脉微欲绝或浮大无根。

元气衰微，阴阳离绝，脏气欲绝，故见目合口开，鼻鼾息微，手撒遗尿等危证；舌萎、脉细弱为阴血亏虚，元阳欲脱之象。四肢厥冷，面赤如妆，脉微欲绝或浮大无根，为阴绝于下，孤阳上越之象，有暴脱之危。

闭证失治、误治，可转为脱证，多预后不良。

（2）中经络：病在经络，未及脏腑，或脏腑功能逐渐恢复，而经络气血仍然阻滞。证见半身不遂，麻木不仁，口角歪斜，舌强语涩，神志尚清，或兼见头痛，眩晕，筋脉瞤动，目赤面红，口渴咽干，多愁善怒，苔黄腻，脉弦滑。

阴阳失调，风痰阻滞经络，或中脏腑经治疗后功能渐复，经络仍阻滞，气血不畅，故半身不遂，麻木不仁，口角歪斜，舌强语涩。如兼有肝阳上亢，风阳上扰，则头痛，眩晕，筋脉瞤动；如心肝火盛，则目赤面红，口渴咽干，多愁善怒，苔黄腻；风痰阻滞，故脉弦滑。

中经络者如反复发作，病情由轻转重，亦可出现中脏腑证候。中脏腑者，救治脱险，神志清醒后，多后遗经络证候。

3. 治疗

（1）中脏腑

①闭证

治法：开窍息风，清火豁痰。取督脉，十二井穴为主，泻法或点刺出血。

处方：

人中——急救要穴，通调督脉经气，以开窍醒脑。向上斜刺0.3~0.5寸。

百会——通调督脉经气，以开窍醒脑。平刺0.3~0.5寸。

十二井——通三阴三阳经气，点刺出血可泄热开窍。

涌泉——肾经井穴，导热下行

太冲——肝经原穴，降肝经逆气以平息肝阳。

丰隆——脾胃为生痰之源，胃经络穴，宣通脾胃气机，蠲化痰浊。

以上诸穴配合以达平肝息风、降火豁痰、启闭开窍之目的。

牙关紧闭：颊车、下关、合谷——手足阳明经循于面颊，疏通气血。

②脱证

治法：补益气血，回阳固脱。取任脉经穴为主（任脉为阴脉之海，“孤阴不生，独阳不长”，根据阴阳互根的原理，如元阳外脱，必从阴中以救阳）。重用灸法。

处方：

神阙——脐为生命之根蒂，神阙位于脐中，为真气所系。隔盐灸。

关元——任脉与足三阴交会穴。

气海——系生气之海。

三穴是治疗虚脱的要穴，重灸可补益元气，回阳固脱。

（2）中经络

治法：调理气血，息风通络。取督脉和患侧阳经腧穴为主（阳主动，肢体运动障碍，其病在阳，督脉为阳脉之海，故取督脉和阳经穴为主，以调和全身气血，疏通上下经络，使运动功能易于恢复）。初病针患侧，泻法为主；久病可取双侧，补法为主。

处方：

百会、风府、通天——息风通络

上肢：肩髃、曲池、外关、合谷

下肢：环跳、阳陵泉、足三里、解溪

口角歪斜：地仓、颊车——疏通面部经气

言语不利：廉泉、通里——利舌本

风阳上扰：风池、太冲——泻法，平肝息风。太溪——补法，益肾阴以涵木。三阴交——补法，育阴潜阳

心肝火盛：大陵、行间——泻法，清泄气火。太溪——补法，益阴降火

4. 注意事项

（1）中脏腑患者，病情危急，应采用中西医结合方法及时抢救，使患者尽快脱离危险。

（2）中经络患者，宜及早进行针灸治疗，并指导患者进行肢体功能锻炼和语言练习。

（3）预防中风：有先兆者，注意饮食起居，避免劳累，心情舒畅，常灸足三里、悬钟。

第四节　感　　冒

感冒是常见的外感病，一年四季都可发生，但以秋冬发病率为高。

若同时在某些区域范围内发病众多，则称为“时行感冒”。

本病以头痛、鼻塞、流涕、咳嗽、恶寒、发热为主症。多因腠理不固，外邪侵袭人体，肺卫失常而发病。病程一般5～10天，轻证不治自愈，重证多需治疗。感冒的轻重，与人体卫气的强弱以及受邪的深浅有关，卫气较强受邪浅者则病轻，卫气较弱受邪深者则病重，故凡婴幼老人及体质虚弱者多患重证。

本病包括由病毒或细菌感染引起的上呼吸道炎症、流行性感冒等。

1. 病因病机

本病俗称“伤风”，主要是感受风邪所致。肺司呼吸，外合皮毛，开窍于鼻。由于体

虚正弱，当气候剧烈变化，寒温失常，人体卫外功能不能适应时，于是风邪由皮毛、口鼻而入，引起一系列肺卫证候。风邪又常常挟时邪而侵袭人体，秋冬多感风寒，春夏多感风热，长夏多夹暑湿。风与寒合，则为风寒，感受风寒，则寒邪束表，肺气不宣，毛窍闭塞；风与热合，则为风热，感受风热，则热邪上蒸，肺失清肃，腠理疏泄失常；风夹暑湿，则为暑湿证，阻遏清阳，留连难解。此外，由于患者体质上的差异，内外因的互相影响，因而受邪后的证候也有所不同。素体阳虚者，多见风寒，汗解后卫阳不固，易反复感冒；阴虚者，多见风热，因津液亏乏，不能作汗而解，往往变证丛生。小儿体质娇嫩，传变尤速，常可出现高热神昏、抽搐等症，宜与其他热病加以鉴别。

2. 辨证

（1）风寒证

主证：恶寒发热，无汗，头痛，四肢酸痛，鼻塞，清涕，喉痒，咳嗽，声重，痰多清稀，舌苔薄白，脉浮紧。

证候分析：风寒之邪，束于肌表，肺气不宣，上窍不利，故见鼻塞、流清涕；风寒客于皮毛，寒为阴邪，最易伤阳，卫阳被郁，故见恶寒、发热、无汗、头痛，甚则四肢酸痛等表证；舌苔薄白、脉浮紧为风寒侵袭肺卫之征。

（2）风热证

主证：发热汗出，微恶风，头痛且胀，咳嗽咯痰黄稠，咽部发红或痛，渴欲饮水，苔薄白或微黄，脉浮数。

证候分析：风热之邪，多从口鼻而入，首先犯肺。风为阳邪，其性疏泄，风热相搏，故见发热，微恶风，汗出；风热上干头部，故头痛且胀；肺失清肃，故咳嗽咯痰黄稠；风热熏蒸于清道，故咽红或痛，渴欲饮水。苔薄白微黄，脉浮数为风热侵袭肺卫之征。

（3）暑湿证

主证：恶寒少汗，身热不扬，头重如裹，肢体关节酸困重痛，咳嗽不甚，痰白而黏，胸闷脘痞，呕恶腹胀，便溏尿赤，口淡腻不渴或渴喜热饮，舌苔厚腻或黄腻，脉缓或浮数。

证候分析：暑湿之邪阻遏清阳，故恶寒少汗，身热不扬；湿性重浊，故头重如裹，肢体关节酸困重痛；湿邪阻滞中焦，升降失职，则脘痞、呕恶腹胀、便溏；舌脉亦为暑湿之象。

凡感冒兼气虚则肢体倦怠，气短懒言，舌质淡嫩，脉浮无力；兼阳虚则四肢欠温，面白形寒，舌质淡胖，脉沉无力；兼血虚则面色少华，唇爪色淡，头晕心悸，舌淡苔白，脉细；兼阴虚则心烦，口渴，咽干，手足心热，舌红，脉细数。辨证宜审慎，治疗需兼顾。

3. 治疗

（1）风寒证

治法：疏风散寒，解表宣肺。取督脉、手太阴、手阳明、足太阳经穴为主，针刺泻法，体虚用平补平泻，并可加灸。

处方：风府，风门，风池，列缺，合谷。

方义：风府为督脉经穴，用之以疏风解表而止头痛；太阳主一身之表，取风门以疏调太阳经气，散风寒解表以治恶寒发热；肺合皮毛，寒邪束表，取肺经络穴列缺，以宣肺气而止咳嗽；阳维主阳主表，故取足少阳、阳维会穴风池以疏解表邪；太阴、阳明为表里，故取阳明原穴合谷以祛邪解表。

随证配穴：

头痛：太阳；鼻塞：迎香；背部酸楚加肺俞拔火罐，或用走罐，平大椎向下推至腰部，再向上推，最后停留在肺俞，10 分钟取下。

（2）风热证

治法：疏风解热，清肺利气。取督脉、手太阴、少阳、阳明经穴为主。针用泻法。

处方：大椎，曲池，外关，合谷，鱼际，尺泽。

方义：督脉为阳脉之海，大椎为督脉经穴，又属诸阳之会，取之以表散阳邪而解热；合谷、曲池为手阳明原穴、合穴，手阳明与手太阴相表里，泻之能清肺气而退热；鱼际为肺经荥穴，配尺泽以清肺泄热、化痰止咳利咽；外关为手少阳之络，通于阳维，可疏散在表阳邪以解热。

随证配穴：咽喉肿痛加少商，用三棱针点刺出血；小儿高热惊厥加人中、十宣浅刺疾出，不按针孔，并可挤出血珠。

（3）暑湿证

治法：清暑化湿，疏表和里。取太阴、阳明、少阳经穴。针用泻法。

处方：孔最，合谷，中脘，足三里，支沟。

方义：暑湿伤表，肺卫不和，故取孔最、合谷宣肺解表，清暑化湿，治头重、肢困、咳嗽、寒热；暑湿内蕴，升降失职，故取中脘、足三里和中健胃、化湿降浊，治脘痞、呕恶、口中淡腻；支沟通调三焦气化，配合诸穴祛暑化湿。

随证配穴：热重加大椎；湿重加阴陵泉；腹胀便溏加天枢。气虚、阳虚加灸足三里、膏肓；血虚、阴虚加肺俞、血海、复溜。针用补法。

4. 注意事项

（1）本病与某些传染病早期症状相似，应加以鉴别。

（2）预防感冒：在本病流行的季节，每天自我按摩迎香、合谷 2～3 次，每穴 3～5 分钟，以局部有酸胀感、皮肤微红为度。亦可每日灸风门或足三里 3～5 壮，有一定的预防作用。平时常室内通风，坚持室外活动和体育锻炼，以增强防御外邪的能力。

第三篇　中医推拿学

第一章　总　　论

一、推拿的定义

推拿是指医生用手、身体其他部位或器械，在人体的特定部位进行各种具有规范化动作结构的操作技术，以调节人体的生理、病理状况，达到防病、治病效果的一种治疗方法。

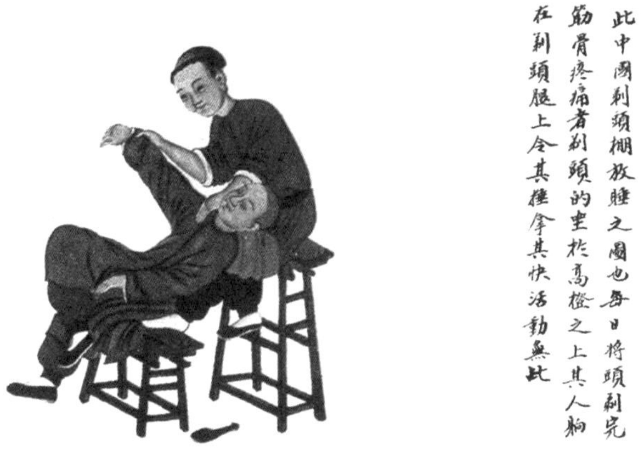

推拿古称按摩、按跷、案杌等，至今在我国很多地区还沿用按摩这一名称。推拿这一名称首见于我国明代，当时的《小儿按摩经》《小儿推拿方脉活婴秘旨全书》《小儿推拿秘诀》等著作就把按摩改称为推拿。这一名称的演变，本身就体现了这一疗法的发展和人们对手法认识的提高。早期的按摩疗法仅用于少数疾病的治疗，手法种类也较少，常用的是按和摩两种手法。按法是单纯的向下用力，即所谓“按而留之”；摩法则是在体表做环形摩擦，属平动的范围。以后随着治疗范围的扩大，手法也有了相应的发展。在实践中人们发现手法用力方向的不同对治疗作用有一定的影响，从而产生了各种用力方向不同的手法，使原有的手法不断完善，还出现了包括向下的压力、向上的提力以及相对的挤压力的综合手法。手法的分类也渐趋合理，适应证逐步扩大，于是按摩这一名称逐渐被推拿这个更为明确的概念所取代。可以说由按摩改称推拿，标志着推拿发展史上的一个很大的飞跃。

二、推拿简史

在生活实践中，人们逐渐发现按摩能使疼痛减轻或消失，在这基础上人们逐渐认识了按摩对人体的治疗作用。人类在逐渐认识按摩作用的基础上，有目的地把按摩用于医疗实践，并不断加以总结，逐渐形成了推拿治疗体系。我国这一体系的形成是在二千多年前先秦两汉时期，当时有两部医学巨著，即《内经》和《黄帝岐伯按摩十卷》。其中《黄帝岐伯按摩十卷》是我国乃至世界医学史上的第一部按摩专著（已佚）。这两部书第一次完整地建立了中医学的理论体系，确立了按摩作为一门医疗学科在中医学体系中的地位，因此可以说推拿是人类最古老的一种医疗方法，是中医学的一个重要组成部分。《黄帝岐伯按摩十卷》虽已佚，但从现存的《内经》中还可明显看到有不少内容论述了推拿疗法。该书对按摩的起源、手法、临床应用、适应病证、治疗原理以及按摩教学等各方面内容，多有涉及。如书中提到的按摩手法，就有推、按、摩、跷、掣等十几种；列举的适应证，有惊恐、痿厥、寒热、脾风、经络不通、寒腹痛等各科急、慢性病证；特别是对手法治疗的机理，书中已阐述得相当精辟，有的至今仍指导着临床。《内经》共三十六卷一百六十二篇，其中《素问》有9篇论及推拿，《灵枢》有5篇论及推拿。由此可以看出推拿对中医学理论体系的建立所起的作用。同样，长期以来中医基础理论指导着推拿的临床实践，对推拿的进一步发展又起了推动作用。

东汉医圣张仲景在《伤寒杂病论》中，首倡“膏摩”疗法。该法是先将配制好的中药膏剂涂抹在患者体表的治疗部位，然后再用手法在其上抚摩擦揉。膏摩具有手法与药物的双重治疗作用。这不仅提高了疗效，而且扩大了按摩的应用范围。如三国名医华佗，即擅用膏摩治疗伤寒与驱除肌肤的浮淫。两晋南北朝时期，膏摩术有了进一步的发展。如西晋王叔和在《脉经》中提出用“风膏”治疗痹痛。东晋道家葛洪在《肘后备急方》中首次系统总结了膏摩的方、药、证、法和摩膏的制作方法，共介绍膏摩方8首，其适应证遍及内、外、妇、五官各科；葛洪还在《抱朴子·内篇·遐览》中提到撰有《按摩导引十卷》，但已佚。南北朝时期著名医药学家、道家、炼丹家陶弘景，也在《养性延命录》一书中设有“导引按摩”专卷，并以相当多的篇幅详细介绍了啄齿、熨眼、按目、引耳、发举、摩面、干浴等成套导引、按摩动作，内容十分丰富。这就为后世以养生保健、疾病自疗为目的的“自我推拿”术的形成，开启了源头。

隋唐时期是中国推拿的盛世。如隋太医署内设有按摩博士职位，负责日常医疗与教学工作。唐太医署内增设按摩科，把按摩医生分为按摩博士、按摩师和按摩工的等级。按摩博士在按摩师和按摩工的辅助下，教授按摩生“掌导引之法以除疾，损伤折跌者正之”。其按摩医疗与教学盛况空前。此期的自我按摩与膏摩疗法得到广泛应用和提高，如隋巢元方的《诸病源候论》，在每卷之末都附有导引、按摩之法。唐孙思邈的《千金方》更是发展了膏摩的方药，扩大了其应用范围，尤其是对膏摩治疗小儿疾病进行了系统论述。该书列举了“中客忤强项欲死”、“鼻塞不通有涕出”、“夜啼”、“腹胀满”、“不能乳食”等十几种小儿病证的膏摩治疗。书中还载有“小儿虽无病，早起常以膏摩囟上及手足心，甚辟寒风”，这是首次将膏摩用于小儿保健的最早文献。孙氏还介绍了《老子按摩法》等按摩、导引方法，单手法就有按、摩、擦、捻、抱、推、振、打、捩、捺等十余种之多。这个时期的其他医学名著，如《唐六典》介绍了按摩可以治疗“风、寒、暑、湿、饥、饱、劳、逸”八疾，大大拓展了按摩的应用范围；王焘的《外台秘要》介绍了许多按摩疾病的经验，辑录了大量的膏摩方剂并注明出处。以上史料说明，至隋唐时期，按摩作为一门中医临床学科，在基础理论、诊断技术与治疗方法诸方面，都已达到了相当高的水平。可以认为，近代推拿学的雏形，在此期已经形成。由于这一时期，中国的政治、经济、文化与交通均有了较大发展，对外文化交流出现了欣欣向荣的局面，推拿也随中医学传到朝鲜、日本、阿拉伯等国，促进了这些国家推拿医学的发展。如在日本文武朝太宝年间（701～703）颁布的“太宝律令”中规定，推拿是医学生的必修课程之一。这为日本现代盛行的“手技三法”的形成奠定了基础。

宋、金、元时期，政府的医疗机构中虽未设按摩科，但仍设按摩博士职位。按摩医疗工作，在宋代，归属于太医局的疡科及金镞科；在元朝，归属于太医院的正骨科。此外，此期又增设小方脉科，小儿按摩则由小方脉科的医师掌管。由于此期的按摩疗法主要用于骨伤科和小儿病证的治疗，这就孕育了后世推拿学中正骨推拿与小儿推拿的学科分化。这一时期比较重视推拿手法的分析，如宋《圣济总录》指出：“可按可摩，时兼而用，通谓之按摩。按之弗摩，摩之弗按，按之以手，摩或兼以药；曰按曰摩，适所用也。……大抵按摩之法，每以开达抑遏为义，开达则壅蔽者以之发散，抑遏则剽悍者有所归宿。”这是对推拿理论的一大贡献。

明代是中国推拿发展史上的第二个盛世。在政府太医院所设的十三科中，又重新设置了按摩科。在按摩治疗小儿疾病方面，初步积累了丰富的临床经验和理论知识。至1601年，中国第一部小儿推拿专著，也是我国现存最早的推拿专著《小儿按摩经》问世；尔后，《小儿推拿方脉活婴秘旨全书》《小儿推拿秘诀》等小儿推拿著作相继刊行。至此，小儿推拿作为推拿学科的一个分支已经形成，并在辨证、手法、穴位、治疗等方面形成了独特的体系。此外，我们今天采用的“推拿”这一学科名称，正是这一时期首先提出来的。

清朝政府的太医院虽未设推拿科，但由于推拿疗效卓著，无论是在官方还是民间，其应用、流传，仍相当广泛。特别是在清朝的初、中叶，小儿推拿又得到了进一步的发展，出现了一批著名的小儿推拿医师和对后世影响较大的小儿推拿专著，如熊应雄的《小儿推拿广意》，骆如龙的《幼科推拿秘书》，夏云集的《保赤推拿法》，张振均的《厘正按摩要术》等。此外，清代推拿医师在运用推拿治疗伤科疾病方面，取得了令人瞩目的成就。如《医宗金鉴》一书，将摸、接、端、提、按、摩、推、拿列为伤科八法。由上不难看出，伤科推拿这一推拿分支，此期已基本形成。

中国推拿作为一门医疗科学，它的形成是建立在大量医疗实践和中医理论基础上的，是中医学的有机组成部分。中医这一古老具有独特医疗作用的治疗方法至今依然具有很强的生命力，目前已引起国际医务界的重视，许多国家都已开展对这方面的研究工作，推拿正在为人类的医疗和保健事业作出新的贡献。

＊知识要点：

1. 我国乃至世界医学史上的第一部按摩专著是《黄帝岐伯按摩十卷》，但已佚。
2. 我国现存最早的推拿专著是明代《小儿按摩经》。
3. “推拿”这一名称正式提出的时代是明清时期。
4. 首先出现“膏摩”的时代是东汉时期。
5. 《医宗金鉴》提出的伤科八法是“摸、接、端、提、按、摩、推、拿”。

三、推拿的主要流派和特点

中国推拿在其漫长而曲折的发展过程中，由于学术渊源、师承关系、主治对象以及社会、地域、人情等复杂原因，逐渐形成了许多各具特色的学术流派与分支。纵观各推拿流派，大多具有以下三个特点。

1. 有较长的发展史，并在一定地域内流传、盛行；
2. 有一定的学术理论指导和丰富的实践经验，并有其擅长的主治范围和独特的练功及专业训练的方法；
3. 每一推拿流派各有一特长手法，称之为“主治手法”或“流派手法”，并有几种或几十种辅助手法。

此外，在手法的术式与治疗风格上，往往带有明显的地域、人文色彩。推拿流派总的来说可分为两大类：北方流派和南方流派。中国北方各推拿流派，其手法多明快刚健；而南方各推拿流派，其手法则多细腻柔和。当今中国推拿的主要流派与学术分支有一指禅推拿、滚法推拿、内功推拿、点穴推拿、整骨推拿、外伤按摩疗法、按摩疗法、小儿推拿、脏腑经络推拿、保健推拿、养生按摩、胃病推拿、捏筋拍打法、指压推拿、指针疗法、指拨疗法、捏脊疗法、自我推拿、膏摩疗法、动功按摩、运动按摩、美容按摩、经外奇穴推拿、子午流注推拿、经穴推拿、窍穴奇术推拿等。

现将影响较大的五种推拿流派简介如下。

1. 一指禅推拿

自清朝咸丰年间以来，一指禅推拿一直流传于江南，特别是在江苏、浙江、上海一带盛行。它以中医的阴阳五行、脏腑经络和营卫气血等基本理论为指导，以四诊八纲为诊察手段，强调审症求因与辨证论治。其手法是以一指禅推法为主治手法，还有拿、按、摩、滚、捻、抄、搓、缠、揉、摇、抖等常用手法，共12种。手法要求柔和深透，柔中寓刚，刚柔相济，强调以柔和为贵。由于一指禅推拿的几种主要手法技术难度较大，故非常重视其基本功训练，并有一整套科学的训练方法。训练时，要求学员先练外壮功“易筋经”，并在此基础上再在米袋上练习手法的基本动作。在治疗时，主要选用十四经脉、经穴、经筋、经外奇穴和阿是穴。操作时，要求遵循“循经络、推穴位”的原则。其适用范围比较广，无论是外感、内伤所致的经络、形体或内脏疾病，一般皆可用之。尤擅长于治疗头痛、眩晕、不寐、劳倦内伤、高血压、月经不调、胃脘痛、久泻、便秘等疾病。对漏肩风、颈椎病、腰痛等运动系统病证以及小儿泄泻、小儿遗尿等病证，亦有卓效。

2. **滚法推拿**

滚法推拿是在一指禅推拿的基础上，于20世纪40年代发展起来的推拿学派。其主治手法是滚法，其他常用手法有揉、按、拿、捻、搓5种。在施术过程中，常须配合肢体的被动运动。术后还指导病人进行自主性运动，以加强、巩固疗效。临诊时，常运用中西医结合的诊断方法，明确诊断，审症求因，辨证论治。施术时，则循经走穴，运动关节，矫正畸形，理顺筋肉，按抚神经。一招一式均以中医的经络学说与西医的解剖、生理、病理等基础理论为指导。其专业训练方法与一指禅推拿相同，强调练功和米袋上的手法基本功锻炼。滚法既保持了一指禅推法对人体具有柔和的节律性刺激这一特点，又有施力面积大和力量强等优点。故临床上用于治疗运动、神经系统病证，效果尤著。滚法推拿的主要适应证有半身不遂、小儿麻痹后遗症、周围神经麻痹、口眼歪斜、各种慢性关节病、腰及四肢关节扭伤、腱鞘炎、肩周炎、颈椎病、腰椎间盘突出症、头痛、胸胁痛等。

3. **内功推拿**

内功推拿是以掌推法（包括平推法、鱼际推法、侧推法）为主要治疗手法的一种推拿疗法。施术者须有坚实的少林内功基础，施术时要运功于内，发力于外。手法要刚劲有力，刚中含柔，阴阳有序，温力并行。在学术思想方面，内功推拿以传统中医理论为指导，强调整体观念，遵循扶正祛邪、正邪兼顾的原则。在临床治疗时，注重“外治内练”，即要求患者在接受手法治疗的同时，结合锻炼少林内功，以扶正强身。内功推拿的手法有平推法、鱼际推法、侧推法、五指拿、三指拿、提拿、点、压、分、合、扫、散、运、盘、理、抖、搓、拔伸、掌击（震）、拳击（震）、捧击（震）等。全套手法刚健雄劲，明快流畅，力透肌骨，具有典型的中国北方推拿流派风格。其临床操作有一套常规顺序，即推桥弓（男先左后右，女反之），分印堂，分眉棱，扫散太阳穴，五指拿头顶，三指拿项后大筋，平推或鱼际推前胸及后背，平推两胁（肝区禁推），推擦与提拿上肢（自腕至肩），搓上肢（自肩至腕），运肩关节，理（钳）五指，劈指缝，掌击拳面（握拳时，食指至小指近侧指骨处），搓、抖上肢，拍双侧肩井（患者站势，下同），拍二腿（从大腿根拍至小腿），再五指拿头顶，最后以三处击法结束。即拳击大椎，以通调一身阳气；拳击命门、八髎，以壮肾阳，补元气，引火归元；掌击头顶风安穴（顽石击水法），以安神定魄。整个常规操作从头面至腰骶、胸腹及下肢，涉及十二经脉和奇经八脉，具有疏通经络、调和气血、强健身体、荣灌脏腑等作用。临床应用时，可在此操作常规的基础上，根据其具体病情与辨证分型，随证加减，组合成一治疗处方。本法擅治内科虚劳杂病、外科病证以及妇人经带诸疾。

4. **指压推拿**

指压推拿又称“点穴推拿”或“指针疗法”，系指用按点法、按压法或掐法，在人体经络穴位上操作以防治疾病的一种推拿疗法。指压推拿的基本手法是“指按法”，主要用手指指端按压穴位。可按而静止不动，亦可按而左右拨动，按而轻轻揉动，按而微微颤动，按而滑行移动，按而起伏用力。此外，还有爪掐、肘压、叩点等治疗手法。由于上述手法在施术时给受术者是一点状的按压刺激，故施术主要选择经络腧穴、阿是穴或压痛点等点状部位。指压推拿具有针刺与推拿两法的治疗作用，故治疗时感应强、作用快、安全舒适，且损伤小。运用时，先以中医的脏腑、经络、营卫气血理论为指导，根据辨证分型，选择有效经穴组成推拿治疗处方；然后再按处方规定的顺序，依次点穴施治。以按点为主治手法的指压疗法是一种古老的推拿术，早在《黄帝内经》中就有“按之则血气散，故按之痛止”、“按之则热气至，热气至则痛止矣”的论述。这说明本法具有调和气血、疏通经络、调理脏腑和散寒止痛等作用，能治内、外、妇、儿、五官等各科常见病证。

5. **点穴疗法**

点穴疗法是由中国传统武术中的点穴、打穴、拿穴、踢穴和解穴等动作演化而来的一种推拿疗法，在中国的青岛、崂山及胶东一带盛行。武术中的上述点穴法，既是一种技击的进攻手段，又是一种治疗损伤的方法。而点穴疗法则是借鉴了武术技击点穴的技术动作，总结了其医疗点穴的实践经验，并在中医经络、气血学说指导下用以防治疾病的一种推拿流派。其主治手法为击点法，其他主要手法有拍打法、叩打法、按压法、掐法、扣压法、抓拿法、捶打法和矫形法等。整套手法以各种点、打、拍、捶为基本形式。施术风格峻猛刚健，捷速强劲。由于施术时要求术者有较强的指力、臂力与全身的支持力，故初学者首先要进行点穴练功。主要功法有蹲起功、运气拍力功、对拉功、仰卧功、撞背功、蜈蚣跳、鹰爪力、捶纸功、推山功及扎腰功等。在病理上，认为当人体发生痉、痹等病证时，由于邪正相搏，阴阳失调，经络之气随之逆乱，营卫气血运行因而受阻。故在治疗上，要运用较强的点打手法，“从其穴之前导之，或在对位之穴启之，使其所闭之穴感受震激，渐渐开放，则所阻滞之气血亦缓缓通过其穴，以复其流行矣。”认为“经脉既行，其病自除”。这说明点穴疗法具有疏通经络、行气活血、调和营卫、鼓舞正气、驱除邪气等治疗作用。本法用以治疗各种瘫痪、麻痹及风湿顽痹，效果显著。

各种推拿流派均以其各自的历史源流、学术理论、主治手法、训练方法、医疗风格及适用范围而自成体系，从而构成了当代中国推拿界丰富多彩的流派与分支。在我们的临床实践中应该兼收并蓄，融会贯通，掌握扎实的基本功，才能取得满意的疗效。

＊**知识要点：**

1. 各推拿流派的共同特点：①有较长的发展史，并在一定的地域内流传、盛行；②有一定的学术理论指导和丰富的实践经验，并有其擅长的主治范围和独特的练功及专业训练的方法；③每一推拿流派各有一特长手法，并有几种或几十种辅助手法。

2. 中国推拿流派可以分为两大类——北方流派和南方流派。

北方流派手法多明快刚健，南方手法多细腻柔和。

3. 主要的推拿流派有五种。

(1) 一指禅推拿：流传于江南，特别在江苏、浙江、上海一带盛行，以一指禅推法为主治手法。

(2) 滚法推拿：来源于一指禅推拿，主治手法是滚法，对人体具有柔和的节律性刺激这一特点，又有施力面积大和力量强等优点。

(3) 内功推拿：以掌推法（包括平推法、鱼际推法、侧推法）为主要治疗手法，手法要刚劲有力，刚中含柔，具有典型的中国北方推拿流派风格。

(4) 指压推拿：又称“点穴推拿”或“指针疗法”，基本手法是“指按法”，具有针刺与推拿两法的治疗作用。

(5) 点穴疗法：由中国传统武术演化而来，在中国的青岛、崂山及胶东一带盛行，主治手法为击点法，施术风格峻猛刚健，捷速强劲。

四、推拿的作用原理

推拿是在人体的一定部位上，运用各种手法（包括特定的肢体被动运动）来防治疾病的一种中医疗法。其产生疗效的主要因素，一是手法的“质量”，二是施术的部位、经络与穴位的特异作用。因此，从整体上说，推拿的治疗作用，一方面是通过手法作用于人体体表的特定部位后，其应力的直接作用发挥了活血化瘀、理筋整复、矫正畸形、纠正人体骨与软组织解剖部位的异常等局部作用；另一方面，手法动态力的波动信号，可通过穴位—经络—脏腑的传导途径，反射性地影响津液、气血、营卫、脑髓、脏腑以及精神、情志等生理活动和病理状态，从而起到全身的调治作用。其主要作用原理包括以下几方面。

1. 调整阴阳

阴阳学说是中医基础理论的一个重要组成部分。中医用阴阳来解释人体的组织结构、生理功能、病理变化等，并指导着临床诊断与治疗。

推拿治病遵循《黄帝内经》“谨察阴阳所在而调之，以平为期”的原则，根据辨证分型，术者采用或轻、或重、或缓、或急、或刚、或柔等不同刺激量的手法，使虚者补之，实者泻之，热者寒之，寒者热之，堕滞者通之，结聚者散之，邪在皮毛者汗而发之，病在半表半里者和而解之，以改变人体内部阴阳失调的病理状态，从而达到恢复阴阳的相对平衡、邪去正复之目的。如应用轻柔缓和的一指禅推法、揉法与摩法，刺激特定的募穴、俞穴及其他配穴，能补益相应脏腑的阴虚、阳虚或阴阳两虚；而使用力量较强的摩擦或挤压类手法，则能祛邪泻实；对阴寒虚冷的病证，要用较慢而柔和的节律手法在治疗部位上做较长时间的操作，使患者产生深沉的温热感，有温阳益气的作用。此外，轻擦腰部，能养阴泻火，以清血中虚热；自大椎至尾椎轻推督脉，可清气分实热；在同一路线上重推督脉，则能清热凉血，以泻血分实热。

2. 调整经络、气血与脏腑的功能

经络有“行气血、营阴阳、濡筋骨、利关节”的生理功能，且内属脏腑，外联肢节，沟通表里，联络全身。人体的五脏六腑、四肢百骸、五官九窍、皮肉筋骨等，只有通过气血的濡养与经络的联络作用，才能充分发挥各自的生理功能，并相互协调，形成一个有机的整体。如经络不通，则经气不畅，经血滞行，可出现皮、肉、筋、脉及关节失养而萎缩、不用，或五脏不荣、六腑不运等。

推拿调整经络、气血、脏腑的功能是通过手法作用于经络系统来完成的。因为推拿施

治时，一是运用各种手法在人体体表“推穴道，走经络”；二是在脏腑投影的相应体表部位施以手法能起到对其“直接”按摩的作用。这样，一方面可由手法的局部作用，对受术部位的经络、气血、脏腑病证起到直接的治疗作用。适当的手法可调节肌肉的收缩和舒张，使组织间压力得到调节，以促进损伤组织周围的血液循环，增加组织灌流量，从而起到“活血化瘀”、“祛瘀生新”的作用。如推拿对脾胃的调节主要是通过加强脾胃功能、调畅气机而实现的，临床治疗经常用摩腹来促进胃的通降功能；用一指禅推、揉、按等法治疗脾俞、胃俞、足三里，或用擦法在背部督脉及脾胃区域治疗，以促进脾胃及全身气血的运行，达到增强脾运化功能的作用。推拿对气血运行的作用，除了通过疏通经络和加强肝疏泄功能达到外，还可通过手法的直接作用来改变气血运行的系统内能，达到促进气血运行的作用。如外伤所致的局部瘀血肿痛、麻木不仁，以及受寒所致的胃肠痉挛、饮食不节引起的胃脘闷胀等，均可通过手法的局部作用而得到调治。另一方面，由于手法的刺激激发了经穴乃至整个经络系统的特异作用，使手法动态力的波动作用沿着经络传至所属的脏腑及其所过之处的组织、器官，如脑、髓、胞宫等，从而改善、恢复这些脏腑、组织器官的生理功能。如通过推拿脾经与胃经的有关经穴，可促进人体气血的生成；同时通过推拿肝经的经穴，可改善肝的疏泄功能，以促进气机的调畅。再如运用较强的拿按法或轻柔的按揉法刺激内关穴，可通过心包经的传导作用，影响心脏的功能，以治疗心动过缓或心动过速；拿按合谷穴，可治疗牙痛、面瘫；推按三阴交穴，可调理妇女的经血等。这都是推拿整体性调治作用的体现。

3. 舒筋通络，解痉止痛

推拿是解除肌肉紧张、痉挛的有效方法，因为推拿不但可直接放松肌肉，并能解除引起肌紧张的原因，即既可治标也可治本，做到标本兼治。

损伤后，肌肉附着点和筋膜、韧带、关节囊等受损害的软组织，可发出疼痛信号，通过神经的反射作用，使有关组织处于警觉状态。肌肉的收缩、紧张乃至痉挛，就是这一警觉状态的反映。这是人体的一种保护性反应，其目的在于减少肢体活动，避免对损伤部位的牵拉刺激，从而减轻疼痛。但对此如不及时处理，或治疗不彻底，损伤组织可形成不同程度的粘连、纤维化或瘢痕化，以至不断地发出有害冲动，加重疼痛、压痛和肌肉收缩、紧张，继而又可在周围组织引起继发性疼痛病灶，形成恶性疼痛环。不管是原发病灶还是继发病灶，均可刺激和压迫神经末梢及小的营养血管，造成局部血运及新陈代谢障碍。推拿是解除肌肉紧张、痉挛的有效方法。这是因为它不但能放松肌肉，并能解除引起肌肉紧张的原因。其作用机理有三：一是能加强局部的血液循环，使局部温度升高；二是通过适当的刺激，提高了局部组织的痛阈；三是将紧张或痉挛的肌肉充分拉长，从而解除其紧张、痉挛，以消除疼痛。充分拉长紧张痉挛的肌肉的方法是强迫伸展有关的关节，牵拉紧张痉挛的肌束使之放松。例如，腓肠肌痉挛，可充分背屈踝关节；腰背肌群痉挛，可大幅度旋转腰椎关节或作与肌纤维方向垂直的横向弹拨。对于有些通过上法仍不能使之放松的患者，则可先令其将关节处于屈曲位，在肌肉放松的位置进行操作。以腓肠肌痉挛为例，可先充分跖屈踝关节，然后自上而下用力推、扳、按、揉腓肠肌的后侧。其他均可根据同理类推。上面两种方法，前者是直接牵拉肌肉，后者是先放后拉，目的都是为了让肌组织从紧张状态下解放出来，达到舒筋活络的目的。

推拿可以消除导致肌紧张的病因，其机理有三个方面：一是加强损伤组织的循环，促进损伤组织的修复；二是在加强循环的基础上，促进因损伤而引起的血肿、水肿的吸收；三是对软组织有粘连者，则可帮助松解粘连。在治疗中抓住原发性压痛点是关键。《灵枢·经筋》中就有“以痛为腧”的记载。一般损伤后的压痛部位可有肌纤维断裂、韧带剥离、软骨挫伤等病理变化，也可有因损伤而致的创伤性炎症所造成的软组织粘连、纤维化、瘢痕化等病理变化。推拿通过各种手法，给以恰当的治疗，这些病理变化大部分都能治愈。大多数压痛点是损伤的部位，也是推拿治疗的关键部位。因此，压痛点的寻找要认真仔细，力求定位准确，不要为大范围的扩散痛和传导痛所迷惑。一般说，最敏感的压痛点往往在筋膜、肌肉的起止点，两肌交界或相互交错的部位，这是因为筋膜处分布的神经末梢比较丰富，肌肉起止点和交界、交叉部分则因所受应力大，长期摩擦容易发生损伤。通过对压痛点的治疗，消除了肌紧张的病理基础，为恢复肢体的正常功能创造了良好的条件。

舒筋通络，可使紧张痉挛的筋肉放松，气血得以畅通，因此可以说是松则通，通则不痛。

4. **理筋整复，纠正错位**

运用推拿的牵引、拔伸、摇扳或弹拨手法，可使关节脱位者整复，骨缝错开者合拢，软组织撕裂者对位，肌腱滑脱者理正，髓核脱出者还纳，滑膜嵌顿者退出，从而消除引起肌肉痉挛和局部疼痛的病理状态，有利于损伤组织的修复和功能重建。

在软组织损伤部位，通过手指细心触摸，拈捺忖度，从摸得的形态、位置变化等，可以帮助我们了解损伤的性质。《医宗金鉴》手法总论中说：“以手摸之，自悉其情。”并记载了筋歪、筋断、筋翻、筋转、筋走等各种病理变化，说明古人对检查的重视，并积累了丰富的诊断经验。虽在X线已经普遍应用的现代，我们可以清楚地看到骨骼的形态，但对许多软组织仍难以观察，因此，触诊在临床上仍不失其极为重要的意义。对于在触诊中发现的不同组织、不同形式的错位逆乱，要及时回纳纠正，使筋络顺接，才能气血运行流畅，通则不痛。肌肉、肌腱、韧带完全破裂者，须用手术缝合才能重建，但部分断裂者则可使用适当的手法理筋，使断裂的组织抚顺理直，然后加以固定，这可使疼痛减轻和有利于断端生长吻合。肌腱滑脱者，在疼痛部位能触摸到条索样隆起，关节活动严重障碍，若治疗不当，可转化为肌腱炎，产生粘连。为此，须及早施用弹拨或推扳手法使其回纳。关节内软骨板损伤者，往往表现为软骨板的破裂或移位，以致关节绞锁不能活动，通过适当的手法使移位嵌顿的软骨板回纳，可解除关节的绞锁，疼痛明显减轻。腰椎间盘突出者，每见腰痛与下肢窜痛，腰部活动受限，行走不便。应用适当的手法，可促使突出的髓核回纳或移位，解除髓核对神经根的压迫或改善髓核与神经根的压迫关系，而使疼痛消除或减轻。脊柱后关节错位者，其棘突向一边偏歪，关节囊及邻近的韧带因受牵拉而损伤，也能用斜扳法或旋转法纠正。骶髂关节半脱位者，因关节滑膜的嵌顿挤压及局部软组织的牵拉而疼痛难忍，通过斜扳法及伸屈髋膝等被动活动，将错位整复，疼痛也随之减轻或消失。

总之，对骨缝开错、韧带损伤等要积极采取措施，拨乱反正，令各守其位，才能有利于肌肉痉挛的缓解和关节功能的恢复。由此可见，理筋整复可使经络关节通顺，即顺则通。

5. 松解粘连，滑利关节

肌肉、肌腱、腱鞘、韧带、关节囊等软组织的损伤，均可因局部出血、血肿机化而产生粘连，从而引起长期疼痛和关节活动受限。运用局部的弹拔手法和关节提拉、拔伸、摇扳等被动运动手法，对关节粘连僵硬者，适当的被动活动则有助于松解粘连，滑利关节；对局部软组织变性者，则可改善局部营养供应，促进新陈代谢，增大肌肉的伸展性，从而使变性的组织逐渐得到改善或恢复。

在人体具有骨纤维性鞘管的部位，如二头肌肌腱长头腱管，桡骨茎突部腱管和屈拇、屈指肌腱鞘，由于骨质增生，慢性劳损或遭受风、寒、湿三者的侵袭，该处的肌腱、腱鞘肿胀、充血，鞘内渗液，久之纤维化，鞘壁增厚，使肌腱束缚于腱鞘内，影响关节的屈伸活动。轻者腱鞘狭窄，活动时弹拨作响；重者局部粘连硬结，关节丧失屈伸功能。对病变肌腱、腱鞘，局部运用弹拨手法与持续的节律性指揉或按法并配合摇扳、拔伸等关节被动运动类手法，有消肿止痛、剥离粘连、扩大狭窄、解除弹响等作用，从而恢复肌腱在腱鞘内的正常滑动。

手法通过经络系统调节气血、经络、脏腑、肌肉、骨骼、关节等，既有局部治疗，也有整体治疗，体现了中医特色和它的科学性，并在临床中得到验证。

＊知识要点：

推拿治疗的原理和作用主要有：①调整阴阳；②调整经络、气血与脏腑的功能；③舒筋通络，解痉止痛；④理筋整复，纠正错位；⑤松解粘连，滑利关节。

五、推拿的基本补泻

手法是推拿治病的主要手段。临床诊治时，推拿医师根据患者的体质强弱和病情的虚实，或补，或泻，或调和，或兴奋，或抑制。而这一切，全赖手法的巧妙应用。“虚者补之，实者泻之”是中医治疗的基本法则之一。“补”乃补正气之不足。凡能补充人体物质之不足或增强人体组织某一功能的治疗方法，即谓之“补”。“泻”乃泻邪气之有余。凡是有直接祛除体内病邪的作用，或抑制组织器官功能亢进的治疗方法，则谓之“泻”。“补”和“泻”虽是两种作用相反的对立面，但又相互关联。它们的共同目的都是调节阴阳，增强人体的正气，所以补、泻之间的关系是对立统一的关系。

古人在长期的医疗实践中，对推拿手法的补泻作用积累了丰富的经验，并进行了不断的总结，特别在小儿推拿治疗时十分强调补泻。临床实践证实推拿对促进机体功能，确实有很大的作用。手法的补泻作用与手法用力的轻重，操作的刚柔，频率的快慢，加力的方向与持续的时间等各方面的因素有关。一般来说，凡用力轻浅，操作柔和，频率缓慢，顺着经络行走的方向加力（在腹部则为逆时针方向施术），并持续时间较长的刺激手法为补法，对人体有兴奋、激发与强壮作用；反之，用力深重，操作刚中有柔，频率稍快，逆着经络行走方向加力（在腹部则为顺时针方向施术），并持续时间稍短的刺激手法为泻法，对人体有抑制、镇静和直接驱邪作用。此外，强度、频率与操作时间适中，在经络线上做来回往复操作的刺激手法为平补平泻法，又称和法，有调和人体阴阳、改善内脏生理功能的作用。必须明确，上述有关补泻手法的作用是相对的，在临床应用时并非一成不变的，因此推拿的补泻必须根据病员的具体情况，把手法的轻重、方向、快慢、刺激的性质及治疗的部位相结合起来，辩证地灵活应用才能体现出来。如补法又可分缓补与急补两种。急补时，手法较重，顺经刺激经穴；缓补时，手法要轻柔而缓慢，时间较长，循经操作。泻法也有急泻与缓泻之分。急泻时，逆经深掐，力量较重；缓泻时，逆经施法，用力较轻。临床实践证明，推拿特定的部位能促进胃肠蠕动，促进气血运行。推拿同时也具有一定的抑制机体机能亢进的作用。例如，推拿颈项部（桥弓穴）有平肝潜阳的作用，点按脾俞、胃俞有缓解胃肠痉挛的作用等。因此，推拿治疗虽无直接补、泻物质进入体内，但依靠手法在体表一定部位的刺激，可起到增强机体功能和抑制其亢进的作用，就这些作用的本质来看，是属于“补”、“泻”范畴。

1. **手法刺激性质与量对内脏的“补”、“泻”作用**

对某一脏腑来说，弱刺激能活跃兴奋生理功能，强刺激能抑制生理功能。例如，脾胃虚弱，则在脾俞、胃俞、中脘、气海等穴用轻柔的一指禅推法进行较长时间的节律性刺激，可取得较好的效果；胃肠痉挛则在背部相应的俞穴用点、按等较强烈的手法作较短时间的刺激，痉挛即可缓解。对高血压的治疗也是如此，由肝阳上亢而致的高血压，可在桥弓穴用推、按、揉、拿手法作较重的刺激，以起到平肝潜阳的作用，从而降低血压；由痰湿内阻而致的高血压，则可在腹部及背部脾俞、肾俞用推摩等手法，作较长时间的轻刺激，以健脾化湿，从而使血压降低。由此可知，作用时间较短的重刺激，可抑制脏器的生理功能，可谓之“泻”；作用时间较长的轻刺激可活跃兴奋脏器生理功能，即可谓之“补”。从这一意义上说，重刺激为“泻”，轻刺激为“补”，但这种因手法刺激的轻重所起的补、泻作用，其补泻的压力分界量，是随各人的体质以及各个不同刺激部位接受刺激的阈值而异。在临床上则是以病员有较强烈的酸胀感和较轻微的酸胀感来作分界量，当然这仅是一个近似值。但是，推拿手法对内脏的补、泻作用，除了和手法的轻重有关外，还和具体的刺激部位有密切关联。因此，根据疾病选择适当的治疗部位，根据病情和病员的体质采用不同量的轻重手法，根据不同的治疗部位选用相适应的手法，是推拿补泻作用的关键。

2. **手法频率和方向与“补”、“泻”的关系**

手法频率在一定范围内的变化，这仅是个量的变化。但超过一定范围的变化，则可出现从量变到质变的飞跃。如在临床运用中，频率高的“一指禅推”，常用在治疗痈肿疮疖等外科疾病上，有活血消肿、托脓排毒的作用。而一般频率的一指禅推法，对外科的痈疖却是不适宜的。因为高频率的“一指禅推法”（缠法）相对一般频率的“一指禅推法”来说，手法操作特点是作用面积小，压力轻，摆动的振幅小。因此每一次手法摆动的能量释放相对比一般的小，能量扩散也相应减小，这样每次手法对作用面外的组织影响就显著减小，从而减少病灶扩散的机会，消除了手法对外科痈疖治疗的副作用。然而因为手法的频率高，治疗的总能量不变，而作用面积小，能量扩散少，又使单位面积的有效能量（深透）增大。再加选择适应的治疗部位，这样既可起“清、消、托”的作用，又可克服对周围组织挤压的副作用，这种手法称之谓“泻”，反之则为“补”法。古人对手法频率与补、泻的关系也有记载，周于藩曰：“缓摩为补，急摩为泻。”关于手法方向与补、泻的关系，历代文献中有较多的记载。如明代《小儿按摩经》说：“掐脾土，曲指左转为补，直推为泻。”清代《小儿推拿广意》说：“运太阳往耳转为泻，往眼转为补。”《幼科推拿秘书》说：“左转补兮，右转泄。”“肾水一纹是后溪，推下为补上为清；小便闭塞清之妙，肾经虚损补为能。”历代文献中有关补泻的记载，虽然大部分用于小儿推拿，但临床上在治疗成人病证时，也常涉及到手法方向的补泻问题。如在腹部摩腹，手法操作的方向与在治疗部位移动的方向均为顺时针方向时，有明显的通便泻下作用；若手法操作的方向为逆时针，而在治疗部位移动的方向为顺时针，则可使胃肠的消化功能明显增强，起健脾和胃的作用。前者为泻，后者为补。

综上所述，推拿在治疗中首先要仔细辨证，然后根据“扶正祛邪”或“祛邪存正”的原则，确定补泻方法，这样才能充分发挥推拿的治疗作用。

＊知识要点：

手法的补泻作用主要和手法力量大小、频率、方向等因素有关。

1. 补法　凡用力轻浅，操作柔和，频率缓慢，顺着经络行走的方向加力（在腹部则为逆时针方向施术），并持续时间较长的刺激手法为补法，对人体有兴奋、激发与强壮作用。

（1）急补：手法较重，顺经刺激经穴；

（2）缓补：手法要轻柔而缓慢，时间较长，循经操作。

2. 泻法　凡用力深重，操作刚中有柔，频率稍快，逆着经络行走方向加力（在腹部则为顺时针方向施术），并持续时间稍短的刺激手法为泻法，对人体有抑制、镇静和直接驱邪作用。

（1）急泻：逆经深掐，力量较重；

（2）缓泻：逆经施法，用力较轻。

3. 平补平泻　强度、频率与操作时间适中，在经络线上做来回往复操作的刺激手法为平补平泻法，又称和法，有调和人体明阳、改善内脏生理功能的作用。

六、推拿的治疗原则

治疗原则又称治疗法则，是在整体观念和辨证论治基本精神指导下，对临床病证制订的具有普遍指导意义的治疗规律。治疗原则和具体的治疗方法不同。任何具体的治疗方法，总是由治疗原则所规定，并从属于一定的治疗原则。比如，各种病证从邪正关系来讲，离不开邪正斗争、消长盛衰的变化，因此扶正祛邪即为治疗原则，而在此原则指导下采取的补肾、健脾、壮阳等法，就是扶正的具体方法；发汗、涌吐、通下等法，就属于祛邪的具体方法。由于疾病的证候表现多种多样，病理变化极为复杂，且病情又有轻重缓急的差别，不同的时间、地点，不同的个体，其病理变化和病情转化不尽相同。因此，只有善于从复杂多变的疾病现象中，抓住病变本质，治病求本；采取相应的措施扶正祛邪，调整阴阳；并针对病变轻重缓急以及病变个体和时间、地点的不同，治有先后，因人、因时、因地制宜，才能获得满意的治疗效果。

1. **治病求本**

“治病必求其本”是中医推拿辨证施治的基本原则之一。求本，是指治病要了解疾病的本质，了解疾病的主要矛盾，针对其最根本的病因病机进行治疗。“本”是相对“标”而言的。标本是一个相对的概念，有多种含义，可用以说明病变过程中各种矛盾的主次关系。如从正邪双方来说，正气是本，邪气是标；从病因与症状来说，病因是本，症状是标；从病变部位来说，内脏是本，体表是标；从疾病先后来说，旧病是本，新病是标，原发病是本，继发病是标等等。任何病的发生、发展，总是通过若干症状表现出来。但是这些症状只是疾病的现象，并不都反映疾病的本质，有的甚至是假象。只有在充分了解疾病的各个方面，包括症状表现在内的全部情况的前提下，通过综合分析，才能透过现象看到本质，找出病之所在，确定相应的治疗方法。比如腰腿痛，可由椎骨错位、腰腿风湿、腰肌劳损等多种原因引起，治疗时就不能简单地采取对症止痛的方法，而应通过全面地综合分析，找出最基本的病理变化，分别用纠正椎骨错位、活血祛风、舒筋通络等方法进行治疗，才能取得满意的疗效。这就是“治病必求于本”的意义所在。

在临床运用“治病求本”这一治疗原则的时候，必须正确处理“正治与反治”、“治标与治本”之间的关系。

（1）正治和反治：所谓“正治”，就是通过分析临床证候，辨明寒热虚实，然后分别采用“寒者热之”、“热者寒之”、“虚则补之”、“实则泻之”等不同治疗方法。正治法是临床上最常用的治疗方法之一。但是，有些疾病，特别是一些复杂、严重的疾病，表现出来的某些证候与病变的性质不符，也就是出现一些假象。例如，脾虚不运所致的脘腹胀满，应以健脾益气法治之，从而达到消胀除满的目的；因伤食所致的腹泻，不仅不能用止泻的方法治疗，反而要用消导通下的方法以去其积滞。这就是所谓“塞因塞用”、“通因通用”。以上这些治法，都是顺从证候而治的，不同于一般的治疗方法，故称“反治”，又叫“从治”。但其所从的证候的假象。因此，所谓“反治”，实质上还是正治，是在治病求本原则指导下，针对疾病本质施治的方法。

（2）治标与治本：在复杂多变的病证中，常有标本主次的不同，因而在治疗上就应有先后缓急之分。一般情况下，治本是根本原则，但在某些情况下，标证甚急，不及时解决可危及患者生命，因此我们应当贯彻“急则治标”的原则，先治其标，后治其本。例如大出血的病人，不论属于何种出血，均应采取应急措施，先止血以治标，待血止、病情缓和了再治本病。再如某些腰腿痛患者，由于病程较长，腰背肌肉痉挛或挛缩，治疗时应先使腰背肌肉放松，在腰背肌肉得到一定程度的放松条件下再治其本，即“缓则治本”。

综上所述，可以看出治标只是在应急情况下或是为治本创造必要条件时的权宜之计，而治本才是治病的根本之途。所以说，“标本缓急”从属于“治病求本”这一根本原则，并且与之相辅相成。病有标本缓急，所以治也有先后。若标本并重，则应标本兼顾，标本同治。如腰部的急性扭伤，疼痛剧烈，腰肌有明显的保护性痉挛，治疗当在放松肌肉、疼痛缓解后立即治疗本病，这就是标本兼顾之法。最后还应指出，标本的关系并不是绝对的，不是一成不变的，而是在一定条件下可以相互转化。因此，在临证时还要注意掌握标本转化的规律，以便始终抓住疾病的主要矛盾，做到治病求本。

2. 扶正祛邪

疾病的过程，在一定意义上，可以说是正气与邪气矛盾双方互相斗争的过程，邪胜于正则病进，正胜于邪则病退。因而治疗疾病，就是要扶助正气，祛除邪气，改变邪正双方的力量对比，使之向有利于健康的方向转化，所以扶正祛邪也是指导临床治疗的一条基本原则。“邪气盛则实，精气夺则虚”，邪正盛衰决定病变的虚实。“虚则补之，实则泻之”，补虚泻实是扶正祛邪这一原则的具体应用。扶正即是补法，用于虚证；祛邪即是泻法，用于实证。祛邪与扶正，虽然是具有不同内容的两种治疗方法，但它们也是相互为用、相辅相成的。扶正，使正气加强，有助于抗御和驱逐病邪；而祛邪则祛除了病邪的侵犯、干扰和对正气的损伤，有利于保存正气和正气的恢复。在临床运用扶正祛邪原则时，要认真细致地观察和分析正邪双方相互消长盛衰的情况，根据正邪在矛盾斗争中所占的地位，决定扶正与祛邪的主次、先后。或以扶正为主，或以祛邪为主，或是扶正与祛邪并举，或是先扶正后祛邪，或是先祛邪后扶正。在扶正祛邪同时并用时，应以扶正而不留邪、祛邪而不伤正为原则。

3. 调整阴阳

疾病的发生，从根本上说是阴阳的相对平衡遭到破坏，即阴阳的偏盛偏衰代替了正常的阴阳消长。所以调整阴阳，也是临床治疗的基本原则之一。阴阳偏盛，即阴或阳邪的过盛有余。阳盛则阴病，阴盛则阳病，治疗时应采用“损其有余”的方法。阴阳偏衰，即正气中阴或阳的虚损不足，或为阴虚，或为阳虚。阴虚则不能制阳，常表现为阴虚阳亢的虚热证；阳虚则不能制阴，多表现为阳虚阴盛的虚寒证。阴虚而致阳亢者，应滋阴以制阳；阳虚而致阴寒者，应温阳以制阴。若阴阳两虚，则应阴阳双补。由于阴阳是相互依存的，故在治疗阴阳偏衰的病证时，还应注意“阴中求阳”、“阳中求阴”，也就是在补阴时，应佐以温阳；温阳时，适当配以滋阴，从而使“阳得阴助而生化无穷，阴得阳升而泉源不竭”。阴阳是辨证的总纲，疾病的各种病机变化也均可用阴阳失调加以概括。表里出入、上下升降、寒热进退、邪正虚实以及营卫不和、气血不和等，无不属于阴阳失调的具体表现。因此，从广义来讲，解表攻里、越上引下、升清降浊、寒热温清、虚实补泻，以及调和营卫、调理气血等治疗方法，也皆属于调整阴阳的范围。

4. 因时、因地、因人制宜

因时、因地、因人制宜，是指治疗疾病要根据季节、地区以及人体的体质、年龄等不同而制定相应的治疗方法。这是由于疾病的发生、发展是受多方面因素影响的。如时令气候、地理环境等，尤其是患者个人的体质因素，对疾病的影响更大。因此，在治疗疾病时，必须把各个方面的因素考虑进去，具体情况具体分析，区别对待，酌情施治。在推拿临床中，更须注意因人制宜。根据病人年龄、性别、体质、生活习惯等不同特点，选择不同的治疗方法。一般情况下，如患者体质强，操作部位在腰臀四肢，病变部位在深层等，手法刺激量大；患者体质弱，小儿患者，操作部位在头面胸腹，病变部位在浅层等，手法刺激量较小。其他如患者的职业、工作条件等亦与某些疾病的发生有关，在诊治时也应注意。

从总体上掌握推拿治疗的四个基本治疗原则，在临床中这四个基本原则是我们治疗疾病的出发点，首先应从概念上把握它的实质，然后指导临床实践，在实践中得以验证，逐步树立中医学整体观念、辨证论治的思想。

＊知识要点：

推拿的四个基本治疗原则：治病求本，扶正祛邪，调整阴阳，因时、因地、因人制宜。

1. 治病求本　求本，是指治病要了解疾病的本质，了解疾病的主要矛盾，针对其最根本的病因病机进行治疗。“本”是相对“标”而言的。标本是一个相对的概念，有多种含义，可用以说明病变过程中各种矛盾的主次关系。

（1）正治和反治：所谓“正治”，就是通过分析临床证候，辨明寒热虚实，然后分别采用“寒者热之”、“热者寒之”、“虚则补之”、“实则泻之”等不同治疗方法。顺从证候而治的，不同于一般的治疗方法，故称“反治”，又叫“从治”。包括“通因通用”、“塞因塞用”等治疗方法。

（2）治标与治本：“急则治标”，“缓则治本”。标本缓急从属于治病求本这一根本原则。

2. 扶正祛邪　根据正邪在矛盾斗争中所占的地位，决定扶正与祛邪的主次、先后，应以扶正而不留邪、祛邪而不伤正为原则。

3. 调整阴阳　达到“阴平阳秘”。

4. 因时因地因人制宜。

七、推拿八法

推拿是用手法作用于患者体表的特定部位或穴位来治病的一种疗法。因此手法的治疗作用取决于：一是手法作用的性质和量；二是被刺激部位或穴位的特异性。换言之，对某一疾病用一定性质和量的手法，作用于某一部位或穴位，就起到某一特定的治疗作用。如果以同一性质和量的手法，刺激不同的部位或穴位，所起的作用则不同；不同性质和量的手法，刺激相同的部位或穴位，所起的作用也不一样。因此，不能单纯地用手法的性质和量来区分推拿的治疗作用；同样，也不能单纯地用被刺激部位或穴位的特异性来区分推拿的治疗作用。对推拿治疗作用的研究必须把手法的部位（或穴位）两者结合起来。

根据手法的性质和作用量，结合治疗和部位，推拿治疗有温、通、补、泻、汗、和、散、清八法，现将八法分述如下。

1. 温法

温法是适用于虚寒证的一种疗法，它使用摆动、摩擦、挤压等手法，采用较缓慢而柔和的节律性操作，在每一治疗部位或穴位，手法连续作用时间要稍长，患者有较深沉的温热等刺激感，有补益阳气的作用，适用于阴寒虚冷的病证。《内经》曰："寒者温之。"缓慢柔和而又深沉的手法在固定穴位或部位上进行操作，使能量深入分肉或脏腑组织，以达温热祛寒之目的。《素问・举痛论》曰："寒气客于背俞之脉……故相引而痛，按之则热气至，热气至则痛止矣。"这说明了人体因受寒而引起的疼痛，用按穴法来祛寒止痛。在推拿的临床应用中，如按、摩、揉中脘、气海、关元，擦肾俞、命门有温补肾阳、健脾和胃、扶助正气、散寒止痛等作用。例如对五更泄泻者，可按、摩其中脘、关元以温中散寒；一指禅推、擦肾俞、命门以温肾壮阳，从而达到温补命门、健运脾胃的目的。

2. 通法

通法有祛除病邪壅滞之作用。《素问・血气形志》有"形数惊恐，经络不通，病生于不仁，治之以按摩醪药"的记载，指出了按摩能治疗经络不通所引起的病证。临床治疗时常用挤压类和摩擦类手法。手法要刚柔兼施，如用推、拿、搓法于四肢，则能通调经络；拿肩井则有通气机、行气血之作用；点、按背部腧穴可通畅脏腑之气血。《厘正按摩要术》上说："按能通血脉。"又曰："按也最能通气。"故凡经络不通之病，宜用通法。

3. 补法

补者，即滋补，补气血津液之不足、脏腑机能之衰弱。经云："虚则补之。""扶正祛邪"是推拿临床的指导思想。《素问・调经论》云："按摩勿释，着针勿斥，移气于不足，神气乃得复。"说明了因气不足而致病者可用按摩的方法补气，使精神得复。补法应用范围广泛，如气血两亏、脾胃虚弱、肾阴不足、虚热盗汗、遗精等，均可用补法，通常以摆动类、摩擦类为主；但手法要轻而柔，不宜过重刺激。明代周于蕃曰："缓摩为补。"又曰："轻推，顺推皆为补。"现将临床常用之补脾胃、补腰肾的方法分述如下。

（1）补脾胃：脾胃为后天之本，其生理特点是：①胃主受纳，脾主运化。胃的受纳为脾的运化准备了物质基础，而脾的运化又为胃的继续受纳创造了条件。②脾主升，胃主降。脾胃的升降功能是相互依存的。若脾气不升则胃气不得降，反之，胃气不降则脾气亦不得升。③脾喜燥恶湿，胃喜润恶燥。所谓补脾胃，就是增强脾胃的正常功能。推拿治疗时常用一指禅推法、摩法、揉法在腹部作顺时针方向治疗，重点在中脘、天枢、气海、关元穴。再用按法、擦法在背部膀胱经治疗，重点在胃俞、脾俞。这样可调整脾胃功能，起到健脾和胃、补中益气的作用。

（2）补腰肾：腰为肾之府，而肾又为阴阳之原，五脏六腑精气所藏，故肾亏则阴阳失调，精气失固而虚，治疗时可在命门、肾俞、志室用一指禅推法或擦法，再用摩法、揉法、按法治疗腹部的关元、气海，从而起培补元气以壮命门之火的作用。

4. **泻法**

泻法一般用于下焦实证。由于结滞实热引起下腹胀满或胀痛、食积火盛、二便不通等，皆可用本法施治。然推拿之泻，不同于药物峻猛，故体质虚弱、津液不足而大便秘结者，亦能应用。这也是推拿泻法之所长。临床一般可用摆动、摩擦、挤压类手法治疗。手法的力量要稍重。手法频率由慢而逐渐加快，虽然本法刺激稍强，但因推拿是取手法对内脏功能的调节作用，而达到泻实的目的，故一般尢副作用。如食积便秘，可用一指禅推、摩神阙、天枢两穴，再揉长强，以通腑泻实。阴虚火盛、津液不足、大便秘结者，用摩法以顺时针方向在腹部治疗，则可起通便而不伤阴的作用。

5. **汗法**

汗法是发汗、发散的意思，使病邪从表而解。《内经》云："邪在皮毛者，汗而发之。"又云："体若燔炭，汗出而散。"王冰注："风邪之气，风中于表，则汗法能解表，开通腠理，有祛风散寒的作用。"

汗法大致适用于风寒外感和风热外感两类病证。在施行推拿手法时，对风寒外感，用先轻后重的拿法加强刺激，步步深入，因重则解表，使全身汗透，达到祛风散寒的目的。风热外感，则用轻拿法，宜柔和轻快，使腠理疏松。施术时，患者感觉汗毛竖起，周身舒适，肌表微汗潮润，贼邪自散，病体则霍然而愈。汗法多注重于挤压类和摆动类手法中的拿法、按法、一指禅推法等。如一指禅推，拿颈项部之风池、风府能疏散风邪；按、拿手部之合谷、外关，可驱一切表邪；大椎为诸阳之会，用一指禅推、按、揉等法治之，有发散热邪、通三阳经气之作用；一指禅推、按、揉风门、肺俞皆可祛风邪、宣肺气。经云："肺主皮毛。"拿、按肩井穴，则可开通气血。古人曰："肩井穴是大关节，推之开通气血，各处推完将此掐，不愁气血不通行。"气血通行无阻，病邪则无所藏匿。所以，凡外感风寒、风热之邪，用拿法、按法、一指禅推法，对祛风散寒、解肌发表，有卓著之效。所以金代张从正把推拿列为汗法之一。

6. **和法**

和者即和解之法，含有调和之意。凡病在半表半里，在不宜汗、不宜吐、不宜下的情况下，可应用和解之法。推拿运用此法，手法应平稳而柔和，频率稍缓，常运用振动类及摩擦类手法治疗。可调脉气、和经血，运用于气血不和、经络不畅所引起的肝胃气痛、月经不调、脾胃不和、周身胀痛等症。通过手法和经络穴位等的作用，达到气血调和、表里疏通、阴阳平衡的目的，恢复人体正常的生理状态。经云："病在脉，调气血。病在血，调之络。病在气，调之卫。病在肉，调之分肉。"周于藩说："揉以和之，可以和气血、活筋络。"说明了可用和法调和以扶正气、驱除客邪。《内经》云："察阴阳所在而调之，以平为期。"在临床应用中"和"法又可分和气血、和脾胃、疏肝气等三方面。和气血的方法有四肢及背部的按、一指禅推、按、揉、搓等或用轻柔的拿法治疗肩井等方法。和脾胃、疏肝气则用一指禅推、摩、揉、搓诸手法在两胁部的章门、期门、腹部的上脘、中脘、背部的肝俞、胃俞、脾俞治疗。

7. **散法**

散者即消散、疏散之意。推拿的散法有其独到之处，其主要作用是“摩而散之，消而化之”，能使结聚疏通，不论有形或无形的积滞，散法都可使用。《内经》云：“坚者消之，结者散之。”因此对脏腑之结聚、气血之瘀滞、痰食之积滞，应用散法可使气血得以疏通、结聚得以消散。如饮食过度、脾不运化所致的胸腹胀满、痞闷，可用散法治之。《素问·举痛论》曰：“寒气客于肠胃之间，膜原之下，小络急引故痛，按之则血气散，故按之痛止。”推拿所用的散法，一般以摆动及摩擦类手法为主，手法要求轻快柔和。如外科痈肿用缠法治疗；气郁胀满，则施以轻柔的一指禅推、摩等法；有形的凝滞积聚，可用一指禅推、摩、揉、搓等手法，频率由缓慢而转快，可起到消结散瘀的作用。

8. **清法**

清法是运用刚中有柔的手法，在所取的穴位、部位上进行操作，达到清热除烦的目的。《内经》云：“热者清之。”这是治疗一般热性病的主要法则。但热病的症状极其复杂，治疗时应鉴别疾病在里还是在表。病在里者还需辨别是属气分热或血分热，是实热还是虚火，然后方可根据不同情况，采取相应的手法。在表者当治以清热解表，病在里且属气分大热者当清其气分之邪热，在血分者当治以清热凉血，实则清泻实热，虚则滋阴清火。推拿一般是用摩擦类手法。气分实热者轻推督脉（自大椎至尾椎），以清泻气分实热。血分虚热者轻擦腰部，以养阴清火；血分实热者，重推督脉（自大椎至尾椎），以清热凉血。表实热者，轻推背部膀胱经（自下而上）；表虚热者，轻推背部膀胱经（自上而下），以清热解表。

＊知识要点：

推拿八法的应用体现了中医辨证施治的指导思想。

1. 温法　有较深沉的温热等刺激感，有补益阳气的作用，适用于阴寒虚冷的病证。
2. 通法　通调经络，祛除病邪壅滞。
3. 补法　补气血津液之不足、脏腑机能之衰弱。临床主要补脾胃、补腰肾。
4. 泻法　通腑泻实，通便而不伤阴。
5. 汗法　发汗解表，开通腠理，有祛风散寒的作用。
6. 和法　和解、调和之意，凡病在半表半里，可用和解之法。
7. 散法　消散、疏散之意，可起到消结散瘀的作用。
8. 清法　清热除烦。

八、推拿介质

推拿时应用介质，能增强疗效，润滑和保护皮肤。推拿介质的应用，在我国已有悠久的历史。古代应用各种药物制成的膏作为推拿时的介质，称为膏摩。如《圣济总录·卷四》：“若疗伤寒，以白膏摩体，手当千遍，药力乃行，则摩之用药，又不可不知也。”也有用麻油作为介质的，如《景岳全书·卷四十五》：“治发热便见腰痛者，以热麻油按痛处揉之可止。”目前，推拿临床治疗中常用的介质有：按摩乳、红花油、滑石粉、冬青膏、葱姜水、麻油等。

1. 滑石粉 四季均可应用，但以夏季多用。夏季易出汗，在出汗部位运用手法时，容易造成皮肤破损，局部敷以滑石粉，可保护患者和医生的皮肤。

2. 冬青膏 将冬青油（水杨酸甲脂）与凡士林混合称冬青膏。春、秋、冬季多用。用擦法或按揉法时用此膏可加强手法的透热效果。若加少量麝香，更能增强活血化瘀、止痛的疗效。

3. 按摩乳 四季均可应用。擦法或按揉法时用此药，能增强活血化瘀、通经活络之功效。

4. 麻油 擦法时涂上少许麻油，可加强手法的透热作用。

其他如松节油、舒筋活络药水、红花油等均可应用。一般无毒性的植物油均可酌情选用。

附经验方一首

用于外敷或制成推拿按摩介质、火龙等，不可内服。

生川、草乌 20g 红花 20g（藏红花 1g） 马钱子 20g 当归 20g 生地 20g 川芎 15g 白芍 20g 羌活 20g 独活 20g 细辛 15g 桂枝（或牛膝）20g 川椒 15g 冰片 1g 麝香 0.005g

白酒或 95% 酒精 1000～1500ml 浸泡 20 天，外用。

九、不良反应的预防与处理

在推拿临床实际应用中，有时可遇到个别患者出现某些不良反应，如晕厥、疼痛加重等。

1. 晕厥 体质虚弱，疼痛过于敏感，或过于饥饿或过度紧张的患者，若推拿治疗时手法过重，易引起一时性晕厥。因此，对体质虚弱的患者，治疗时手法宜轻柔，被动活动手法应视患者忍受情况，幅度尽量减小，用力稍轻，避免晕厥的发生。饥饿状态的患者，一般不宜做推拿治疗，必要时手法应轻柔或先让患者喝些糖水。精神过度紧张的患者，治疗前应做好思想工作，消除紧张心理，积极做好配合，避免晕厥的发生。在治疗过程中，若患者出现头晕、眼花、心慌等感觉时，应立即停止操作，让患者卧床休息，可以拇指轻揉内关穴。必要时可静脉推注 60% 葡萄糖 20ml。

2. 疼痛加重 对腰腿、肩背疼痛患者，若手法过重或第一次推拿治疗患者不适应，有时出现疼痛加重，一般 1～3 天后多能自行消除，亦可配合活血化瘀药物。在手法操作时应尽量轻柔和缓，以患者能忍受为度。

十、适应证与禁忌证

1. 适应证 随着推拿学科的迅速发展，推拿的适应证也逐渐扩大。在伤科、内、外、妇、儿、五官等各科疾病，都有推拿的适应证，主要适应证大约 260 余种。

2. 禁忌证　关于推拿的禁忌证，亦并非绝对的。有些疾病在治疗中，推拿可作为辅助治疗，能够提高疗效、消除症状。在推拿临床中下列情况应注意。

①由结核菌、化脓菌所引起的病证或传染性疾病不宜进行推拿。

②癌症一般不宜推拿治疗。

③皮肤病病变损害处，皮开肉绽及烫伤处一般不宜推拿。

④开放性损伤，正在出血的部位不宜推拿。

⑤严重创伤，或出现骨折、脱位者不宜进行推拿。

⑥精神系统疾患，患者不能配合医生治疗者不宜进行推拿。

⑦患有严重的内脏器官疾病者不宜进行推拿。

⑧妇女在怀孕期和月经期，腹部和腰骶部不宜使用推拿方法。

⑨患者饥饿时及剧烈运动后，推拿时应防止晕厥。

十一、推拿的疗程

关于疗程，对治疗操作时手法刺激量较大的，一般隔日治疗，以便于病变处自我恢复；而操作手法轻柔，刺激量较小者，多采用每日治疗。急性病证以 3～5 次为 1 疗程；慢性病证以 10～15 次为 1 疗程。

第二章　各　　论

一、成人推拿

1. 手法的定义

用手或肢体其他部分，按各种特定的技巧动作，在体表操作的方法，称推拿手法。

手法动作的方式与外形称为手法的动作结构，主要包括两个方面的内容：一是手法动作的时间和空间特征所表现出来的动作形式上的特点，即手法的运动学特征；二是决定着手法动作形式的诸力相互作用的情况和特点，即手法的动力学特征。在具体操作时，主要涉及术者的体位、姿势、呼吸、意念活动的支持与配合；手法的预备姿势、动作阶段、动作方法与动作要领，包括术者各运动环节的角度、运动轨迹与速度、频率、节律、周期以及动作肌肉的分工及相互关系等各个方面。传统推拿学十分强调动作结构的规范化，这是因为建立在规范化动作结构基础上的手法技能，不但对人体可产生具有特定动力形式的作用力，从而发挥良好的医疗效果，而且对防止推拿专业工作者自身的职业性损伤具有重要意义。

手法是推拿治病的主要手段，其熟练程度及如何适当地运用手法，对治疗效果有直接的影响。因此，要想进一步提高疗效，除了辨证确切、认真负责外，在适当的穴位或部位上运用相宜的手法，显然也是一个重要的环节。

2. 手法操作的要求

手法要求持久、有力、均匀、柔和，从而达到“深透”。所谓“持久”，是指手法能按要求持续运用一定时间；所谓“有力”，是指手法必须具有一定的力量，这种力量应该根据病人体质、病证、部位等不同情况而增减；所谓“均匀”，是指手法动作要有节奏性，速度不要时快时慢，压力不要时轻时重；所谓“柔和”，是指手法要轻而不浮，重而不滞，用力不可生硬粗暴或用蛮力，变换动作要自然。以上各点是有机联系着的。要熟练掌握各种手法并能在临床上灵活运用，必须经过一定时期的手法练习和临床实践，才能由生而熟，熟而生巧，乃至得心应手，运用自如，做到如《医宗金鉴》所说：“一旦临证，机触于外，巧生于内，手随心转，法从手出。”

手法在临床应用中，同样要贯彻辨证论治的精神，才能更好地发挥手法的治疗作用。人有老少，体有强弱，证有虚实，治疗部位有大有小，肌肉有厚有薄。因此，手法的选择和力量的运用都必须与之相适应，过之和不及都会影响治疗效果。

3. 手法的分类

最常用的是根据手法的动作形态，推拿手法可归纳成为摆动类、摩擦类、振动类、挤压点、叩击类和运动关节类等六类手法，每类各由数种手法组成。

＊知识要点：

1. 手法定义　用手或肢体其他部分，按各种特定的技巧动作，在体表操作的方法，称推拿手法。

2. 手法的要求　持久、有力、均匀、柔和，从而达到“深透”。

“持久”，是指手法能按要求持续运用一定时间；

“有力”，是指手法必须具有一定的力量；

“均匀”，是指手法动作要有节奏性；

“柔和”，是指手法要轻而不浮，重而不滞。

3. 手法分为六大类　摆动类、摩擦类、振动类、挤压点、叩击类和运动关节类。

二、基本手法

1. 一指禅推法

用大拇指指端、罗纹面或偏峰着力于一定的部位或穴位上，腕部放松，沉肩、垂肘、悬腕，肘关节略低于手腕，以肘部为支点，前臂作主动摆动，带动腕部摆动和拇指关节作屈伸活动。腕部摆动时，尺侧要低于桡侧，使产生的“力”持续地作用于治疗部位上。压力、频率、摆动幅度要均匀，动作要灵活。手法频率每分钟120～160次。

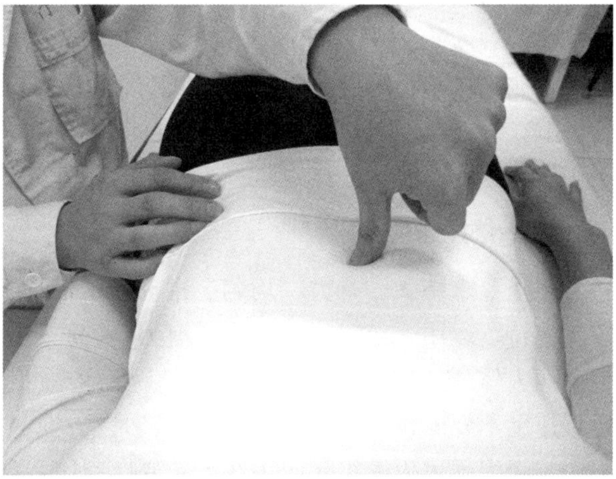

本法在操作时，术者取端坐位或直立位。坐势时，要含胸拔背，腰部挺起以保持上身正直，不要弓背塌腰。双足放平、踏稳，并略分开与肩等宽；站势时取丁字步。施术上肢的预备姿势为：肩带部肌肉放松，呈自然下垂，肩关节略向前外方伸出约15°～30°之间，使腋窝有一约能容一拳大小的空间（沉肩）；肘关节在肩部悬吊与着力指支撑的条件下顺势下沉，不要向外抬起，并保持在屈曲90°～120°之间，前臂则在旋前位掌面朝下放平（垂肘）；腕关节屈曲向下悬垂，使桡骨下端与第1掌骨在腕关节处的夹角在90°～110°之间（悬腕）；食指、中指、无名指、小指呈自然屈曲状，手握空拳，不要用力捏紧（掌虚）；而拇指伸直盖住拳眼，以指峰或罗纹面着力，稳实地支撑在治疗部位，使拇指的纵轴线与治疗部位垂直，呈90°直角。本法整个动作过程，可分为外摆与内摆两个阶段，操作时从上述预备位开始，先以肱三头肌发力，使肘关节外伸，并带动前臂、腕部与拇指向外摆动30°～45°；接着肱三头肌放松，肱二头肌开始收缩，使肘关节由外伸逆转向内屈，并带动前臂、腕部从外摆位向内经过预备位，再向内摆动30°左右，此时，拇指关节也从外摆时的伸展位过渡到屈曲位。肘关节在整个摆动中的伸屈范围在10°～20°左右。如此，以拇指着力面为支撑点，由肱二头肌与肱三头肌交替兴奋、收缩，并带动前臂、腕与拇指在起始位的两侧，往复地以均匀节律持久进行的内、外摆动的动作即为一指禅推法。

其中，以拇指端峰为着力点操作的称指峰推；操作时，拇指指间关节固定在背伸位，以罗纹面为着力点的称罗纹推；以拇指桡侧少商穴处为着力面的又叫偏峰推，此法操作时腕关节略屈，食指、中指、无名指、小指向前自然伸开，成散手状。以上三种推法频率均在120～160次/分左右。还有一种以指峰着力，摆幅小，频率快达每分钟240次以上者，称缠推法或缠法。

本法操作时，首先要强调自然着力原则。因为，由于上肢身体的重量及动作过程中诸力相互作用的结果，会自然地向拇指纵轴所指的方向产生足够的作用力，并以波动的形式通过拇指着力点向治疗部位传递与渗透，从而发挥手法的治疗作用，所以，不要采用故意用力向下按压的方法，来增加手法的力度，以免所产生的作用力滞重、生硬，甚或发生损伤；其次，在施术过程中，拇指的着力点要始终“吸定”在治疗穴点上，不得在皮肤表面滑移或摩擦，摆动时，要做到动作过渡自然、平稳，不得跳动，以使手法柔和。练习时，手握空拳，上肢肌肉放松，拇指端自然着力，不可用蛮力下压，拇指要盖住拳眼。在拇指端或拇指罗纹面能吸定的基础上，再练习在腕部摆动时，拇指端作缓慢直线往返移动，即所谓紧推慢移。

本法接触面积较小，但深透度大，可适用于全身各部穴位。临床常用于头面、胸腹及四肢等处。对头痛、胃痛、腹痛及关节筋骨酸痛等疾患常用本法治疗，具有舒筋活络、调和营卫、祛瘀消积、健脾和胃的功能。

2. **滚法**

滚法是由腕关节的伸屈运动和前臂的旋转运动复合而成。伸屈腕关节是以第2～4掌指关节背侧为轴来完成的；前臂的旋转运动是以手背的尺侧为轴来完成。因此滚法的吸定点是上述两轴的交点，即小指掌指关节背侧，这点附着在一定部位，以肘部为支点，前臂作主动摆动，带动腕部做伸屈和前臂旋转的复合运动。手法吸定的部位要紧贴体表，不能拖动、辗动或跳动。压力、频率、摆动幅度要均匀，动作要协调而有节律。操作时要注意肩、臂尽可能放松，肘关节微屈（约120°）。

本法在操作时，术者一般取站位，必要时可用高凳坐位。站势时，两下肢分开与肩等宽，或略宽于肩，双足踏稳、两腘空松；或取弓步势，步势要根据需要随时调节至适当的高度，上身保持正直，略向前倾，以利于上肢的发力。施术的预备姿势为：沉肩、垂肘、腕关节伸直，前臂于中立位（立臂），手掌竖起，以小鱼际肌肌腹按贴在治疗部位，手掌与手指关节呈自然屈曲状。动作从预备位开始，首先由肱三头肌发力，使肘略伸，同时前臂旋后肌与肱二头肌协同收缩，使前臂旋后转臂至约45°的外摆位。此时，桡骨下端交叉到尺骨前方，并带动腕关节向前折屈，使弓成圆形的手背，沿着其支撑面，从小鱼际到尺侧1/3～1/2处，在施术部位上完成向外半周的滚动；接着，肱三头肌、肱二头肌与旋后肌群放松，旋前肌群收缩，使前臂向内作旋前转臂，经过中立位再向内摆动至旋前约15°

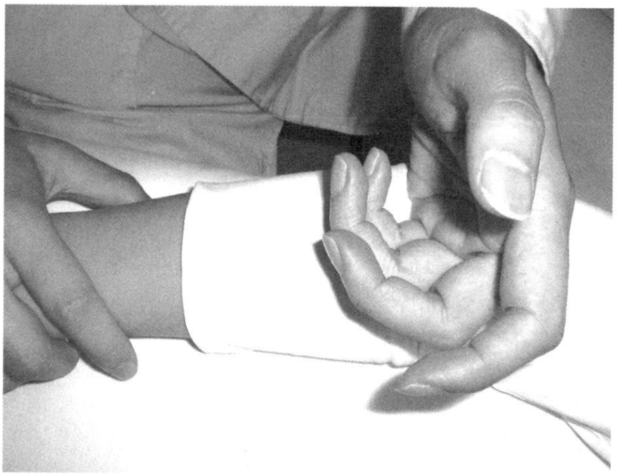

的内摆位。此时，桡骨又回旋至尺骨的后方，腕关节亦随之由屈过渡到伸，手背的着力面在施术部位上，也从尺侧1/3～1/2处返回至小鱼际，完成了内摆阶段的半周滚动。

本法在连续操作时，内摆至外摆，外摆又复内摆，周而复始，连绵不断。要特别注意，手背着力面须始终紧贴治疗部位的皮肤，不能在上面来回拖擦与滑移；力度与节律要均匀，不能忽快忽慢、时轻时重，或用重力硬顶；在摆动周期之间，术手不要抬起离开治疗部位，以免造成上下起落的敲击动作；手的掌指与指间关节一直保持自然屈曲的姿势，无任何主动捏拢与伸展的动作；腕关节的屈伸交替要过渡自然，不要引起跳动。本法的频率在每分钟120～160次之间。

滚法压力大，接触面也较大，适用于肩背、腰臀及四肢等肌肉较丰厚的部位。对风湿酸痛、麻木不仁、肢体瘫痪、运动功能障碍等疾患常用本法治疗。滚法具有舒筋活血，滑利关节，缓解肌肉、韧带痉挛，增强肌肉、韧带活动能力，促进血液循环及消除肌肉疲劳等作用。

3. **揉法**

揉法分掌揉、指揉、拳柔和肘揉等。

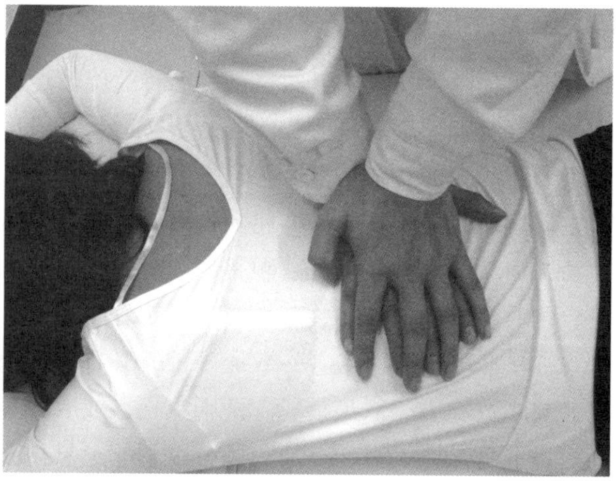

应用本法，术者可取坐位或站位。以手指端面，或拳面，或手掌，或肘尖部着力按压在治疗部位，在肩、肘、前臂与腕关节的协同下，做小幅度的环旋转动，并带动施术处的皮肤一起婉转回环，使之与内层的软组织之间产生轻柔缓和的内摩擦。整个动作贵在柔和，揉转的幅度要由小而大，用力应先轻渐重，术手要吸定在操作部位上，不得在皮肤表面摩擦与滑动。本法操作时压力要轻柔，动作要协调而有节律。频率在每分钟120～160次之间。

（1）掌揉法是用手掌大鱼际或掌根吸定于一定部位或穴位上，腕部放松，以肘部为支点，前臂作主动摆动，带动腕部作轻柔缓和的摆动。

（2）指揉法是用手指罗纹面吸定于一定的部位或穴位上，腕部放松，以肘部为支点，前臂作主动摆动，带动腕和掌指作轻柔缓和的摆动。

本法轻柔缓和，刺激量小，适用于全身各部；常用于脘腹痛、胸闷胁痛、便秘、泄泻等肠胃疾患，以及因外伤引起的红肿疼痛等症；具有宽胸理气、消积导滞、活血祛瘀、消肿止痛等作用。

揉法是一种轻柔缓和的手法，全身各处都可以应用。掌揉法可以用于较大范围的损伤，指揉法可以用于穴位的治疗，能起到类似针灸的作用。肌肉丰厚处可以用拳揉或肘揉，拳揉或肘揉具有较强的穿透力。

4. **拨法**

拨法是由拇指平推法和扣拨法所组成，拇指平推法是拨法的主要手法。以拇指指纹紧按已转化为“不痛点”的原“痛点”，用轻揉、均匀指力，作向外、向下方向为主的平行推动法。主要适用于因痉挛为主的疼痛。

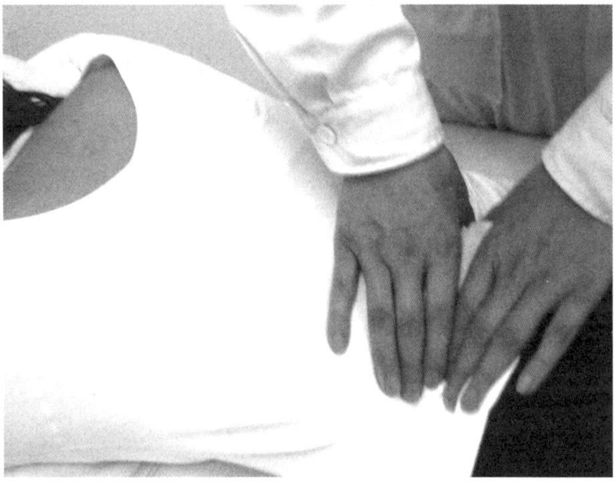

扣拨法以拇指或食指在一定部位，用轻柔、均匀指力，按一定方向作扣枪机状之扣拨。

拨法的基本原则——“以痛为腧，不痛用力”。

（1）“以痛为腧”

人们由于外力损伤，用力时体位不当，局部肢体过度疲劳，感受寒湿等因素，使身体某些部位产生疼痛、麻木等感觉，以致运动受到一定程度的限制。其中疼痛往往是主要的症状。它的发病原理，祖国医学认为是由于经络循行受阻，气血瘀滞，“不通则痛”。现代医学一般认为是由于损伤性炎症；肌肉、韧带纤维的痉挛，肌腱错位；保护膜（即纤维膜）的形成、牵拉、压迫等所致。由此可见，疼痛点即是经络气血不通之处。“以痛为腧”就是抓住了疾病的关键，在疼痛点施行推拿、针灸等治疗方法，以达到消除炎症、解除痉挛、破坏保护膜、疏通经络的目的，化“不通”为“通”，变“痛”为“不痛”。实践证明，“以痛为腧”的治疗原则是行之有效的。至今仍有许多疾病的治疗继续遵循着“痛点用力（或针）”的原则，发挥着独特作用，治疗范围和疗效也在不断地扩大和提高。

但是“痛点用力（或针）”的治疗方法，还存在着一些问题。主要是施术时有的患者感到疼痛剧烈，甚至不能忍受，尤其是一些年老体弱及痛觉过敏者，往往因此而不得不中止治疗。因此，在不痛或少痛的情况下，摸索解除患者病痛的疗法，不仅是患者的迫切要求，也是医学发展的需要。“以痛为腧，不痛用力”的推拿方法——拨法，正是弥补上述不足的新疗法。

（2）“不痛用力”

“不痛用力”的拨法是在“以痛为腧”的基础上进行的。首先，在患处找到某一体位时最疼痛的一点，医者即以拇指罗纹面按住这点不放。随后，转动患部肢体，在运动过程中，找到并保持在指面下的痛点由痛变为不痛的新体位，以轻柔、均匀的指力，在已转化为不痛的原痛点上，作平推或扣拨，以达到减轻或消除疼痛、麻木等不适的效果。

软组织损伤的患者，患部的肢体往往保持着一种被动的体位，以避免疼痛的产生和加剧；病灶周围的各种正常组织如肌肉、韧带等，也往往保持着一定的被动状态，以防止病灶的再次受到刺激，产生疼痛。因此，在“以痛为腧”原则的指导下，坚持在“痛点”疼痛时“用力（或针）”，就不仅要克服解除痉挛、破坏保护膜所产生的阻力，还必须克服病灶外起着保护作用的各种阻力。这样，不但增加了患者的痛苦，也增加了医者所需用于治疗的能量。

拨法由于在“以痛为腧”的原则指导下，坚持“不痛用力”，从而在由“痛点”转化为“不痛”的运动过程中，使机体的这些病灶外阻力减小了，甚至成了非阻力，为施术创造了有利条件，有利于各种治疗手法的运用，可以充分发挥患者与医者的积极性。因此，指拨法坚持“以痛为腧，不痛用力”的原则，正是抓住了由“痛点”转为“不痛”的良好体位和有利时机所暴露出来的薄弱环节，予以突破，因此能对某些疾病的治疗，取得花力小、痛苦少而收效快的满意结果。

这种疗法简便易学，对于比较常见的扭伤、落枕、漏肩风、手麻、胸胁挫伤、肩背部局限性痛点和腰腿痛等软组织损伤疾患，有着不同程度的疗效。

5. **摩法**

摩法分掌摩法和指摩法两种。掌摩法是用掌面附着于一定部位上，以腕关节为中心，连同前臂作节律性的环旋运动。指摩法是用食、中、无名指面附着于一定的部位上，以腕关节为中心，连同掌、指作节律性的环旋运动。本法操作时肘关节自然屈曲，腕部放松，指掌自然伸直，动作要缓和而协调。频率每分钟 120 次左右。

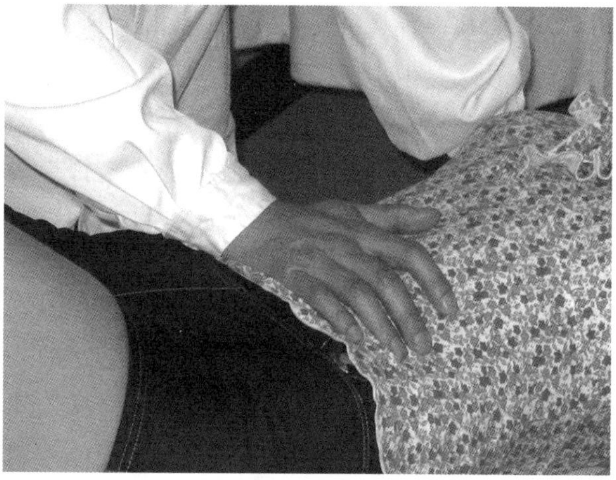

术者取坐位。沉肩，垂肘，前臂旋前，掌面朝下。掌摩时，腕略屈以全掌按放在治疗部位；指摩时，屈腕约 100°，手掌抬起，四指并拢以其掌面着力。操作时，在肩、肘等运动环节的协力下，着力面朝顺时针或逆时针方向，沿圆形轨迹回旋运行，周而复始，频率应平稳适中。

本法刺激轻柔缓和，是胸腹、胁肋部常用手法。对脘腹疼痛、食积胀满、气滞及胸胁迸伤等病证常用本法治疗。摩法具有和中理气、消积导滞、调节肠胃蠕动等作用。临床使用本法时，根据操作的力度、频率与方向的不同，可起到或补或泻的作用。例如，“缓摩为补，急摩为泻”；又如，在小腹部操作时，顺时针方向摩运可通调肠腑积滞，起到泻热通便的作用；而逆时针方向摩运则能温中止泻，发挥温补下元的功效。

摩法是一种古老的推拿手法，我国很早就有应用摩法治病和使用膏摩的记载。摩法轻柔缓和，擅治胸腹、胁肋疾病，小儿推拿也常用摩法。摩法具有补泻功能，缓摩为补，急摩为泻；腹部顺时针为泻，逆时针为补。目前临床中摩法常配合按摩乳、红花油适用。

6. **擦法**

以手掌的大鱼际、掌根或小鱼际为着力面，在治疗部位沿直线进行往返摩擦的方法，谓之擦法。根据着力部位不同，本法可分为掌擦法、小鱼际擦法和大鱼际擦法三种。

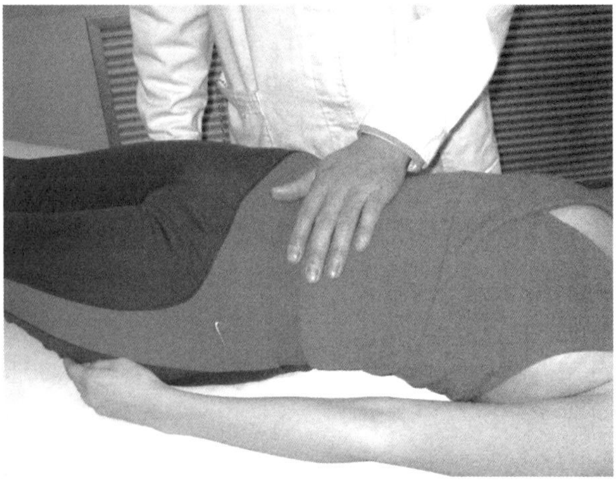

本法操作时，术者多取站势。预备姿势为：沉肩、垂肘，掌擦时，前臂内侧与治疗部位相对，腕、掌与五指伸直，以掌根附着在治疗部位；小鱼际擦时，前臂取中立位，腕、掌与手指用力伸直，五指并拢，以小鱼际着力；大鱼际擦时，前臂取旋前位，掌面朝下，拇指与第 1 掌骨内收，以隆起的大鱼际肌肌腹附着在治疗部位。操作时，以往复进行的肩关节前屈、后伸与肘关节伸展、屈曲的联合运动，使着力面在治疗部位，沿直线来回摩擦。本法的动作幅度要大，使推擦的距离尽量地拉长。在操作过程中，着力面要始终与受术部位的皮肤贴紧，用力均匀、适中。本法操作时用力要稳，动作要均匀连续；呼吸自然，不可屏气。频率每分钟 100°～120°。

擦法是一种柔和温热的刺激，具有温经通络、行气活血、消肿止痛、健脾和胃等作用。常用于治疗内脏虚损及气血功能失常的病证，尤以活血祛瘀的作用为更强，适用于全身各部位施术。其中，掌擦法宜在胸背与腹部面积较大的部位操作，可产生较缓和的热效应；小鱼际擦法，主要用于腰骶部八髎穴、夹脊穴及骶棘肌，由于其作用面积小，故可产生较为集中的高热效应；大鱼际擦法，主要用在四肢部，可产生中等的温热作用。

在操作时要注意，治疗部位要暴露，并涂适量的润滑油或配制药膏，既可防止擦破皮肤，又可通过药物的渗透以加强疗效。受术部位要充分暴露，开始几次推擦宜缓和稍慢，以后速度可稍快。每次治疗以局部发热为度，操作次数不宜太多，时间也不应过长，以免造成局部过热、发烫起疱。一般每次以 10 次左右为宜。为防止擦破皮肤并有助于产热与增强疗效，施用本法时，一般要使用介质。

7. **推法**

推法有指推法、掌推法和肘推法三种。

用指、掌或肘部着力于一定的部位上进行单方向的直线移动。用指称指推法，用掌称掌推法，用肘称肘推法。操作时指、掌或肘要紧贴体表，用力要稳，速度要缓慢而均匀。可在人体各部位使用，能增高肌肉的兴奋性，促进血液循环，并有舒筋活络的作用。

推法当中以掌推法最为常用，我们主要介绍掌推法。

术者多取站势。预备姿势为：肩带下沉，肩关节外展30°，前伸30°~45°，屈肘90°~120°，前臂取中立位，内侧面与治疗部位相对，腕与掌、指伸直，四指并拢，拇指外展与掌垂直，以全掌（包括掌、四指掌面与拇指桡侧缘）着力紧贴在治疗部位上。

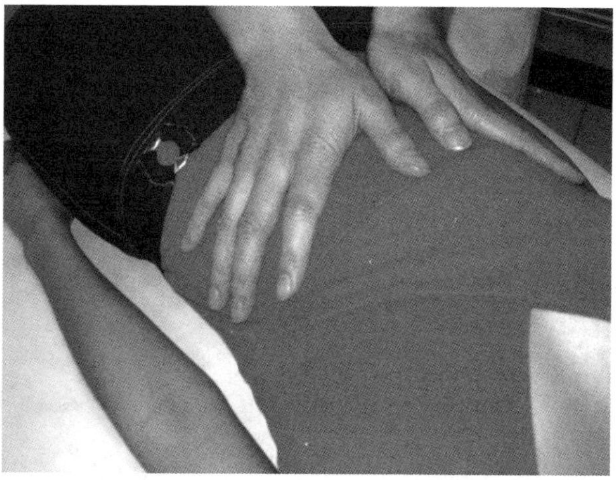

操作时，首先肩向前伸，同时肘关节顺势伸出，使手掌沿直线向前推去，拇指也在所经过的部位上用力向前推荡，并由外展位过渡到向食指桡侧靠拢的位置。然后，肩再后伸，同时屈肘，使手掌沿原来的轨迹轻轻地推擦到起始的位置，并恢复到原来的掌式。应注意，本法在向前推去时用实力，而往回推至原位时用虚劲。整个动作要舒展，操作路线要拉长，在发力动作时，呼吸要自然，切忌屏气。另外，受术部位要暴露，为便于操作与保护皮肤，操作时可用介质。掌推法的频率每分钟100次左右。

本法是一种“温、力”并行的方法，有良好的温经通络、行气活血等治疗作用，适宜于在胸背及腰腹部操作。施术于胸背部时，有开胸利气、止咳平喘之功；用于上腹与两胁时，具健脾和胃、疏肝理气之效；用于腰骶及下腹部时，则能壮腰健肾。常用于治疗胸闷、胸痛、心绞痛、肺气肿、哮喘、气短、久咳、脘腹胀痛、肝气郁滞、腰痛、肾虚等病证。

8. **搓法**

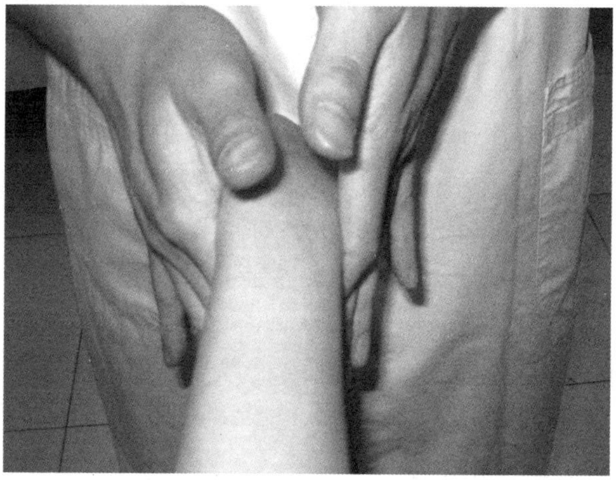

用双手掌面挟住一定的部位，相对用力作快速搓揉，同时作上下往返移动，称搓法。术者取马步，双腿下蹲，上身略向前倾，双手向前伸出，对称用力挟持住治疗肢体。搓动时，双手来回搓动的频率要快，幅度要均匀；但上下移动的行进速度则宜稍慢，整个动作要求做到“快搓慢移”。搓法适用于腰背、胁肋及四肢部，以上肢部最为常用，一般作为推拿治疗的结束手法。搓法具有调和气血、舒筋通络的作用。

9. **抹法**

用单手或双手拇指罗纹面紧贴皮肤，做上下或左右往返移动，称为抹法。双手抹时，如果朝一个方向操作，双手要沿直线一起一落地交替进行；如向左右分抹时双手要同时操作，频率要均匀，每分钟在100~120次左右；用力要适中，不可太重，以免动作滞涩；

又不可太轻而使动作飘浮。为防止擦破皮肤，施术时，可用滑石粉等介质。本法常用于头面及颈项部。对头晕、头痛及颈项强痛等症常用本法作配合治疗。抹法有开窍镇静、醒脑明目等作用。

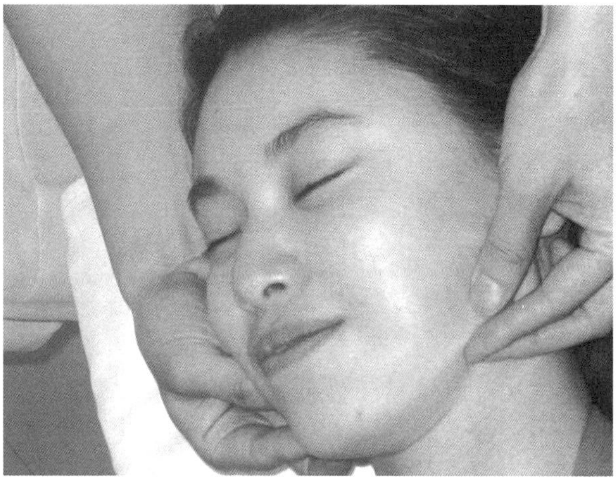

10. **抖法**

抖法就是用双手握住患者的上肢或下肢远端，用力作连续的小幅度的上下颤动。操作时颤动幅度要小，频率要快。术者取马步势，上身略向前倾，两上肢自然向前伸出，屈肘130°～160°之间，两手握住腕部或踝部，将患肢牵引至自然伸直位。抖上肢时，将患肢固定在外展45°～60°位；抖下肢时，将患肢抬起至约离床面30°处，再缓缓做连续不断的小幅度上下抖动。应注意固定患肢的双手不要捏得太紧，不要将抖动的肢体牵拉得太紧，颤动的幅度要由小而大，频率要快。

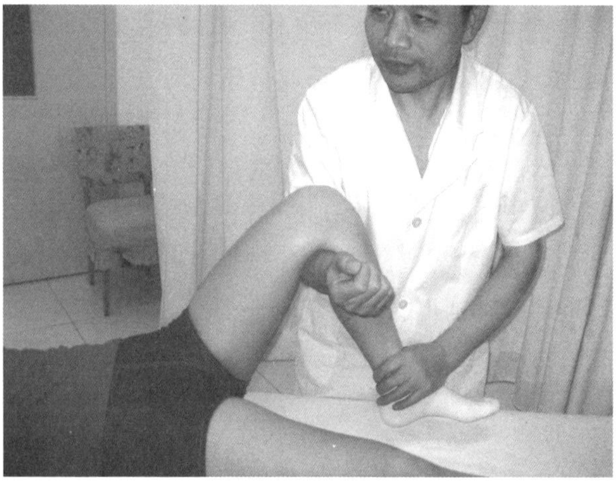

本法可用于四肢部，以上肢为常用。临床上常与搓法配合，作为治疗的结束手法，具有调和气血、舒筋通络的作用。本法也可用于腰部。操作时，将受术者双下肢同时提起，用强力牵拉抖动，使产生的振动力直达腰部，故此法又称“抖拉法”。该法主要用来治疗腰椎间盘突出症，能拉宽椎间隙，促使突出的髓核还纳；松解突出物与神经根粘连，以缓解或解除对神经根的压迫。用抖法抖动肢体时，每次操作十几次；抖拉腰椎时，每次做3～4次即可。

11. **振法**

振法就是用手指或手掌着力在体表，前臂和手部的肌肉强力地静止性用力，产生振颤动作。振法有掌振法和指振法两种。用手指着力称指振法，用手掌着力称掌振法。操作时力量要集中于指端或手掌上。振动的频率较高，着力稍重。

术者取坐势或站势，上肢肌肉放松，肩关节外展约30°，上肢向前方自然伸出，前臂呈旋前位，掌面朝下，将中指或手掌自然地按放在治疗部位上，肘关节屈曲至90°～100°。掌振时，手掌与治疗部位贴平，肘略低于腕；中指振时，指伸直，掌指关节屈曲100°左右，指端垂直放置于穴点上，腕关节略屈。动作时，前臂的腕屈肌群与腕伸肌群持续地交替收缩与放松，使手的屈、伸动作在每一次短促的振动终了时，迅速地发生逆转，

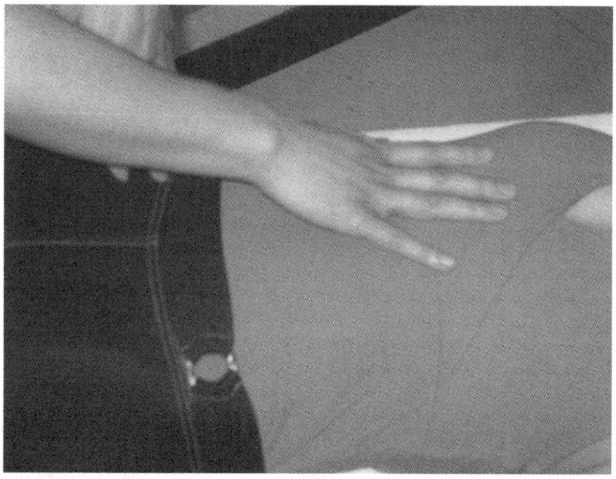

于是就产生了振颤。频率为每秒钟8～12次。振法的动作形式有平直型与起伏型二种。当术手振动时，上肢的按压力量保持稳定，为平直型振法；如果同时伴有规则的节律性按压动作时，则为起伏型振法。

本法在操作过程中，术者要精神集中，呼吸调匀，气沉丹田，并用意念将气从丹田提起，沿术手内侧运引至掌中劳宫穴或中指端，做到以意引气，以气生力，以力发振，动作自然、流畅、协调、统一。切不可闭气用强力“硬屏”而发振，这样不但手法不能持久，而且，久之必损正气，造成自伤。本法需经长期训练方能运用自如。技能娴熟者，一次发功可持续振颤半小时乃至一二小时而轻松自如。

本法可用于全身各部和穴位，尤其适用于头面部与胸腹部，具有镇静安神、明目益智、温中理气、消积导滞、调节肠胃蠕动等功能，对失眠、健忘、焦虑、自主神经功能紊乱、胃肠功能失调、运动员赛前紧张等有显效。振法的操作有一定难度，需长时间练习方能娴熟，否则不能持久。

12. 按法

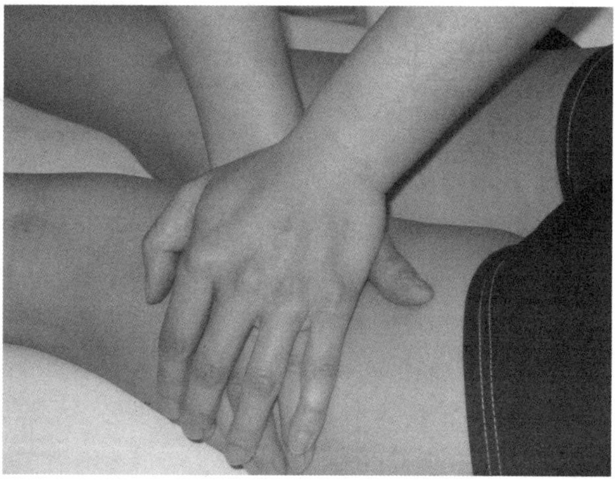

以手指、手掌、掌根、拳、指间关节、肘尖或器械等着力，先轻渐重、由浅而深地反复按压治疗部位的手法称按法。根据其着力部位不同，可分为拇指按法、中指按法、指节按法、掌根按法、掌按法与肘按法、器械按法等。但最常用的是指按法和掌按法两种。用拇指端或指腹按压体表，称指按法，适用于全身各部穴位。用单掌或双掌，也可用双掌重叠按压体表，称掌按法，常用于腰背和腹部。

按法操作时着力部位要紧贴体表，不可移动，用力要由轻而重，不可用暴力猛然按压。为了便于发力，轻按时术者可取坐势，重按时则应取站势。施术时，术者要呼吸自然，不得屏气，用力平稳，由轻而重逐渐加力，当达到一定深度，患者有明显的酸、胀、麻、放射等“得气感”时，停留6～10秒钟，再将手慢慢抬起。本法在需要较大力度与反复多次操作时，宜用叠揉法，即以双手拇指或双掌重叠（一手拇指或手掌按放在治疗部位上，另一手拇指或手掌重叠按放在其背侧），双臂伸直，上身向前略倾，在治疗部位反复做自然支撑样的按压。此法利用自身重力来施加压力，手或臂无需主动用力，故作用力强而术者省力。

按法是一种古老的传统手法，其适用范围很广，可在全身各部操作施术。按法在临床上常与揉法结合应用，组成“按揉”复合手法。指按法适用于全身各部经穴，可“以指代针”发挥针刺样的治疗作用，故又有“指针法”之称；掌按法主要用于腹部；掌根按适用于腰背及臂部面积较大肌肉又丰厚的部位；肘按法又称肘压法，需作重力刺激时常用此法。本法具有安神镇静、解痉止痛、开通闭塞、舒筋活血、蠲痹通络与壮筋养肌等作用，常用以治疗头痛、失眠、胃脘痛、痹证、肢体麻木、酸痛瘫痪等证。

13. 拿法

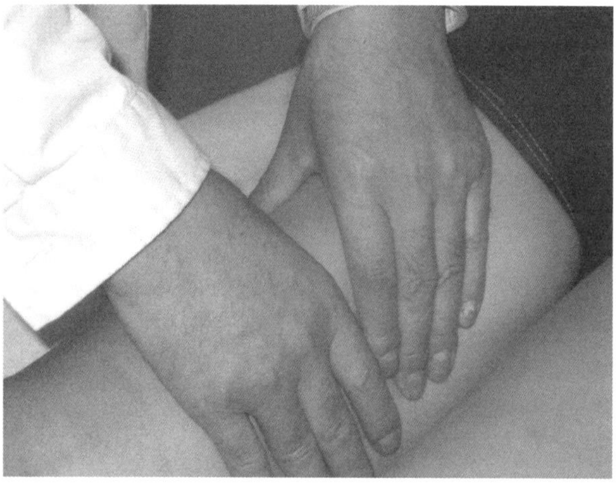

捏而提起谓之拿。用大拇指和食、中两指，或用大拇指和其余四指作相对用力，在一定的部位和穴位上进行节律性的提捏称为拿法。其中，以拇指与食、中二指操作的称三指拿法；拇指与其他四指操作的谓五指拿法。

操作时，用劲要由轻而重，不可突然用力，动作要缓和而有连贯性。本法施术时多取站势，沉肩，肩关节外展30°~45°，前伸90°左右，屈肘约90°~110°，腕关节略屈，拇指与其余二指或四指各指间关节伸直，掌指关节屈曲110°~120°，以指面挟持住治疗部位的肌腱或肌束，然后提起，并同时捻揉，刺激数次后再放下，如此反复操作。操作过程中，各动作环节要协调，并富于节律。提拿的部位主要是人体深层的肌腱、韧带与肌束等条索状组织，故不要仅挟持表皮，更不能用指甲着力抠掐治疗部位，以免引起疼痛等不适感。

临床常配合其他手法使用于颈项、肩部和四肢等部位，拿法具有祛风散寒、开窍止痛、舒筋通络等作用。

14. 捏法与捏脊

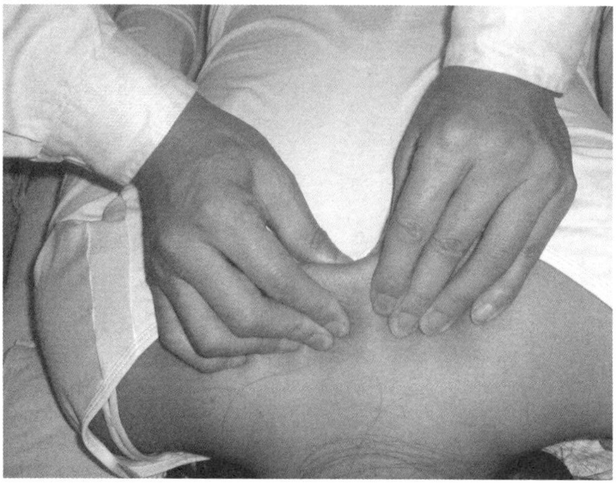

捏法：有三指捏和五指捏两种。三指捏是用大拇指与食、中两指夹住肢体，相对用力挤压。五指捏是用大拇指与其余四指夹住肢体，相对用力挤压。在做相对用力挤压动作时要循序而下，均匀而有节律性。本法适用于头部、颈项部、四肢及背脊，具有舒筋通络、行气活血的作用。

捏脊疗法：①先在患儿背部涂些介质，由上而下沿脊柱正中轻轻按摩三遍，使肌肉松弛，气血流畅。②用拇指指面顶住皮肤，食、中指前按，三指同时用力提拿皮肤，双手交替捻动向前；或食指屈曲，用食指中节桡侧顶住皮肤，拇指向前按，两指同时用力提拿皮肤，双手交替捻动向前，从尾骨端直到大椎穴为止。③捏第二遍或第三遍时，每捏2~3下即以双手拇、食、中三指或拇、食二指用力将皮肤向上提一次，有时可听到“咔”的响声，可根据具体的病情，重提几处相应的背部俞穴。④最后用两拇指按揉肾俞穴（第2腰椎棘突下，旁开1．5寸，左右各一个穴位）数次，结束治疗。本法单用称为“捏脊疗法”，因对积滞有较好的治疗作用，故又称“捏积疗法”。对小儿厌食症、疳积、泄泻等症均有很好的治疗效果，并可用于小儿保健，以及成人失眠、肠胃病、月经不调等证。

15. 捻法

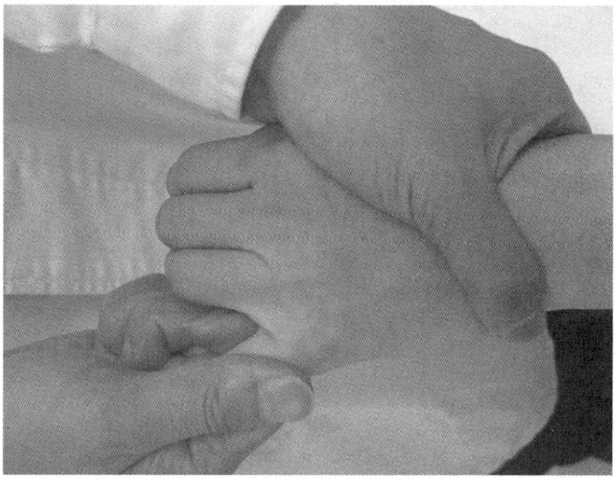

用拇、食指罗纹面捏住一定部位，两指相对做搓揉动作。操作时动作要灵活、快速，用劲不可呆滞。本法挟持住受术者的指、趾的手势有三种。一是用拇、食指指面；二是用拇指指面与食、中二指指面；三是用拇指指面与屈成弓形的食指中节桡侧面。捻动时，动作要灵活、稍快，相对指的搓捻动作要配合默契，用力稍重但要均匀而适度。本法一般适用于四肢小关节，主要用于手指、脚趾小关节及指端末梢，具有滑利关节、消肿止痛、舒筋活血的功效，主治指、趾关节酸痛、肿胀、屈伸不利与扭伤等病证；也可作为辅助手法治疗颈椎病、肢体瘫痪、麻木等。可在关节周围反复操作，也可自指根边捻边向指端慢慢移动。

16. 叩击法

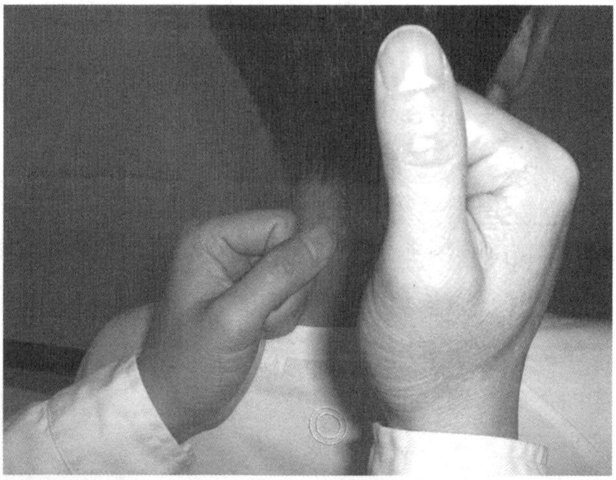

用手掌、拳背、手指、掌侧面、桑枝棒等叩打体表，称叩击类手法。本类手法包括拍、击、弹等法。

（1）拍法：用虚掌拍打体表，称拍法。术者可取坐位或站势。操作时五指并拢，手指伸直，掌指关节略屈，使掌心凹成“虚掌”，先将术手抬起，对准治疗部位以一种富有弹性的巧劲向下拍打后，随即“弹起”，并顺势将术手抬起到动作开始的位置，以便于进行下一个拍打动作。应用于肩背、腰臀、下肢等处，具有舒筋通络、行气活血的作用，治疗局部感觉迟钝或肌肉痉挛等症。

（2）击法：用拳背、掌根、掌侧小鱼际、指尖或用桑枝棒叩击体表称为击法。拳击法：手握空拳，腕伸直，用拳背平击体表。常用于腰背部。掌击法：手指自然松开，腕伸直，用掌根部叩击体表。常用于头顶、腰臀及四肢部。侧击法（又称小鱼际击）：手指自然伸直，腕略背屈，用单手或双手小鱼际部击打体表。常用于腰背及四肢部。指尖击法：用指端轻轻打击体表，如雨点下落。常用于头面、胸腹部。棒击法：用桑枝棒击打体表。常用于头顶、腰背及四肢部。棒击法具有舒筋通络、调和气血的作用，对风湿痹痛、局部感觉迟钝、肌肉痉挛或头痛等症，常用本法配合治疗。

（3）弹法：用一手指的指腹紧压住另一手的指甲，用力弹出，连续弹击治疗部位。频率为120～160次/分，可适用于全身各部，尤以头面、颈项部最为常用，具有舒筋通络、祛风散寒的作用。

17. **摇法**

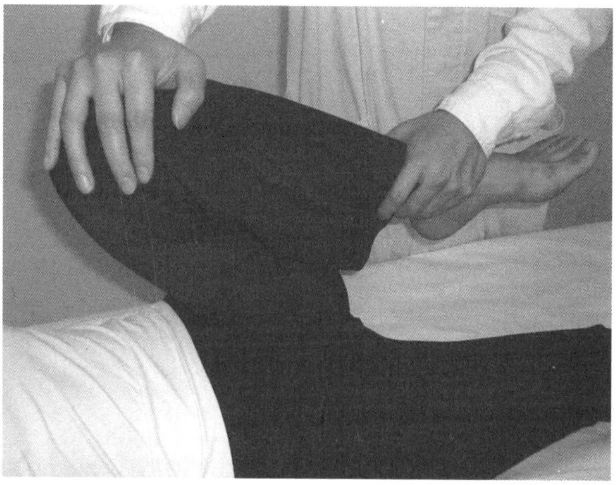

用双手分别握住治疗关节的近侧端与远侧端，在关节的生理运动范围内，顺着关节运动轴的方向，使关节做前后伸屈、左右侧屈或环转等被动运动的手法，称为摇法。

术者一手握在受术者被摇关节近侧上端，使受术关节固定；另一手握在受术关节远侧下端，根据关节运动轴的不同结构，用力使受术关节做各个不同方向与幅度的被动摇动。如肩、肘、腕等关节的摇法，即是如此操作。但是，如果受术关节的远侧端由助手来固定，或可以由其自身的躯干起固定作用的，那么术者的双手可一同握住受术关节的远端做环转摇动。如颈椎等关节摇法的操作方法即是。

在施术过程中，双手的动作要互相协调，用力要平稳缓和，摇动幅度要由小渐大，不得超越关节的生理运动范围。如果受术关节处在粘连等病理状态而运动幅度明显缩小时，摇动的幅度应以病人能够耐受为度，循序渐进，切勿操之过急。

（1）颈项部摇法：

患者正坐方凳，医生两手端抱头部，向上提起，做颈部的回旋环转运动。摇法要在端提下进行，速度不宜过快。常用于颈部软组织损伤及颈椎病等症。

（2）肩关节摇法：

①一手扶住患者肩部，另一手握住腕部或托住肘部，做环转摇动。

②一手扶住患者肘部，另一支手扶住腕部，在患者胸前做环转摇动。

③一手扶住患者肩部，另一手握住腕部，从患者胸前内上到后下做环转摇动。

（3）肘关节摇法

患者手掌向上，医生一手拿住肘关节，另一手握住腕关节，将前臂由内向外做回旋摇动，此称为肘部外旋摇法。另有内旋摇法，患者掌心向下，医生一手握住肘关节，一手握住腕关节，使前臂由外向内做内旋摇动。摇肘动作要由小到大，不可过度，以防损伤肘关节，用于肘关节损伤。

（4）腕关节摇法：

医生一手抓住腕部，一手五指张开与患者五指交叉，做旋转运动。

（5）髋关节摇法：

患者仰卧位，医生一手握住患者小腿远端，另一手扶住膝关节，使其屈膝屈髋，然后环转摇晃髋关节。环转摇晃幅度应由小到大，用于治疗髋部软组织损伤。

（6）膝关节摇法：

患者取仰卧位，患肢屈髋屈膝，医生一手扶住膝部，一手握住小腿远端，做膝部环转摇晃。环转摇晃幅度应由小到大，大腿部要相对固定。用于治疗膝部软组织损伤。

（7）踝关节摇法：

医生一手托住患者足跟，另一手握住脚趾部，做踝关节环转摇动。

环转摇晃幅度要由小到大，小腿要相对固定。用于治疗踝部软组织损伤。

（8）腰部摇法：

患者正坐方凳上，助手固定患者下肢，医生抱住患者躯干，做回旋环转运动。助手固定要牢固，医生要在拔伸下摇转。用于治疗腰部软组织扭伤。

摇法动作要缓和，用力要稳，摇动方向及幅度须在患者生理许可范围内，由小到大。本法适用于四肢关节及颈项、腰部等。对关节强硬、屈伸不利等症，具有滑利关节、增强关节活动功能的作用。

18. 扳法

用双手作相反方向或同一方向用力扳动肢体称为扳法。

（1）颈部扳法有两种：

①颈椎斜扳法：受术者端坐，头略向前屈约30°，术者一手抵握住受术者的枕部，另一手托握住下颌部，使头向一侧旋转至最大限度约为45°左右（如果病理状态下，受术者的转颈范围减小，则旋至其能够达到的最大幅度即可），再两手同时做相反方向的用力，扳动颈椎。

②颈椎定位斜扳法：受术者端坐，头向前倾约30°，术者在其背后取站位。术者一上肢屈肘，将受术者的下颌部托在其肘窝内，手掌绕过对侧耳后扶握住枕骨部；同时用另一手的拇指顶按住受术颈椎棘突向着术者自身的一侧。然后，用力将受术者的头向自身站立的方向慢慢旋转至最大限度，再作一个快速的小幅度旋转牵拉动作；同时，另一手的拇指朝相反方向用力扳动。

在做此手法前，可先在双侧颈部做揉捻手法以放松肌肉，旋转颈椎时应在拔伸的同时进行，旋转的幅度要在正常范围之内，因为拔伸时颈椎是处于一种失稳状态，这时不易损伤颈髓。旋转颈部时要待患者颈部完全放松后方可用力，旋转的力量要求把握得当，切不可过大。颈部扳法用于颈椎后关节错缝、颈椎病等。

（2）胸部扳法有两种：

①扩胸牵引扳法：本法主要作用于胸肋关节。受术者端坐，令其两手手指相交叉扣住，置于项部。术者在其背后，用双手握住受术者两肘部，并用一侧膝部顶在其背后正中。先嘱受术者自行挺胸并两肘后伸作扩胸动作，待其自主动作至功能位时，术者两手作一小幅度的快速动作，将两肘向后扳动；同时，膝稍用力向前顶推其后背而完成扩胸牵伸扳动作。

②胸椎对抗复位法：患者坐位，令其两手交叉扣住，置于项部。医生在其后面，用两手从患者腋部伸入其上臂之前、前臂之后，并握住其前臂下段，同时医生用一侧膝部顶住患部脊柱。嘱患者身体略向前倾，医生两手同时作向后上方用力扳动。

（3）腰椎三扳法：

①扳肩推腰法：患者俯卧位，医生站在患者身旁，一手推腰部，一手扳肩部，将肩扳到不能再抬高时，推腰之手再略用力向下推腰椎。

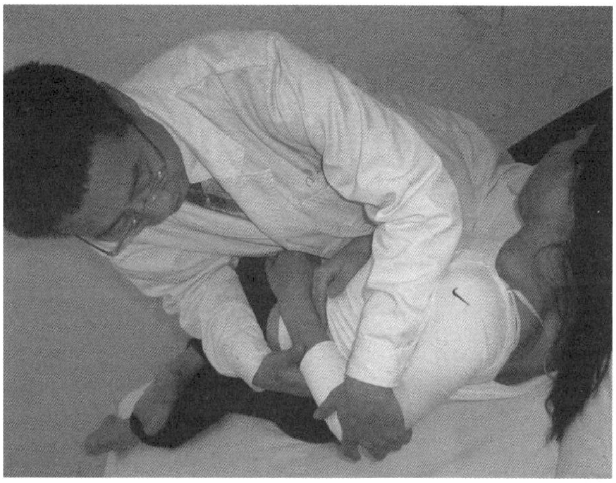

②扳腿推腰法：患者俯卧位，医生站在患者身旁，一手推腰部，一手扳大腿下端，将腿扳到不能再后伸时，推腰之手再略用力向下推腰椎。

③扳肩推臀法：患者侧卧位，医生站在患者身一侧面向患者，一手推臀部，一手扳肩部，轻微将腰部摇晃数次后，推扳之手相对用力，到躯体不能再旋转的程度时，推臀之手再略用力扳动，有时可听到“咯咯”响声。

（4）腰椎旋转复位法：

患者正坐于方凳上，两足分开与肩等宽。助手面对患者，用两腿夹住患者左大腿，双手压住左大腿根部起到维持患者姿态的作用；医生正坐于患者身后，右手自患者右腋下伸向前，绕过颈后，手指扶在对侧颈肩部，左手拇指推按在偏右棘突的后下角，然后右手使患者身体前屈，再向右侧旋转，同时左手拇指推按棘突，常可听到“喀”的一声。

（5）肩关节扳法：

①外展扳肩法

受术者端坐，术者在其患侧下蹲，将患者的前臂部，或肘部放置于自己的右肩上，术者双手按压在受术肩关节的上端。术者慢慢起立，使受术关节渐渐外展至最大限度时，突然起立至使肩外展90°的水平；同时，双手向下用力按压，使应力传递至受术肩关节，以解除关节粘连，恢复其运动功能。

②内收扳肩法

受术者端坐，将手置于胸前，术者站在其背后并紧靠其身，用甲手扶住患者手腕，乙手握住其同侧肘部。乙手将患侧前臂向内收扳动至最大限度时，再用力向其内收方向做一快速的扳拉动作。

③上举扳肩法

病人坐位，医生站于其后侧，将患者手搭在医者前臂部，医生另一手抓住患者肩部，然后慢慢举起患者手臂将患肢抬高至最大限度。

④后伸扳肩法

病人坐位，手自然下垂；医生站于患侧，用一手扶住其肩部，另一手握住其腕部向后扳动并做屈肘动作，屈肘时要使掌背沿脊柱上移。

扳法动作在起势时，要稳妥、缓和，而在扳动的瞬间，则必须动作果断而快速，且用力刚强，两手配合要协调。扳动的幅度不得超越正常的生理活动范围，扳动的方向，无论是多运动轴关节或单运动轴关节，在每一次扳动时，只能选择一个运动轴所限定的方向施术。另外，在施用扳法时，往往受术关节会发生弹响声，这表明扳动的应力传递到位，手法复位成功。但在临床上，不一定每个人每次都会有此反应，只要扳动的方向与幅度正确，就会有效，不必每次都以出现声响为手法成功的标准，更不能盲目地以扩大扳动幅度来追求弹响声。否则，往往会因过度的牵拉而造成关节、韧带的损伤。

本法适用于全身所有的运动关节与微动关节，特别适用于颈、胸、腰椎及四肢关节，具有整复关节紊乱及半脱位、松解粘连、滑利关节、矫正畸形、恢复关节运动机能等功效。

临床在施用扳法时，往往先用其他手法在关节周围操作，待痉挛的肌肉放松、挛缩的韧带、筋膜软化以及痛势缓解后，再用本法整治患病关节。这样不但可提高扳法的成功率，而且术者省力，受术者也可以少受痛苦，并避免手法造成的损伤。

19. 拔伸法

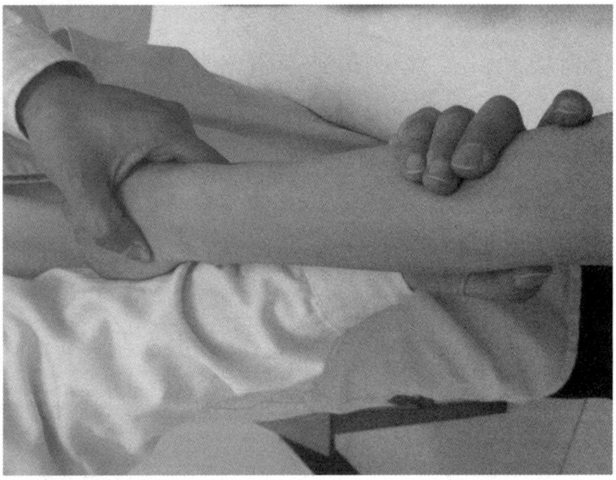

拔伸法：术者在关节上下端，沿肢体的纵轴方向，用力做相反方向的牵拉、引伸动作，从而使关节间隙增宽的手法，称为拔伸法，或牵引法、牵拉法。

（1）颈部拔伸法：患者正坐，医生站在患者背后，用双手拇指顶在枕骨下方，掌根托住两侧下颌角的下方，并用两前臂压住患者两肩，两手用力向上，两前臂下压，同时作相反方向用力。

（2）肩节拔伸法：患者坐势，医生用双手握住其腕或肘部，逐渐用力牵拉，嘱患者身体向另一侧倾斜（或有一助手帮助固定患者身体），与牵拉之力对抗。

（3）腕关节拔伸法：医生一手握住患者前臂下端，另一手握住其手部，两手同时作相反方向用力，逐渐牵拉。

（4）指间关节拔伸法：用一手捏住被拔伸关节的近侧端，另一手捏住其远侧端，两手同时作反方向用力牵引。

（5）腰椎拔伸法：受术者俯卧，令助手固定其两腋下，或嘱受术者两手扶住床头边缘，术者用两手握紧受术者两小腿下端，使受术者全身放松，令其咳嗽一声，此时术者与助手同时相对用力，拔伸腰椎。

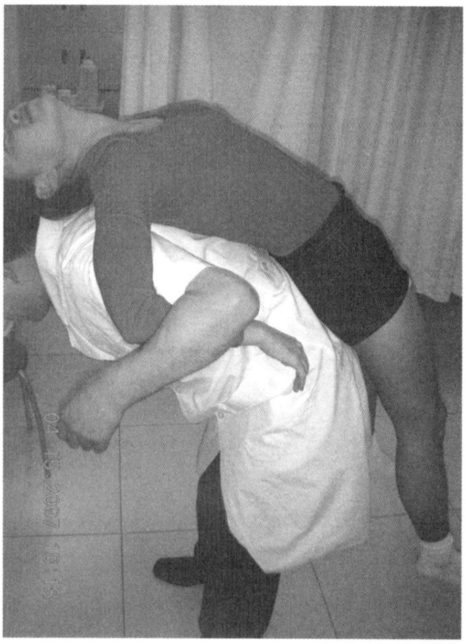

拔伸法操作时，用力要均匀、持久，缓缓加大力量，切忌用暴力牵引；牵引力的方向要沿受术关节的纵轴进行；对畸形、僵直的关节，要慎用本法。本法适用于颈椎、腰椎及四肢关节，有理筋、复位、增宽关节间隙、解除神经挤压、松解粘连等功效。可用于治疗颈椎病、腰椎间盘突出症、肌腱韧带扭错移位、关节囊缩窄、关节紊乱及半脱位等病证。现在，可以使用牵引器或牵引机来达到治疗的目的。

20. 背法

术者与受术者相背而立，两上肢后伸，用两肘套钩住受术者的肘弯部。术者用臀部抵住受术者的腰椎或腰骶部后，即令其咳嗽一声，术者趁其咳嗽的瞬间，弯腰、屈膝、挺臀将其双足离开地面，再做有节律的伸膝、挺臀动作，同时以臀部用力，颤动或摇动受术者的腰部，使其腰椎在后伸位受到下半身自身重量的牵引。

背法可使腰脊柱及其两侧伸肌过伸，促使扭错之小关节复位，并有助于缓解腰椎间盘突出症的症状。对腰部扭闪疼痛及腰椎间盘突出症等常用本法配合治疗。

21. 踩跷法

用单足或双足踩踏一定部位，称踩法或踩跷法。患者俯卧，在胸部和大腿部各垫三四个枕头，使腰部腾空。医者双手扶住预先设置好的横木上，以控制自身体重和踩踏时的力量，同时用脚踩踏患者腰部并做适当的弹跳动作，弹跳时足尖不要离开腰部。根据患者体质，可逐渐加重踩踏力量和弹跳幅度，同时嘱患者随着弹跳的起落，配合呼吸，跳起时患者吸气，踩踏时患者呼气，切忌屏气。踩踏速度要均匀而有节奏。

踩法临床常用于腰椎间盘突出症的治疗。本法刺激量大，应用时必须谨慎，对体质虚弱者或脊椎骨质有病变者均不可使用本法。

三、全身保健手法

1. 头部保健

（1）开天门，3～5 次，点印堂、神庭。醒脑明目，开窍益聪。

（2）分推前额，3～5 次，点按头维、丝竹空。开窍醒脑。

（3）抹双柳，分抹攒竹至丝竹空，明目养神。

（4）环抹眼周，拇指环抹3～5次，防止眼皮老化。

（5）分抹攒竹至丝竹空，然后点四白，醒目提神。

（6）分抹迎香至耳门，点巨髎，通鼻窍。

（7）分抹鼻翼两侧，中指点按鼻通3～5次，通窍醒脑。

（8）环摩嘴周，环摩人中—地仓—承浆，点按承浆，缓解面部紧张。

（9）双揪铃铛，揉耳郭，揪耳垂，聪耳明目。

（10）推挟车，从耳门推至大迎，点按颊车3～5次，缓解面部紧张。

（11）点按承浆，捏下颌，按承浆2分钟，促进血运。

（12）搓掌浴面，搓热，熨面部，增加血运。

（13）按五经，拇指点按印堂至百会的督脉，攒竹向后之膀胱经，童子髎向后的胆经，醒脑安神。

（14）推桥弓，四指纵推胸锁乳突肌3～5次，降压。

头部保健可以疏散风邪，开窍止痛，镇静安神，明目益聪。

2. 胸部保健

（1）胸部分推，宣通气血。

（2）按中府、云门，理肺降逆。

（3）龙凤呈祥，宽胸理气。

（4）点按膻中，中指顺时针按揉，开胸顺气。

（5）点按胸骨，拇指由玄机点按至鸠尾，掌侧推胸骨，开胸顺气。

胸部保健可以开胸顺气，理气宽胸，调和脏腑。

3. 腹部保健

（1）腹部横摩；

（2）腹部斜摩；

（3）推全腹，双掌先直推，然后分掌推两侧胁肋；

（4）摩脐周，掌心双向摩20次；

（5）提拿腹肌；

（6）狮子滚绣球；

（7）龙凤呈祥；

（8）按腹中线，双指点按腹中线；

（9）点按气冲，大鱼际按气冲穴1～2分钟。

腹部保健可以健脾和胃，和胃降逆，清利湿热，调和肠胃。

4. 下肢前侧保健

（1）拿下肢；

（2）按揉足三里、三阴交、悬钟，每穴按1～2分钟；

（3）直推下肢前侧；

(4) 叠掌正反按揉膝周，点按膝眼；
(5) 拇指弹拨体侧；
(6) 摇髋关节和膝关节，屈伸牵抖；
(7) 下肢拍打；
(8) 抖动下肢。
下肢保健可以疏通经络，宣通气血，活血化瘀。

5. **腰背保健**

(1) 背部分推；
(2) 拿肩井，点肩井；
(3) 推肩胛；
(4) 双滚肩背；
(5) 按揉膀胱经；
(6) 点按膀胱经；
(7) 直推背部；
(8) 按脊中法，拇指切大椎至腰阳关；
(9) 拿揉腰肌；
(10) 温补肾气；
(11) 双龙点睛，拇指点肾俞；
(12) 横擦腰骶、八髎；
(13) 搓髎点强，单掌向下擦八髎，点长强；
(14) 叠掌按腰、命门；
(15) 拇指揉大椎至腰阳关；
(16) 顺藤摸瓜；
(17) 按压环跳；
(18) 拳揉腰骶；
(19) 吉庆有余。
腰背保健可以疏风散寒，行气止痛，温补脾肾，通经活络。

6. **下肢后侧保健**

(1) 拿下肢；
(2) 拳顶合揉；
(3) 点承扶、殷门；
(4) 直推下肢后侧，叩、搓、揪足底；
(5) 下肢拍打 300 次。
下肢保健可以舒筋活络，行气止痛，调和阴阳，滑利关节。

7. **头颈上肢保健**

(1) 按百会；

（2）干洗头，雀啄头部；

（3）扫散少阳；

（4）拿颈肌；

（5）双手揉球，双掌揉肩，揉三角肌；

（6）双龙点肩；

（7）双手搓臂；

（8）搓劳宫，点大陵；

（9）推手三阳、手三阴；

（10）捋抖十指；

（11）摇臂牵抖；

（12）大鹏展翅。

头颈上肢保健可以沟通上下，舒筋活血，通利关节，柔筋止痛。

第三章　常见病治疗

第一节　落　　枕

落枕又称“失枕”，临床上以急性颈部肌肉痉挛、强直、酸胀、疼痛以至转动失灵为主要症状。轻者 4 ~5 天自愈；重者疼痛严重并可向头部及上肢放射，可延至数周不愈。推拿疗法对于本病疗效甚佳。落枕为单纯的肌肉痉挛，成年人若经常发作者，常系颈椎病的前驱症状。

［病因病机］

本症多由于体质虚弱、劳累过度、睡眠时枕头高低不适、躺卧姿势不良等因素，使一侧颈部肌群在较长时间内处于过度伸展状态，以致发生痉挛（主要是胸锁乳突肌、斜方肌及肩胛提肌痉挛），也有部分病人因夜眠时肩部暴露，颈肩部当风，感受风寒，气血凝滞，经络痹阻而发生拘急疼痛，少数患者因颈部突然扭转或肩扛重物，致使部分肌肉扭伤或发生痉挛。

［临床表现］

一般以患者颈项部一侧或两侧胸锁乳突肌痉挛、僵硬、疼痛为主要症状，重者可波及斜方肌、肩胛提肌等。患者头向患侧倾斜，下颌转向健侧。颈部活动明显受限，向患侧活动功能障碍尤为明显，甚者疼痛牵及头部、上背部及上臂部，患处有肌紧张，压痛明显。如有外伤史，应拍摄 X 线片以排除骨折、脱位及颈椎病。

［治疗］

1. 治疗原则　治疗以舒筋活血、温经通络为原则，使颈项部气血通畅，肌肉放松，则症亦随之而解除。推拿治疗落枕，有良好疗效。一般 1 ~2 次可愈，病程越短，疗效越好。

2. 手法治疗　患者取坐位。

（1）滚法：用轻柔的滚法在患侧颈项及肩部治疗约 3 分钟；

（2）揉法：用指揉法揉颈项部肌肉（胸锁乳突肌、斜方肌及肩胛提肌）约 3 分钟；

（3）拨法：用拇指拨颈项部肌肉（胸锁乳突肌、斜方肌及肩胛提肌）和阿是穴 3 ~5 分钟；

（4）按揉颈肩部穴位：风池、风府、肩井、天宗等穴，每穴 0. 5 ~1 分钟；

（5）扳法；

（6）拿肩井5~7次；

（7）叩击法约1分钟。

［注意事项］

（1）颈部扳法，不可强求有弹响声；

（2）可以配合牵引法治疗；

（3）颈项部保暖，不宜睡高枕，注意颈部姿势。

［疗程］

每日1次，一般1~3次即愈。

第二节 颈椎病

颈椎病又称颈椎综合征，是中老年人的常见病、多发病，以推拿疗法最为有效。

［病因病机］

（1）外因：各种急、慢性外伤可造成椎间盘、韧带、后关节囊等组织不同程度的损伤。

（2）内因：椎间盘退变是本病普遍的内因。椎间盘退变促使椎体发生代偿性增生。颈椎增生产生症状有两种情况，一是增生物直接压迫神经、血管；二是增生物间接压迫神经、血管。

［临床表现］

（1）神经根型：病变在颈5以上者可见颈肩痛或颈枕痛及枕部感觉障碍等；在颈5以下者可现颈僵、活动受限，有一侧或两侧颈、肩、臂放射痛，并伴有手指麻木，肢冷，上肢发沉、无力、持物坠落等症状。

（2）脊髓型：脊髓受压者，可出现上肢或下肢，一侧或两侧的麻木、酸软无力、颈颤臂抖，甚者可表现为不同程度的不完全痉挛性瘫痪，如活动不便、步态笨拙、走路不稳，以至卧床不起，甚至呼吸困难，四肢肌张力高，腱反射亢进，浅反射减弱或消失，出现病理反射等感觉或运动障碍。

（3）椎动脉型：椎动脉型颈椎病可表现为颈肩痛或颈枕痛、头晕、恶心、呕吐、位置性眩晕、猝倒、持物落地、耳鸣耳聋、视物不清等临床症状。上述诸症常因头部转动或侧弯到某一位置而诱发或加重。

（4）交感神经型：由于交感神经受刺激而出现枕部痛、头沉、头晕或偏头痛、心慌、胸闷、肢凉、肤温低或手足发热、四肢酸胀等症状，一般无上肢放射痛或麻木感。个别病人也可出现听、视觉异常。

（5）混合型：在临床上，以上各型很少单独出现，最为常见的是同时存在两型或两型以上的各种症状，即为混合型颈椎病。

［治疗］

在明确诊断的基础上，用推拿疗法治疗颈椎病多可收到良好的疗效，但手法须轻柔和缓，如需用较大力量的手法时，亦须在沿纵轴牵引的情况下进行，绝不可粗暴猛烈而急骤地过度旋转或屈曲头颈部。临床上由于不适当的治疗手法而引起的医源性残疾虽然不多，但也偶有发生，因此必须引起临床工作者的高度重视。

用手法治疗本病的作用在于扩大椎间隙及椎间孔，使椎体滑脱复位，颈椎恢复正常的生理曲度，缓解对神经根的压迫，消除肿胀，分解粘连，解除肌肉和血管的痉挛，改善血液循环，增强局部的血液供应，促使病变组织的修复。临床上牵引为主、按压为辅是治疗本病的指导思想。

治疗原则是疏筋活血，理筋整复。多采用滚、按、揉、拔伸（或牵引）、拨、扳等手法。患者正坐，医生站于患者背后。

（1）患者颈肩部做滚法约3分钟；

（2）沿颈部肌肉（斜方肌、肩胛提肌、骶棘肌）做揉法，从上向下7～10遍；

（3）沿颈部肌肉（斜方肌、肩胛提肌、骶棘肌）做拨法7～10遍，然后拨阿是穴1～2分钟；

（4）按揉风池、缺盆、肩井、肩中俞、肩外俞、肩髃、曲池、手三里、合谷、小海、内关、外关、神门等穴，每穴0.5～1分钟；

（5）扳法；

（6）拔伸颈部3～5次；

（7）沿颈肩部作推法3～5遍；

（8）叩击法约1分钟。

［注意事项］

（1）推拿后可配合内服补气血、祛风寒、活血通络的药物。

（2）垫枕不宜过高，并嘱患者进行适当的颈部功能锻炼。

（3）颈椎吊带牵引是一种十分有效的疗法，常可配合推拿同时应用。

第三节　肩周炎

肩关节周围炎又称漏肩风、五十肩、冻结肩，以肩关节疼痛和功能障碍为主要症状。本病的好发年龄在50岁左右，女性发病率略高于男性，多见于体力劳动者。肩关节周围炎的发生主要与肩部的慢性劳损、急性外伤、退行性变、受凉、感染以及活动减少等因素有关。此外，颈椎病所致的肩部神经营养性障碍也可能是一较重要的发病因素。如得不到有效的治疗，有可能严重影响肩关节功能活动。

［病因病机］

一般认为本病的发生与气血不足、外感风寒湿邪及外伤劳损有关。

（1）气血不足：年老体虚或因劳累过度而导致肝肾精亏，气血不足，筋失所养，血虚生痛。久之，则筋脉拘急而不用。

（2）外感风寒湿邪：久居湿地，风雨露宿，夜寐露肩当风，以致风寒湿邪客于血脉筋肉。在脉则血凝而不流，脉络拘急而疼痛。寒湿之邪淫溢于筋肉则屈而不伸，痿而不用。

（3）外伤筋骨：跌仆闪挫，筋脉受损，瘀血内阻，脉络不通，不通则痛。久之，筋脉失养，拘急不用。

肩部活动范围大，肩部肌腱、韧带经常受到上肢重力和肩关节大范围活动的牵拉，较易劳损而发生变性。因此本病往往在肱二头肌肌腱炎、肩峰下滑囊炎、冈上肌肌腱炎等软组织劳损性、炎性病变或外伤、受寒的基础上发病。上述诸因素所造成的韧带、肌腱、关节囊的充血水肿、渗出、增厚等炎性改变如得不到有效的治疗，久之则发生粘连，腱袖钙化。同时患肩的保护性活动限制或长期固定，促进了粘连的形成，最终导致肩关节活动功能丧失。

［临床表现］

本症的临床表现主要是两个方面的症状，即肩痛与肩关节功能活动受限。

（1）疼痛：早期呈阵发性疼痛，常因天气变化及劳累而诱发，以后逐渐发展到持续性疼痛，并逐渐加重，昼轻夜重，夜不能寐，不能向患侧侧卧。肩部受到牵拉时，可引起剧烈疼痛。此外在肩关节周围有广泛的压痛，并可向颈部及肘部放射。

（2）功能活动受限：由于关节囊及肌肉的粘连，长期废用而引起的肌力降低，且喙肱韧带固定于缩短的内旋位等因素，可使肩关节各向的主动和被动活动均受限。特别是当肩关节外展时，出现典型的"扛肩"现象。梳头、穿衣服等动作均难以完成。严重时，肘关节功能亦受限，屈肘时手不能摸肩。日久，三角肌等可以发生不同程度的废用性萎缩，出现肩峰突起、上臂上举不便、后伸欠利等症状。

［手法治疗］

一部分肩周炎患者有自愈趋势，仅遗留轻度功能障碍；大部分患者须经有效的治疗方能痊愈，推拿疗法治疗肩周炎效果明显。患者取坐位，医者站在患者的患侧稍后方。

（1）拿、揉患肩约3分钟。

（2）弹拨肩周肌肉及阿是穴、肩贞、肩井、天宗、肩髃、肩髎、肩前等穴3～5分钟。

（3）医者站在患者的患侧稍后方，一手扶住患肩，一手握住腕部或托住肘部，以肩关节为轴心做环转运动，幅度由小到大；然后医者一手托起前臂，使患者屈肘，患臂内收患侧之手搭在健侧肩上，再由健肩绕过头顶到患肩，反复环绕5～7次。

（4）医者站在患者健侧稍后方，用一手扶健侧肩，防止患者上身前屈，另一手握住患侧腕部，从背后将患肢向健侧牵拉，逐渐用力，加大活动范围，以患者能够忍耐为度，重复2～3次。

（5）医者站在患侧肩外侧，双手握住患肢腕部稍上方，将患肢提起，用提抖的方法向斜上牵位。牵拉时要求患者先沉肩屈肘，医者缓缓向斜上方牵抖患肢。活动幅度逐渐增加，手法力量由小到大，须注意用力不能过猛，以防发生意外。

（6）用抖法和叩击法放松患肩。

（7）搓患肩。

［注意事项］

（1）在治疗同时必须配合适当的肩部功能锻炼，原则上要求患者持之以恒，循序渐进，因人而异。

（2）功能锻炼：

①爬墙活动：面对墙壁，用双手或单手沿墙壁缓慢向上爬动，使上肢尽量高举，然后再缓缓向下回到原处，反复数次。

②弯腰晃肩法：弯腰伸臂，做肩关节环转运动，动作由小到大，由慢到快。

③双手在颈后部交叉，肩关节尽量内收及外展，反复数次。

（3）避风寒。

第四节　肱骨外上髁炎——网球肘

肱骨外上髁炎又称“肱骨外上髁综合征”、“网球肘”或“肱桡滑囊炎”。肱骨外上髁为肱桡肌及前臂伸肌总腱附着部，如果前臂在旋前位腕关节经常做背伸性活动，可将其附着部位的软组织牵扯发生损伤，引起局部出血粘连，甚至关节滑膜嵌入肱桡关节间隙而致疼痛。

［病因病机］

本病发病可因急性扭伤或拉伤而引起，但多数患者发病缓慢，一般无明显外伤史，多见于需反复做前臂旋转、用力伸腕的成年人，好发于右侧。当前臂做旋前活动时，如腕关节同时做背伸、尺偏的联动动作，则肱骨外上髁的伸肌群，尤其是桡侧伸腕长短肌的附着处受到牵拉，如此经常反复，则可引起损伤。其主要病理变化如下。

（1）伸肌腱附着点骨膜下出血，形成小血肿，血肿逐渐机化，导致骨膜炎。

（2）伸肌腱附着点发生撕裂。

（3）环状韧带的创伤性炎症或纤维组织炎。

（4）肱桡关节外的滑囊炎或肱桡关节滑膜被肱骨与桡骨小头嵌挤引起的炎症。

有人指出，伸指总肌腱穿出的血管神经束，因周围是较硬的肌腱组织，在肌肉不断地收缩或被动牵拉时，使其经常受到挤压，潜在着损伤的可能性，故此伸总肌腱部穿出的血管神经束就极易受到损伤。当年龄增长，纤维结缔组织开始退行性变，弹性减退时，则损伤的机会大为增加。血管神经束受到挤压的刺激若超过生理允许范围时，使神经支发生创伤性炎症，表现为慢性炎症。久之，血管神经束与肌腱裂孔发生粘连，症状加重。不断的疼痛与挤压刺激使血管经常处于痉挛状态，以致血管壁增厚，甚至使血管栓塞，血管壁的受纳器也退性变，栓塞的血管完全承受了来自腱膜或肌腱的挤压，起了支撑保护神经支的作用，故症状缓解。

［临床表现］

患者肘后外侧酸痛，尤其在旋转背伸、提、拉、端、推等动作时疼痛更为剧烈，同时沿伸腕肌向下放射。局部可微呈肿胀，前臂旋转及握物无力。肱骨外上髁处及肱桡关节处明显压痛，以及沿伸腕肌行走方向的广泛压痛。伸肌紧张试验和密耳（Mill）氏试验阳性。

［治疗］

治宜舒筋活血法。患者正坐，医者坐于患者病侧，右手持腕使患者右前臂旋后位作滚、揉患肘外侧；医者以右手逐渐屈曲患者肘关节至最大限度，左手拇指用力按压患者肱骨外上髁的前方，然后再伸直其肘关节；同时医者左手拇指推至患肢桡骨头之前上面，沿桡骨头前外缘向后弹拨伸腕肌起点。弹拨方法很多，亦可将患肢前臂旋后、曲肘按置桌上，在肘下垫以软物。医者以双手食、中指拿住肱桡肌与伸腕肌向外扳，然后嘱病员患肢前臂旋前，医者用拇指向外方紧推邻近桡侧伸腕长短肌。反复数次，弹拨范围可向上下移动。扳肘关节 1 ~2 次，叩击肘外侧，搓肘。

推拿治疗本病有较好效果，对病程短者疗效更佳。病程较长而保守治疗无效者，可行手术或小针刀治疗。可以配合中药熏洗。

第五节　老年性膝关节骨性关节炎

膝关节老年性退行性骨关节病，是中老年人常见的一种慢性退行性病变。

［病因病机］

膝关节是全身骨关节病较多的部位，以继发性多见。常见的发病原因多因膝关节长期负重，以及数十年的慢性劳损而引起关节、组织的退行性改变。或有外伤，如半月板损伤、关节软骨损伤、股骨髁或胫骨平台骨折、髌骨骨折或脱位等；运动员长期过度训练，也可出现膝关节退行性骨关节病。其次膝内、外翻畸形，髌骨软化症和各种慢性炎症都可以导致骨关节病。从中医理论认识该症属肝肾亏损、筋骨失荣，夹杂风寒湿痹所致。病变初发于髌股关节或股胫关节，然后波及全关节。主要病理变化是关节软骨受损、破坏，从髌骨和股骨髁有软骨片剥脱，形成游离体。滑膜、关节囊、髌下脂肪垫充血、增生、肥厚和纤维化。在 X 光片下，可见病人膝部有不同程度的骨质增生，关节间隙变窄，游离体。

［临床表现］

临床症状主要表现为膝关节酸痛，尤以早晨起床时为甚，活动后疼痛减轻；久坐、站立时，症状加重；稍微活动后，症状缓解；活动过多时，症状又加重。本病与天气变化有关。关节主动活动时有摩擦音和疼痛，上下楼梯时费力、疼痛加重。挤压研磨髌骨时，可有压痛；在伸屈膝关节时有明显摩擦感。有时肥厚的关节滑膜、破裂的半月板、游离体或髌下脂肪垫在关节活动时被卡于关节面间，可产生绞锁症状。急性期可出现股四头肌痉挛；后期股四头肌萎缩，关节活动明显受限。发展下去，病人有走路打软，上、下楼费力之感。少数病人还会有膝关节僵硬、肌肉萎缩等症状，使关节边缘唇样变，增生变形增粗，最后可强直于半屈曲位。

X线表现：早期可无变化。以后可在髌骨后上角或后下角边缘出现骨质增生，髌骨中部与股骨髁相对面软骨下骨质硬化。膝关节内侧或外侧一部分区域间隙变狭窄，狭窄的关节面下有骨质硬化区，其下方可有囊肿形成；胫骨平台一侧或两侧可有骨赘形成，胫骨髁间棘隆起变尖。

[治疗]

按摩治疗对此病有较好的疗效，但是急性期应适当休息，减少负重活动，轻手法治疗。病情平稳后积极手法治疗。中医手法对增加关节功能、解除肌肉痉挛、减轻疼痛、松解关节周围软组织粘连，能起很好的治疗作用，只是治疗周期较长，一般要两个月。在治疗的同时，如病人能配合做些膝关节功能锻炼，效果会更好。

（1）治则：舒筋通络止痛。

（2）治法：

①患者取坐位或卧位，医生拿揉下肢膝关节上下部肌肉。

②推揉患膝两侧的内、外副韧带。

③医者用单手扣住髌骨，稳力向上扣提髌骨，顺髌骨边缘反复弹拨数次。

④揉按膝关节周围穴位：膝眼、血海、梁丘、足三里、委中、阳陵泉、阿是穴等。

⑤用单手掌心按揉患者髌骨。

⑥用双手掌相叠，按压在髌骨下缘的髌韧带上，向上推髌骨，反复数次；之后按推髌骨上缘，反复数次。

⑦膝关节摇法数次。

⑧叩击膝关节周围。

（3）功能锻炼：勾脚、抬腿、收缩股四头肌、站桩等静力性锻炼。

（4）其他治法：内服骨质增生丸、健步虎潜丸有舒筋括络、活血荣筋的作用；中草药熏洗、中药电离子导入对消肿止痛有较好的疗效。关节内注入强的松龙和普鲁卡因可控制急性症状，使症状缓解，改善功能。对严重的膝关节骨关节病患者，可考虑做膝关节手术。

第六节　急性腰扭伤

腰部脊柱是一根独立的支柱，承担着人体二分之一的重力，从事着复杂的运动。其前方为松软的腹腔，附近只有一些肌肉、筋膜和韧带，再无骨性结构的保护，故在持重和运动中，其本身或周围组织较易受到损伤。

[病因病机]

腰部支持着人体的上半部，是日常生活和劳动中活动最多的部位之一，因此也是最易受伤之处。腰部急性扭伤多发生在腰骶、骶髂部和两侧骶棘肌。腰骶关节是脊柱运动的枢纽，骶髂关节是躯干与下肢的桥梁，体重的压力和外来的冲击力多集中在这些部位，故受伤机会较多。人体在弯腰时，先由脊柱两旁的伸脊肌（特别是骶棘肌）收缩，达到维持躯干的位置和抵抗体重的目的，这时如负重过大，迫使肌肉强力收缩，易使肌纤维撕裂；当腰全屈时，伸脊肌即不再收缩，而主要靠韧带（尤其是棘上、棘间韧带），来支持躯干的位置，这时如负重过大，或暴力冲击，易造成韧带损伤。韧带和肌肉的损伤相互之间有密切关系，如韧带损伤后，在屈腰过程中的支持力量势必减弱，需要由肌肉来代偿，日久又会引起肌肉的损伤。

祖国医学历代对本病都有较深刻的认识。《金匮翼》上说："瘀血腰痛者，闪挫及强力举重得之。盖腰者，一身之要，屈伸俯仰，无不由之。若一有损伤，则血脉凝涩，经络壅滞，令人率痛不能转侧，其脉涩，日轻夜重者是也。"说明腰部伤筋之急性者，多由于猝然受暴力损伤而起，如过度后伸与前屈，扭转弯曲超过了腰部的正常活动范围，或搬运重物，负重过大或用力过度，劳动时腰部姿势不正确，或扛抬重物时，配合不协调，以及跌仆或暴力直接打击腰部，而使腰部的肌肉组织受到剧烈的扭转、牵拉而猝然受伤。

［临床表现］

本症都是由于伤力、扭转、牵拉而发生。伤较重者，随即发生腰部剧痛，活动不便，坐、卧、翻身都有困难，甚至不能起床，连咳嗽、深呼吸都感疼痛加重。也有些患者，在扭、闪腰时，腰部疼痛并不剧烈，还能连续工作，数小时或 1～2 日后，腰痛才逐渐加剧。

［检查］

（1）压痛点：扭伤早期，绝大多数患者有明显的局限性压痛点。一般压痛点即为损伤的部位。

（2）肌痉挛：主要发生于骶棘肌和臀大肌，是对疼痛的一种保护性反应，可为单侧或双侧。这些肌肉因紧张度增加而有压痛点，在俯卧时可稍松缓，但用手指按压时，痉挛又复出现。

（3）脊柱生理曲线的改变：因疼痛可引起肌肉保护性痉挛，不对称的肌痉挛可引起脊柱生理曲线的改变，腰脊柱多向患侧倾斜。

［治疗］

本病治疗原则是舒筋通络，活血止痛。

患者俯卧位，医者站其患侧。用滚法在压痛点周围治疗，逐渐移至疼痛处，然后在伤侧顺骶棘肌纤维方向用按法操作，往返 3～4 分钟，配合腰部后伸被动活动，幅度由小到大，手法压力由轻到重。以柔和的指揉法或掌根揉法在双侧腰肌与痛点周围轻轻操作 2～3 分钟。用弹拨法拨两侧腰肌和阿是穴治疗，弹拨时手法宜柔和深沉。再点按肾俞、大肠俞、腰阳关、阿是穴及委中、承山等穴。病员侧卧位，患侧在上作腰部斜扳。患者仰卧位，屈膝屈髋，双手扶患者双膝部，轻轻转动腰部，结束手法。

［注意事项］

（1）治疗期间，病员卧板床休息，腰部制动 3～4 天。

（2）治疗时病员体位要根据病员的可能情况选择肢体最放松的位置，不宜强求某一体位。

（3）疼痛剧烈者，可配合热敷。

第七节　慢性腰肌筋膜炎

主要是指腰骶部肌肉、筋膜等软组织慢性损伤导致的无菌性炎症，俗称慢性腰肌劳损。

[病因病机]

（1）在劳动中长期维持某种不平衡的体位，如经常用同一侧肩部扛抬重物，长期从事弯腰工作等。或由于习惯性的姿势不良，常可导致软组织的疲劳而引起腰脊酸痛。

（2）腰部软组织急性损伤后，未作及时治疗或治疗不彻底或因反复多次损伤，局部出血渗液，产生纤维性变或瘢痕组织，压迫或刺激神经而形成慢性腰痛。

（3）由于先天性畸形，如单侧性腰椎骶化或椎间小关节两侧不对称等，使腰骶部两侧活动度不一致而诱发腰痛。

[临床表现]

有长期反复发作的腰痛史，多呈酸痛，每因劳累发作或加重，与气候变化有关。弯腰及久坐、久立时腰部疼痛。腰部压痛较广泛，多无固定压痛点，痛久病重者可触及痛性硬结，腰腿活动多无明显障碍。急性发作时各种症状均显著加重，并可有肌痉挛、腰脊椎侧弯、下肢牵掣作痛等症状。兼受风湿者，患部喜热怕冷，局部皮肤粗糙或感觉较迟钝。

[治疗]

（1）治则：舒筋活血，温经通络。

（2）治法：患者俯卧，医者站或坐其一侧，先以滚法施于两侧腰肌 3～5 分钟，继以掌根自上而下按揉两侧骶棘肌，拇指重点按揉、弹拨肾俞、大肠俞、秩边等穴，然后点按委中、承山穴。直擦腰背部两侧膀胱经，横擦腰骶部，均以透热为度，最后拍击腰背部两侧骶棘肌。酸痛较重者可再在患部加热敷。

[注意事项]

（1）在劳动中尽可能变换姿势，注意纠正习惯性姿势不良。

（2）用宽皮带束腰，宜睡板床。

（3）加强腰部肌肉锻炼。

第八节　腰椎间盘突出症

腰椎间盘突出症又名“腰椎间盘纤维环破裂症”。本症易发于 20～40 岁之间，临床

上以 $L_{4、5}$ 和 L_5、S_1 之间的椎间盘最易发生病变。

［病因病机］

腰椎间盘纤维环在后外侧较为薄弱，后纵韧带在脊柱的全长中都无间断，但自第 1 腰椎平面以下，后纵韧带渐渐变窄，至第 5 腰椎和第 1 骶椎间，宽度只等于原来的一半，腰骶部是承受动、静力最大的部分，故后纵韧带的变窄，造成了自然性结构方面的弱点，髓核易向后方两侧突出。

发生本病的原因有内因和外因两方面。内因是椎间盘本身退行性变或椎间盘有发育上的缺陷；外因则有损伤、劳损以及受寒着凉等。

椎间盘缺乏血液的供给，修复能力较弱，而且在日常生活和劳动中，由于负重和脊柱运动，椎间盘经常受到来自各方面的挤压、牵拉和扭转作用，因此容易发生萎缩、弹性减弱等退行性变化，这是本病发生的主要因素。

（1）外伤：尤其是积累劳损，是引起纤维环破裂的重要原因。由于腰椎排列呈生理前凸，椎间盘后薄前厚，当人们在向前弯腰时，髓核就向后方移动，由于受到体重、肌肉和韧带等张力的影响，髓核产生强大的反抗性弹力，反抗性弹力的大小与负重的压力大小成正比。在此情况下，如果这种力量过大，或椎间盘纤维环本身已有缺陷，就有可能使髓核冲破纤维环而向侧后方膨出或突出，引起神经根、马尾或脊髓的压迫症状。

一般在 20～30 岁间，纤维环开始变性，弹性减小，应力加于这些变性或弹力减退的纤维环，如腰部扭伤后，极易造成纤维环的破裂。在这年龄，髓核尚能保持其胶质状态和膨大，因之髓核必被挤于裂隙之间，以致影响裂隙的愈合，此时即使因裂隙较小，髓核一时未突破纤维环，但因裂隙继续存在，日后亦可能在不断的活动和挤压中有所发展。若扭伤所造成纤维环的裂缝较大，突出的髓核即可引起急性的坐骨神经痛。

在 30～40 岁之间，若髓核内纤维组织增多，但尚未引起椎间盘的变窄，则髓核对于变性的抗力，反而变得较半液状时期为大，髓核突出的可能性相对变得较小，故髓核的变性，从某些方面看来，是机体的一种保护机制。

40～50 岁以后，若髓核、纤维环和软骨板的变性皆很明显，椎间盘萎缩变化广泛，则受到损伤后，破裂和突出多是细小的，故不易引起典型的坐骨神经痛。除非碎裂的纤维环被挤于椎管内，否则不会引起急性症状。若髓核变性已至晚期，而纤维环尚保持完整，则椎间隙有显著变窄，以致椎体边缘有骨刺或唇形变发生。

软骨板构成椎间盘的上下壁，有半渗透膜的作用。经过软骨板所交换的液体，可维持纤维环和髓核的营养，故软骨板受到损害后，可对纤维环和髓核造成不良影响，这些影响是：在软骨板的损伤处，纤维环因失去附着点而变弱，若髓核的膨胀尚正常，则变弱的纤维环不能抵御其膨胀力，因而容易发生突出。液体的交换减少，促进了纤维环和髓核的纤维变性和坏死。

椎间盘在弯腰活动和受压中可以变形，这时椎间盘可暂时降低其吸水能力，直至压力解除后，变形和吸水能力才能恢复。

若积累劳损，髓核长时期不能得到正常充盈，则纤维环的营养供应也长期不足，致使易遭损伤，损伤后也不易修复，这样更易造成纤维环的破裂。

（2）受寒：不少腰椎间盘突出患者，无外伤史及劳损史，只有受寒、着凉。其原因可能由于椎间盘有发育上的缺陷，受寒后使腰背肌肉痉挛和小血管收缩，影响局部的血循环，进而影响椎间盘的营养。同时肌肉的紧张痉挛，可增加对椎间盘的压力，特别对于已有变性的椎间盘，可造成更进一步的损害，致使髓核突出。

［类型］

（1）根据髓核突出的方向，可分为三种类型。

①向后突出：一般所称椎间盘突出，实际皆属此型。因向后方突出的髓核可压迫神经根，产生明显症状，故为三类中最重要者。

②向前突出：不能引起特殊症状，故无实际临床意义。

③向椎体内突出：是髓核向软骨板内突出，突出物压入椎骨的松质骨，形成杯状缺口，经时较久后，缺口边缘可以硬化，多发于青年期。

（2）向后突出，根据突出的部位又分三型。

①单侧型：临床最为多见，髓核突出和神经根受压只限于一侧。

②双侧型：髓核向后纵韧带两侧突出，两侧下肢皆有坐骨神经痛，但往往是一先一后。当一侧症状出现时，另一侧的症状多已减轻或消失，似有交替现象。两侧症状同时存在时，多是一轻一重，或最后一侧症状消失，一侧存留。此种类型在临床上较少见。

③中央型：椎间盘自后中部突出。若突出物较小，在突出平面，既不能压迫左侧神经根，亦不能压迫右侧神经根，而受压的是马尾神经。因此无论突出平面为 $L_3 \sim L_4$、$L_4 \sim L_5$、$L_5 \sim S_1$，受压者恒为第 3、4、5 骶神经，所产生症状多为鞍区麻痹和大小便功能障碍。除非突出很大，一般不会引起双侧的典型坐骨神经痛。与马尾肿瘤的鉴别是症状出现快，在休息时症状可有减轻。

（3）根据髓核突出的程度，可分为三型。

①幼弱型（隐藏型）：为纤维环不完全破裂，环自内向外形成裂缝，但裂缝不大，外层尚保持完整，其破裂部受椎间隙压力之挤压，髓核可自裂缝部向外膨出。一般环内壁裂缝大，椎间隙的压力高，则突出物膨出就大。反之，环内壁裂缝小，椎间隙的压力低，外界阻力大，则突出物必缩小或消失。所以其症状，有时好时犯、时轻时重的特点，这是突出物大小变化带来的临床表现。

②成熟形（破裂型）：即纤维环完全破裂，髓核从破裂纤维的断处，自椎间隙向外膨出。有的突出物上被以薄膜，从而与附近组织隔开，不致发生粘连。有的外无被膜，其突出的断端可能与附近组织发生粘连。也有的突出物与破裂纤维环的断端以蒂相连，游离于椎管内，造成对神经根压迫位置的改变，以致发生脊柱侧弯忽左忽右的变换。有时破裂的纤维环组织和髓核大块突出，可压迫马尾神经，表现为中央型突出的症状。

③移行型（突出型）：介于幼弱与成熟型之间，纤维环接近完全破裂，髓核膨出亦较大，可转变为成熟完全突出或缩回椎间隙而消失。

[临床表现]

（1）症状：

①腰痛伴一侧下肢坐骨神经放射痛是本病的主要症状。

②腰部活动障碍。

③麻木感，多局限于小腿后外侧、足背、足跟或足掌；中央型髓核突出可发生鞍区麻痹。

（2）检查法：

①腰脊柱侧弯，腰椎生理前凸减小或消失，甚至后凸。

②腰部有压痛、叩击痛，并向患侧下肢放射至足底。

③直腿抬高试验及背屈加强试验阳性。

④拇趾背伸或跖屈力减弱。

⑤腹压增高则腰痛加剧，且有下肢放射性疼痛。

⑥屈颈试验和仰卧挺腹试验阳性。

⑦下肢后伸试验阳性。

⑧膝或跟腱反射减弱，小腿后外侧及足背皮肤感觉减退。

⑨X线检查多表现为椎间隙变窄或前窄后宽，并除外其他椎骨及关节病变。CT、MRI检查示椎间盘向不同方向脱出或向四周膨出。

[治疗方法]

（1）治疗原则：

①降低椎间盘内压力，增加盘外压力，促使突出物回纳，为纤维环的修复创造有利条件；

②改变突出物的位置，松解粘连，解除或减轻对神经根的压迫；

③加强局部气血循环，促使受损伤的神经根恢复正常功能。

（2）治法：

①解除腰臀部肌肉痉挛：患者俯卧。在患侧腰臀及下肢用轻柔的滚、揉等手法治疗。促使患部气血循行加快，从而加速了突出髓核中水分的吸收，减轻其对神经根的压迫；同时使紧张痉挛的肌肉放松，为下一步治疗创造条件。

②促使受损伤的神经根恢复功能：弹拨腰臀及下肢的肌肉，重点弹拨、点按肾俞、腰阳关、大肠俞、秩边、环跳、承扶、殷门、委中、承山、阳陵泉、阿是穴等处。

③增加椎间盘外压力：患者俯卧。用双手有节奏地按压腰部，使腰部振动。然后在固定患部的情况下，用下肢后伸扳法，使腰部过伸。本法可促使突出物回纳或改变突出物与神经根的位置。

④调节后关节、松解粘连：用腰部斜扳或旋转复位手法，以调整后关节紊乱，从而相对扩大神经根管和椎间孔。由于斜扳和旋转复位时，腰椎及其椎间盘产生旋转扭力，从而改变突出物与神经根的位置。反复多次进行，可逐渐松解突出物与神经根的粘连。再在仰卧位，做单、双腿屈膝屈髋动作，并摇动腰椎。用强制直腿抬高以牵拉坐骨神经和腘绳

肌，对松解粘连可起一定作用。

⑤拉宽椎间隙，降低盘内压力：患者坐位，弯腰，患者用手尽力去触摸脚尖，医生叩击腰骶部。根据需要进行腰椎牵引，使椎间隙增宽，从而降低椎间盘内压力，甚至出现负压，使突出物回纳，同时可扩大椎间孔和神经根管，减轻突出物对神经根的压迫。

[注意事项]

(1) 治疗期间病人要卧硬板床休息，可用围腰保护腰部，注意腰部保暖。

(2) 腰椎间盘突出中央型不宜进行推拿治疗。

(3) 推拿治疗前要排除腰椎骨质病变。

[疗程]

隔日 1 次，10 次为 1 疗程。各疗程之间可间隔 3 ~ 5 天。

第九节　中风后遗症

半身不遂是指患者出现一侧肢体瘫痪、口眼歪斜、舌强语涩等症状的一种疾患。大多为中风（脑血管意外）引起的后遗症，也可由于其他脑部疾病或外伤而起。本单元介绍的是属于中风后遗症。本病患者大部分均有高血压病史，发病以老年人为多见。推拿治疗对促进肢体功能的恢复，具有不同程度的效果，一般以早期治疗为宜。

[病因病机]

本症是由于中风所引起的。《巢氏病源》说："中风者风气中于人也。"不论外感之风或内动之风，其必以肝木为之内应。由于火盛、气虚、湿痰内盛，以致肝阳上亢，肝风内动所致。

肝阳易升，波及清窍，神明不能自主，故病人意识模糊，神志不清；肝主筋，肝风内动，则皮肉筋脉受害，因而颜面歪斜，手足搐弱抽动，偏废不用。如《证治要决》记载："五脏皆有风，而犯肝经为多，盖肝主筋，属木，风易入之，各以其类，肝受风则筋缓不荣，或缓或急，所以有歪斜、瘫痪不遂、舌强语謇等症。

现代医学认为本病是由于脑血管意外的后遗症。脑血管意外，其脑部病变一般分为出血性和缺血性两大类。前者包括脑出血和蛛网膜下腔出血，后者包括脑血栓形成和脑栓塞。

脑出血又称脑溢血，是由于脑动脉血管非外伤性的破裂，血液进入脑实质内而发生的疾病，高血压及动脉硬化是脑出血最常见的病因。此外，血液病伴出血倾向者，恶性肿瘤侵蚀脑血管和先天性脑血管畸形者，也可发生本病。长期高血压，尤其是发生血压波动的阶段，当血压骤然上升至病变动脉管壁不能耐受的程度时，动脉壁破裂，血液进入脑实质内，形成脑实质内的出血灶。若患者不立即死亡，脑部血块可逐步液化、吸收，受损的脑组织由纤维所替代而形成后遗症。

蛛网膜下腔出血是指脑部血管非外伤性破裂，血液流入蛛网膜下腔而言。颅内动脉瘤破裂是本病最常见的原因。一般认为颅内动脉瘤属先天性畸形，而高血压、动脉硬化则是引起破裂的原因。

脑血栓形成是指脑动脉在内膜病变的基础上血管壁内形成血栓，阻碍血液。由于脑组织局部缺血或供血不足而出现证候。发病年龄多在中年以上。一般认为动脉粥样硬化与管壁粗糙，管腔变窄是脑血栓形成的主要原因。在此基础上，加上血压降低，血流缓慢，血管痉挛，血液黏度增高或凝固度增高等因素的参与，便可形成血栓。多发生于颈内动脉系统，以大脑中动脉最多见。其他少见的发病原因是各种动脉炎。发生血栓的血管所供应的脑组织发生急性缺血，而发生本病。如缺血时间过长或侧支循环代偿不良，缺血的脑组织可坏死、软化。

脑栓塞是由于栓子进入血液循环，将脑动脉血管堵塞而致。栓子经血液循环入脑动脉，以引起左侧大脑中动脉栓塞最为多见。本病的栓子来自脑动脉血管以外，而脑血栓形成的栓子是在脑动脉血管内形成的。本病常是心脏病的并发症，多发于青年人。

［临床表现］

《医学纲目》说："中风世俗之称也，其症卒然仆倒，口眼歪斜，半身不遂或舌强不言，唇吻不收是也。"本症以单侧上下肢瘫痪无力、口眼歪斜、舌强语謇等为主症。初期患者肢体软弱无力，知觉迟钝或稍有强硬，活动功能受限；以后逐渐趋于强直挛急，患者肢体姿势常发生改变和畸形等。

［检查］

检查肢体的肌肉痉挛、关节功能、知觉情况及肌肉萎缩程度，以判断病的轻重，对了解预后有一定的帮助。同时，进行血压检查是十分重要的，如血压不稳定者，治疗时要注意手法不宜过重，防止患者头部振动。

［鉴别诊断］

本病应与脑部其他疾病所引起的半身不遂鉴别：若有脑肿瘤等原因引起的半身不遂，发病一般较缓慢，但症状却不断逐渐加重。临床上常可见到同侧的眼睑下垂，眼球外视，不能内转，瞳孔散大及对光调节消失，头痛经常突然发作，发作时患者眼眶疼痛，后期则可见全身性或局限性的癫痫发作。若脑外伤引起本症，则有脑外伤史。本病由于脑部病变情况不同，其预后也不同，因此也需加以鉴别。

［治疗］

（1）治疗时机：以早期治疗为主，一般在中风后两星期，适宜用推拿治疗。

（2）治则：舒筋通络，行气活血。

（3）基本治法：

①患者取俯卧位，医者站在患者侧面。在脊柱两侧用滚法治疗，并向下至臀部、股后部、小腿后部。

②点按脊柱两侧夹脊穴、膀胱经，重点点按天宗、肝俞、胆俞、膈俞、肾俞、环跳、阳陵泉、风市、足三里、膝眼、伏兔、委中、承山、昆仑、太溪、三阴交、解溪、涌泉

等穴。

③患者取仰卧位，医者站在侧面。在患侧下肢沿大腿前面向下拿、揉，同时配合髋关节、膝关节、踝关节的被动伸屈活动和整个下肢内旋动作。

④病者仰卧位。用滚、揉法自患侧上臂内侧至前臂进行治疗，同时，配合患肢外展和肘、腕关节伸屈、旋转的被动活动，点按、拨揉尺泽、曲池、手三里、合谷等穴。

⑤患者仰卧位，医者站于患者头前面。用抹法自印堂至太阳往返 4 ~ 5 次，同时配合按、揉睛明、太阳。再用扫散法在头侧胆经循行部位自前上方向后下方操作，每侧 20 ~ 30 次，配合按、揉角孙，时间约 2 分钟。医者按、揉颈项两侧，再按风府，拿风池、肩井。

[注意事项]

(1) 情绪安定，生活要有规律，禁忌烟酒等刺激性物品和动物脂肪过多的食物。

(2) 要保持身体清洁，经常洗擦。

(3) 当病情好转，肢体可进行活动时，则可进行适当的轻便活动。同时根据各人的体质，进行适当锻炼，促进肢体功能的恢复，但不宜过度疲劳。

第十节 痛 经

妇女在行经前后，或正值行经期间，小腹及腰部疼痛，甚至剧痛难忍，常可伴有面色苍白，头面冷汗淋漓，手足厥冷，泛恶呕吐等证，并随着月经周期发作，称为“痛经”，亦称“经行腹痛”。

[病因病机]

本病的主要机理，是气血运行不畅所致。因经水为血所化，血随气行，气充血沛，气顺血和，则经行畅通，自无疼痛之患。若气滞血瘀或气虚血少，则使经行不畅，不通则痛。引起气血不畅的原因，有气滞血瘀、寒湿凝滞、气血虚损等类型。

(1) 气滞血瘀：多由情志不舒、肝郁气滞、气机不利，不能运血畅行，血行受阻，冲、任经脉不利，经血滞于胞中而作痛。

(2) 寒湿凝滞：经期冒雨涉水，感寒饮冷，或坐卧湿地，寒湿伤于下焦，客于胞宫，经血为寒湿所凝，运行不畅，滞而作痛。

(3) 气血虚弱：平素气血不足，或大病久病之后，气血两亏，行经以后，血海空虚，胞脉失养，而致疼痛。或体虚阳气不振，运血无力，经行滞而不畅，导致痛经。

[临床表现]

本病的特点是经行小腹疼痛，并随月经周期而发作。根据疼痛发生的时间、疼痛的性质，辨其寒热虚实。一般以经前、经期痛者属实，经后痛者为虚。痛时拒按属实，喜按属虚。得热痛减为寒，得热痛剧为热。痛甚于胀，血块排出疼痛减轻者为血瘀，胀甚于痛为气滞。绞痛、冷痛属寒，刺痛属热。绵绵作痛或隐痛为虚。

（1）气滞血瘀：经期或经前小腹胀痛，行经量少，淋沥不畅，血色紫暗有瘀块，块下则疼痛减轻，胸胁乳房作胀，舌质紫黯，舌边或有瘀点，脉沉弦。

（2）寒湿凝滞：经前或经期小腹冷痛，甚则牵连腰脊疼痛，得热则舒，经行量少，色黯有血块，畏寒便溏，苔白腻，脉沉紧。

（3）气血虚弱：经期或经净后，小腹绵绵作痛，按之痛减，经色淡，质清稀，面色苍白，精神倦怠，舌淡苔薄，脉虚细。

［**治疗**］

根据“通则不痛”的原则，治则主要是以通调气血为主。如因虚而致痛经者，以补以通；因气郁而致血滞者，以行气为主，佐以活血；因寒湿凝滞而引起瘀滞不通者，以温经化瘀为主。

（1）基本治法

①腹部操作：

A. 取穴：气海、关元。

B. 手法：一指禅推法、摩法、揉法。

C. 操作：患者取仰卧位，医者坐于右侧，用摩法按顺时针方向在小腹部治疗，时间约 6 分钟。然后用一指禅推法或揉法在气海、关元治疗，每穴约 2 分钟。

②腰背部操作：

A. 取穴：肾俞、八髎。

B. 手法：一指禅推法、滚法、按法、擦法。

C. 操作：患者俯卧位，医者站于右侧，用滚法在腰部脊柱两旁及骶部治疗，时间约 4 分钟。然后用一指掸推法或按法治疗肾俞、八髎，以酸胀为度。再在骶部八髎穴用擦法治疗，以透热为度。

（2）辨证加减

①气滞血瘀：

A. 按、揉章门、期门、肝俞、膈俞，每穴约半分钟。

B. 拿血海、三阴交，以酸胀为度。

②寒湿凝滞：

A. 直擦背部督脉，横擦腰部肾俞、命门，以透热为度。

B. 按、揉血海、三阴交，每穴约 1 分钟。

③气血虚弱：

A. 直擦背部督脉，横擦左侧背部，以透热为度。

B. 摩腹时加揉中脘 2～3 分钟。

C. 按、揉脾俞、胃俞、足三里，每穴约 1 分钟。

（3）实证痛经的特殊治疗方法：实证痛经，L_1 或 L_4（大部分在 L_4）有棘突偏歪及轻度压痛者：对偏歪棘突用旋转复位或斜扳的方法纠正棘突偏歪。直擦背部督脉及横擦腰骶部八髎穴，以透热为度。

在月经来潮前一周，治疗两次，以后每月在月经前一周治疗两次，连续3个月治疗6次为一疗程。

［注意事项］

（1）经期注意保暖，避免寒冷，注意经期卫生。

（2）适当休息，不要过度疲劳。

（3）情绪安宁，避免暴怒、忧郁。

附 针灸图谱

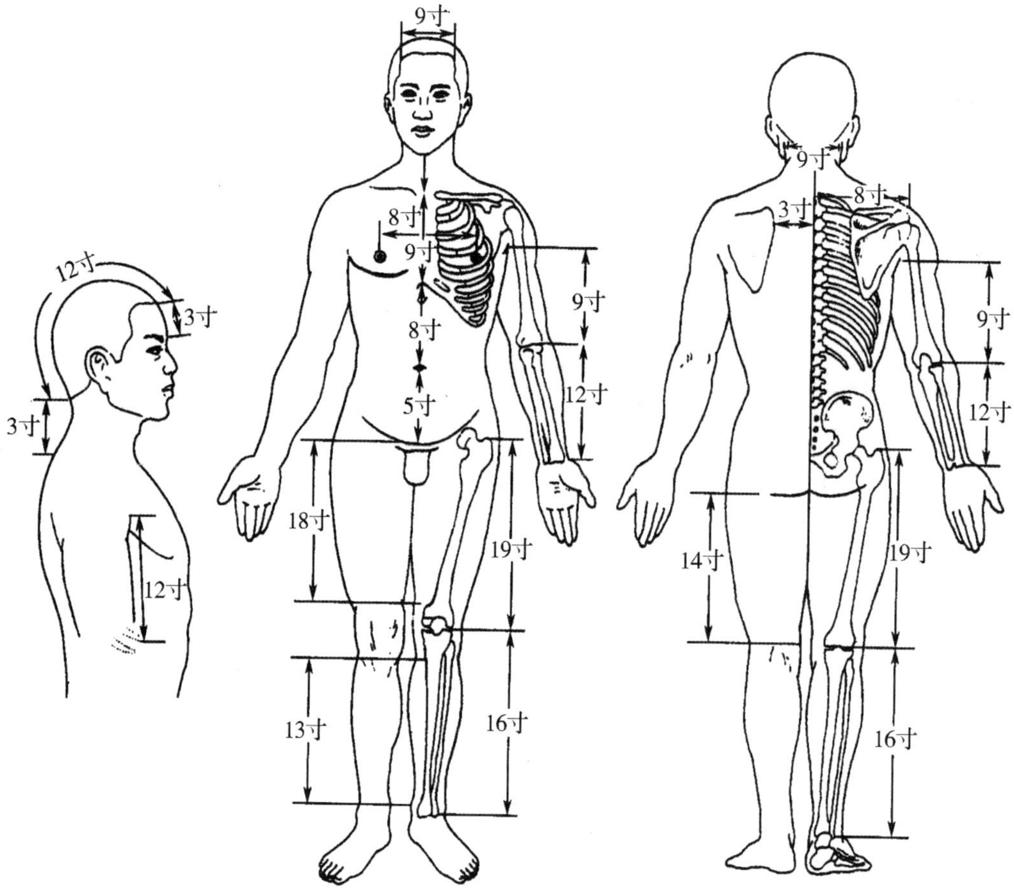
9寸
12寸
3寸
3寸
12寸
8寸
9寸
8寸
5寸
9寸
12寸
18寸
19寸
13寸
16寸
9寸
3寸
8寸
9寸
12寸
14寸
19寸
16寸

图1

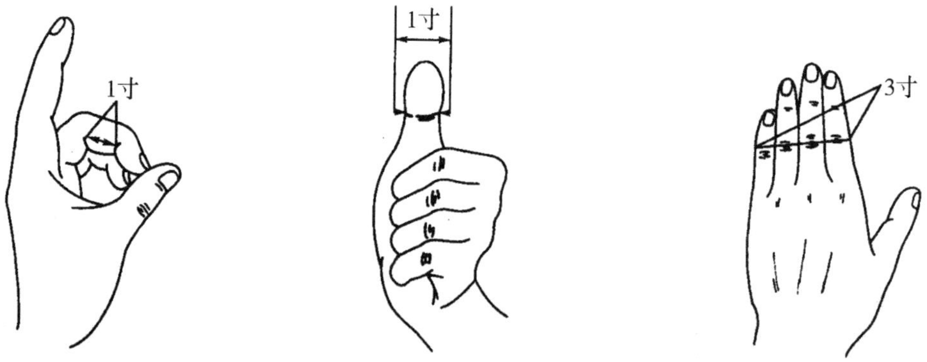
1寸
1寸
3寸

图2

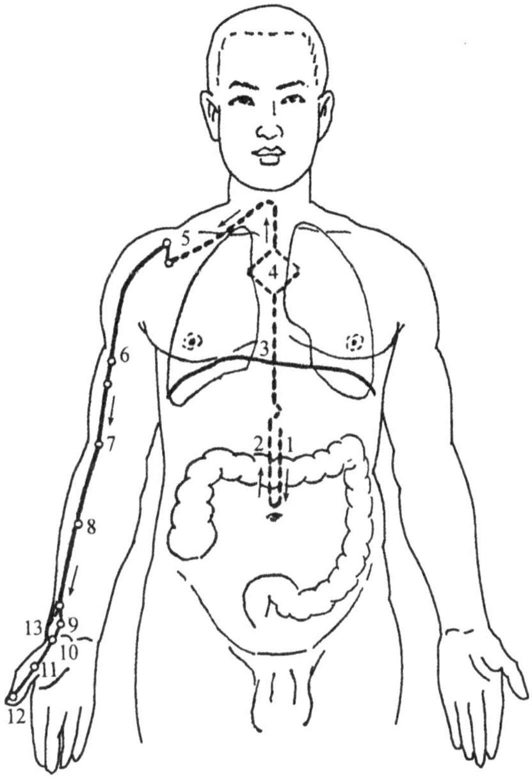
5
4
3
6
7
2
1
8
13
9
10
11
12

图 3

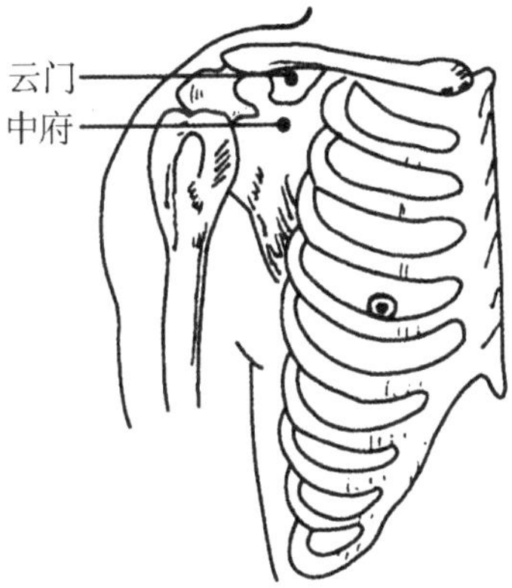
云门
中府

图 4

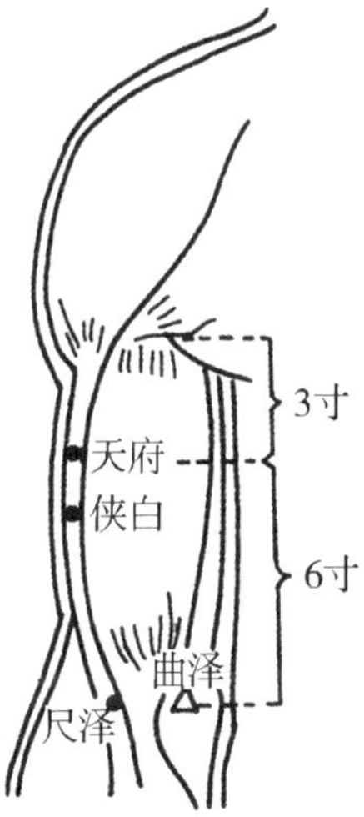
3寸
天府
侠白
6寸
曲泽
尺泽

图 5

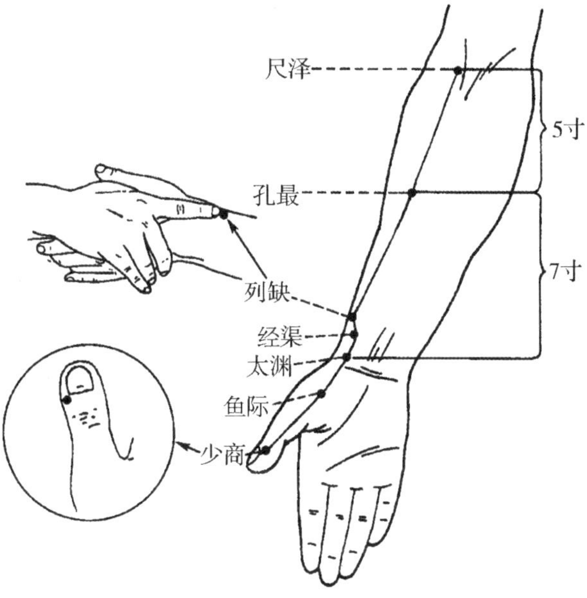
尺泽
5寸
孔最
7寸
列缺
经渠
太渊
鱼际
少商

图 6

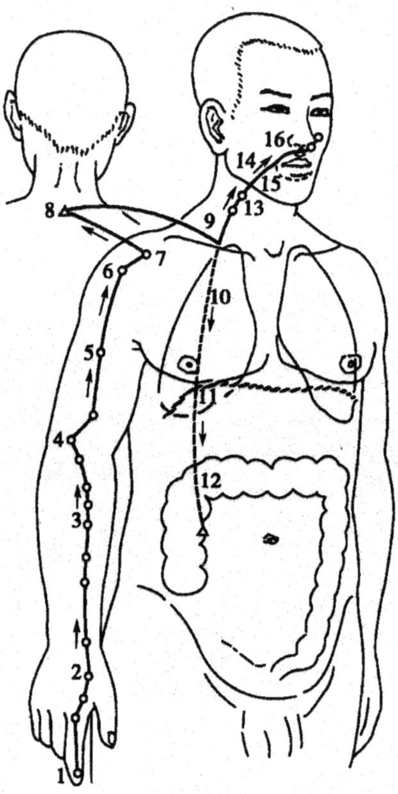
1
2
3
4
5
6
7
8
9
10
11
12
13
14
15
16

图 7

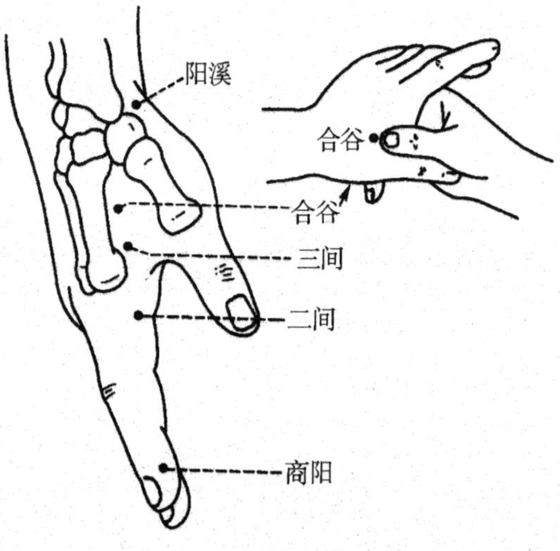
阳溪
合谷
合谷
三间
二间
商阳

图 8

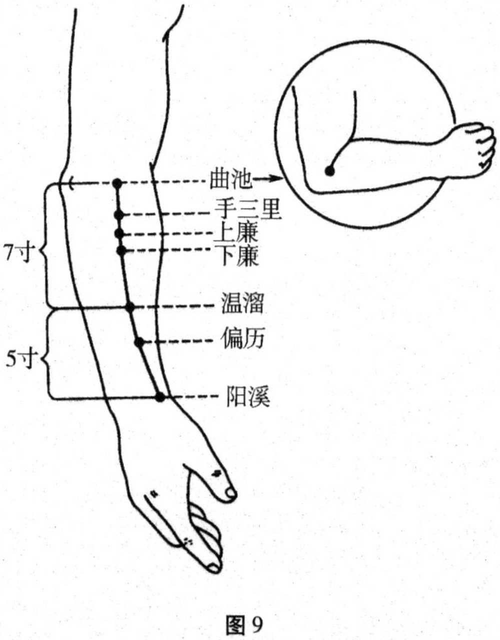
曲池
手三里
上廉
下廉
7寸
温溜
偏历
5寸
阳溪

图 9

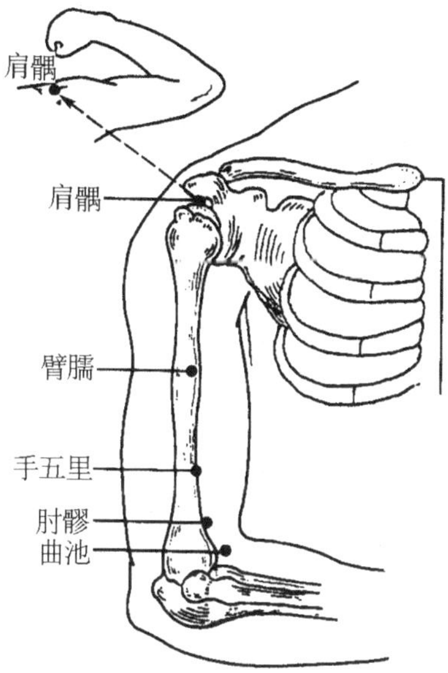

图 10

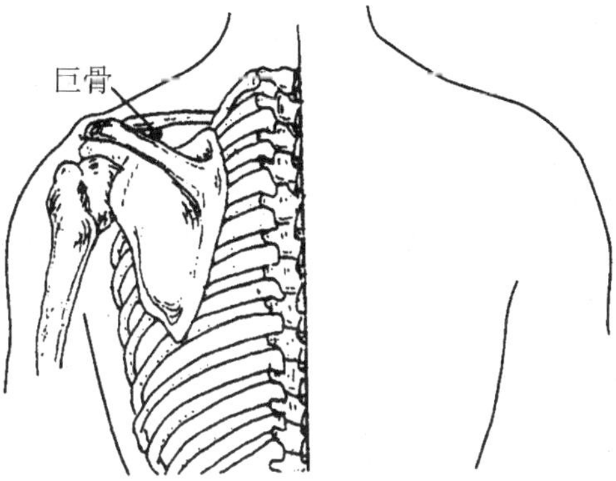

图 11

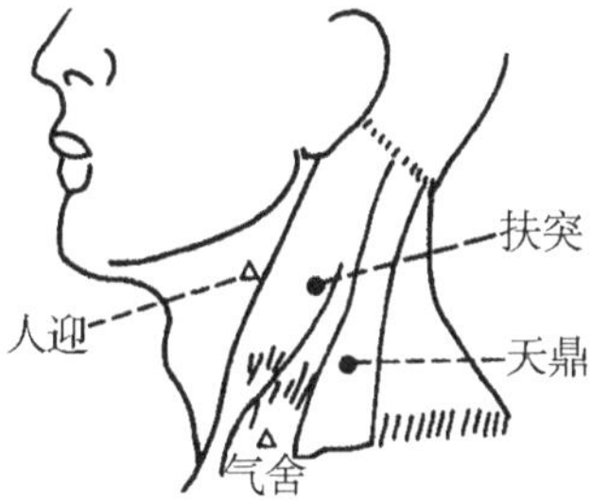

图 12

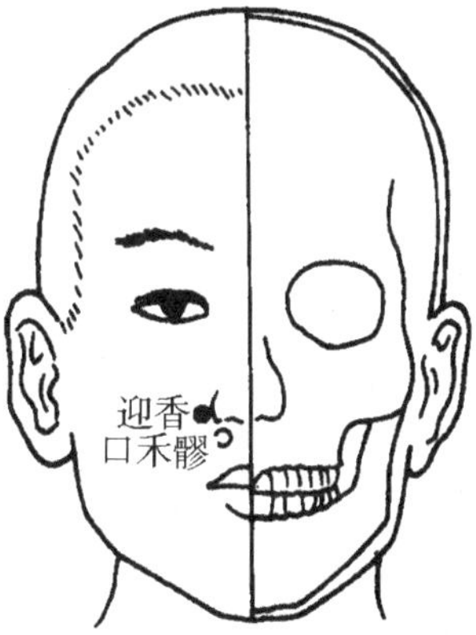

图 13

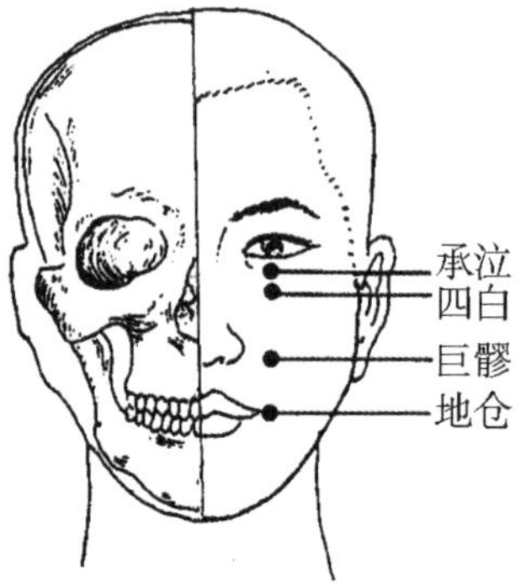

图 14

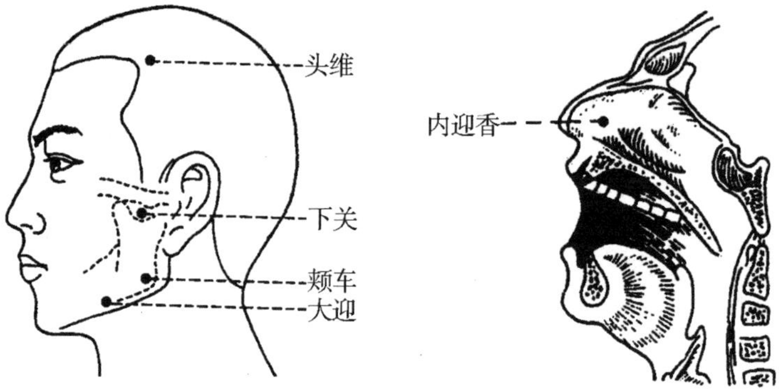

图 15

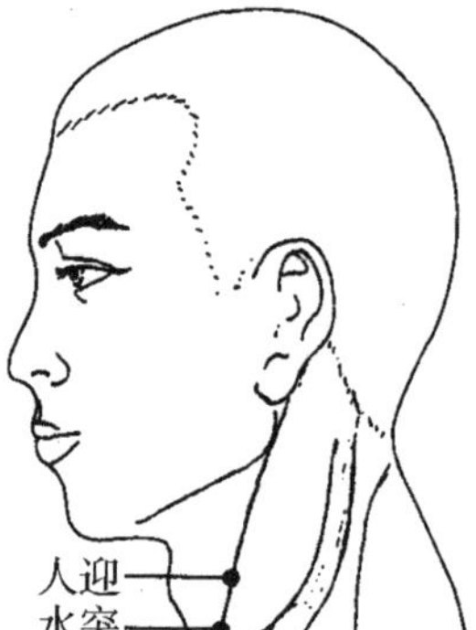

图 16

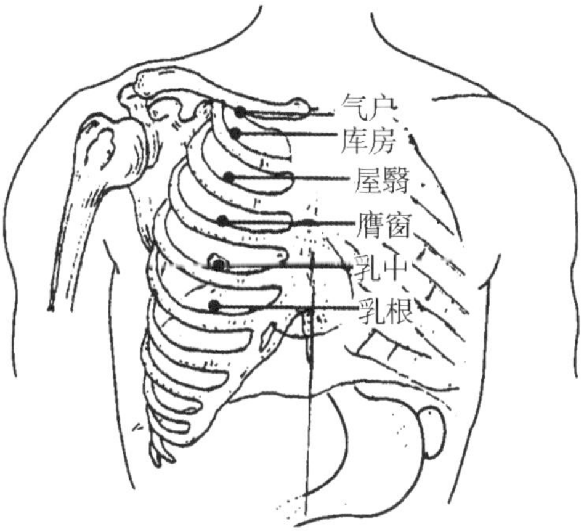

图 17

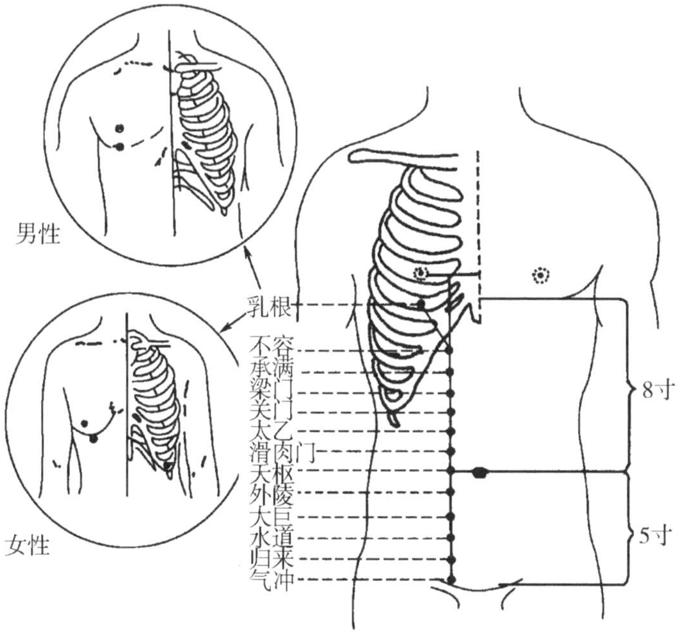

图 18

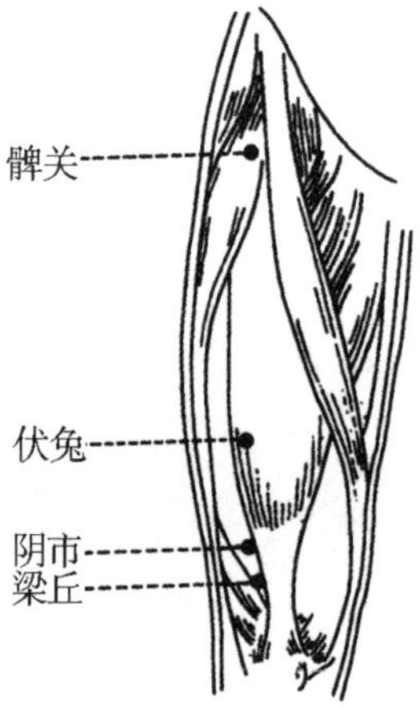

图 19

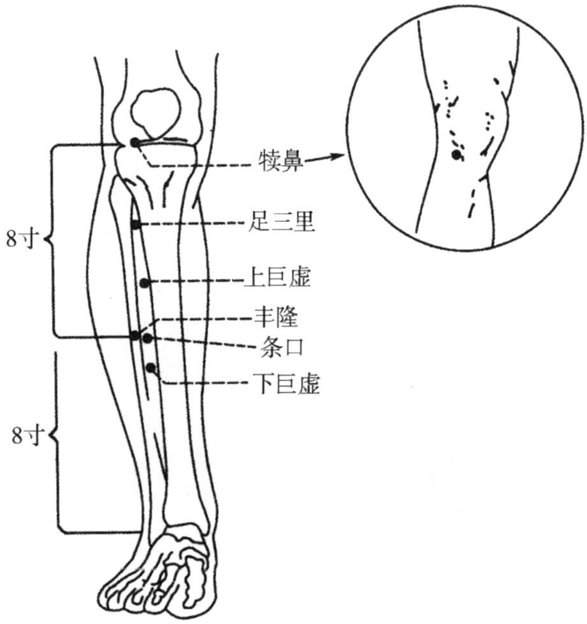

图 20

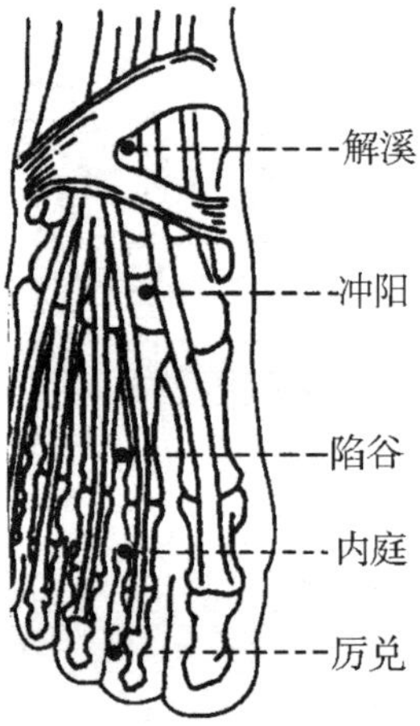

图 21

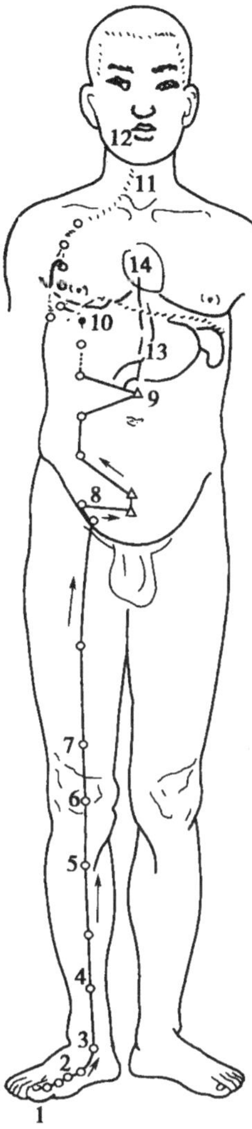

图 22

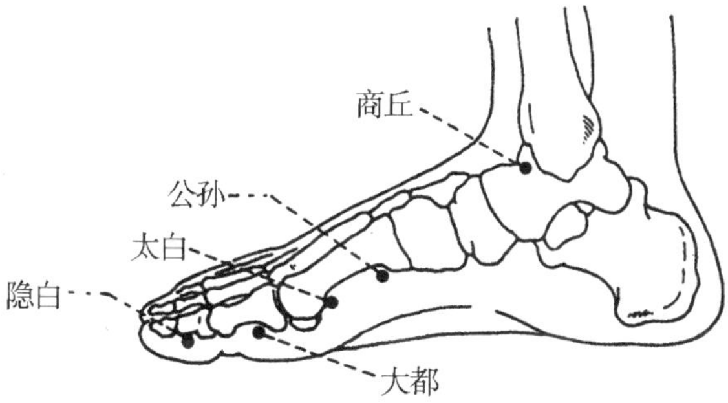

图 23

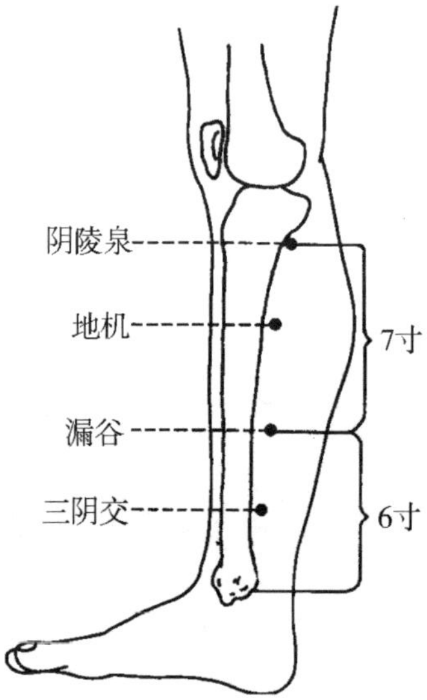

图 24

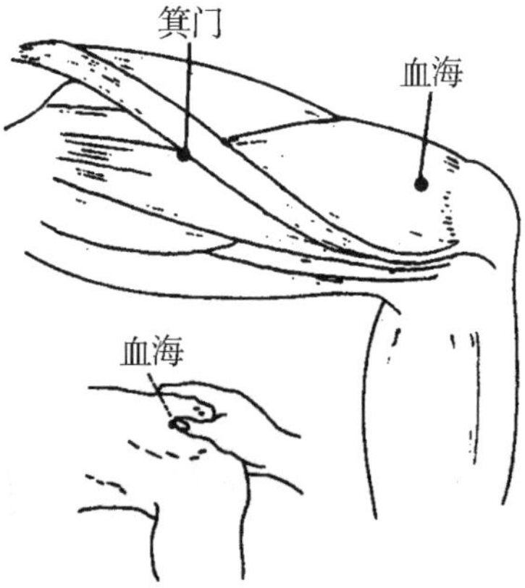

图 25

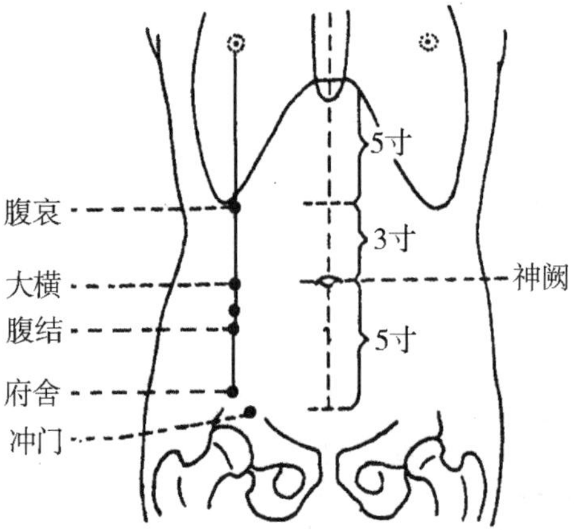

图 26

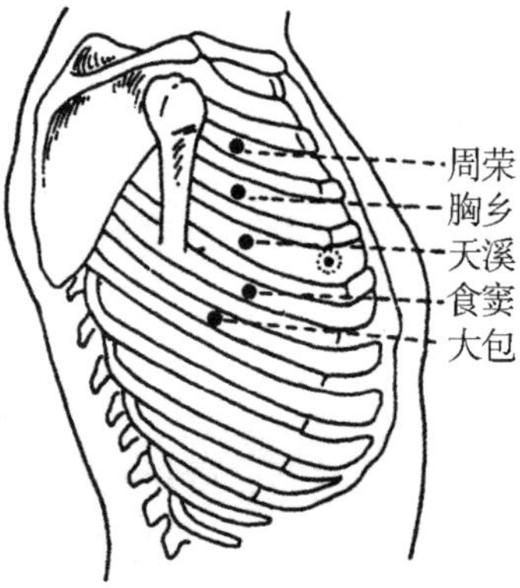

图 27

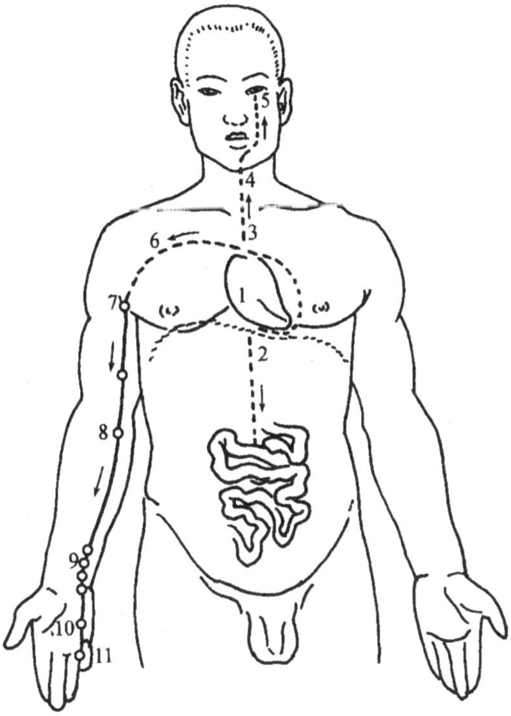

图 28

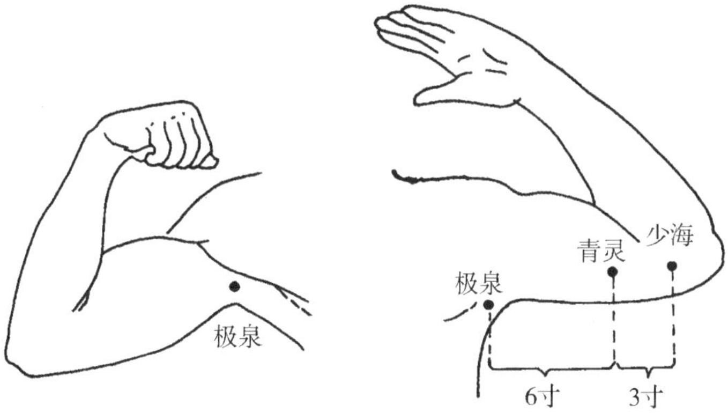

图 29

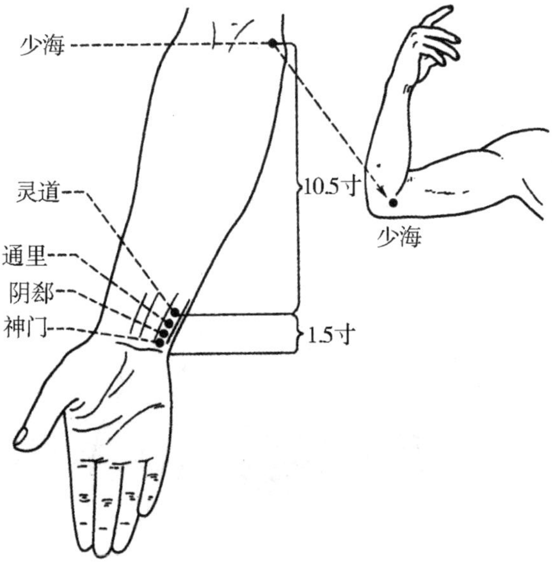

图 30

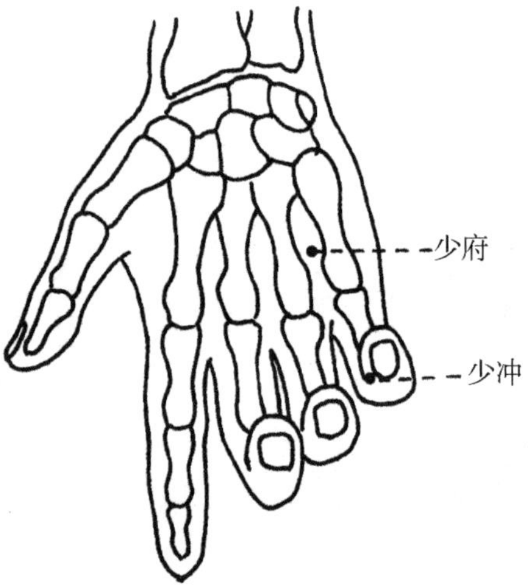

图 31

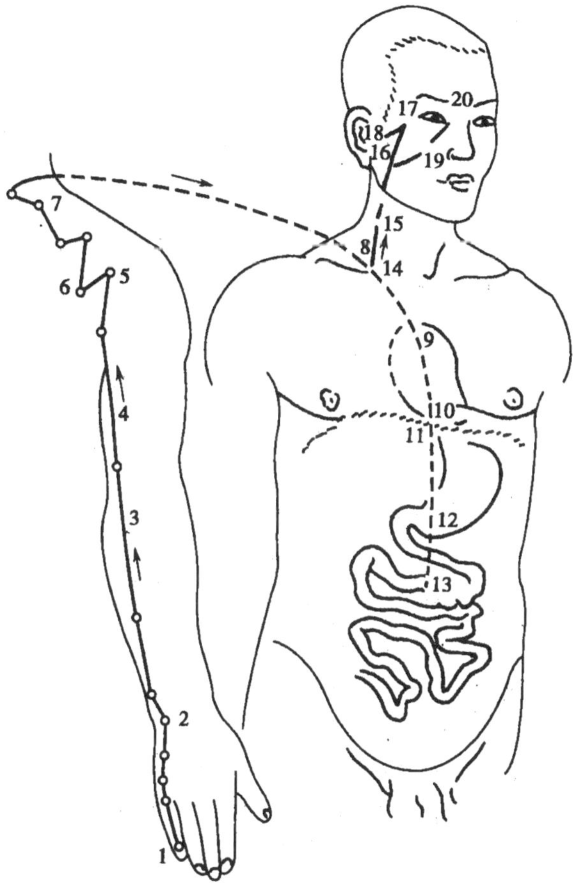

图 32

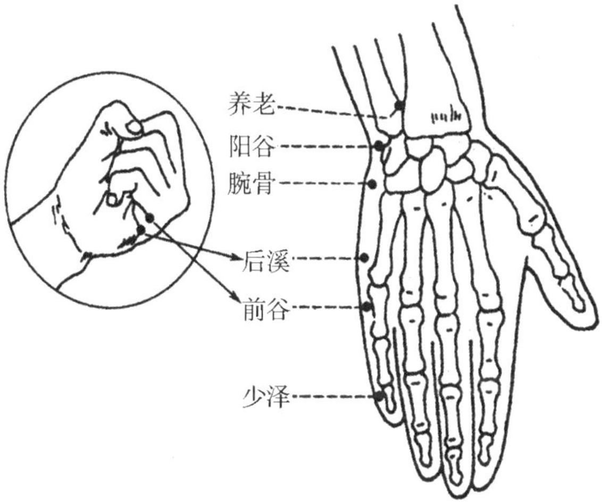

图 33

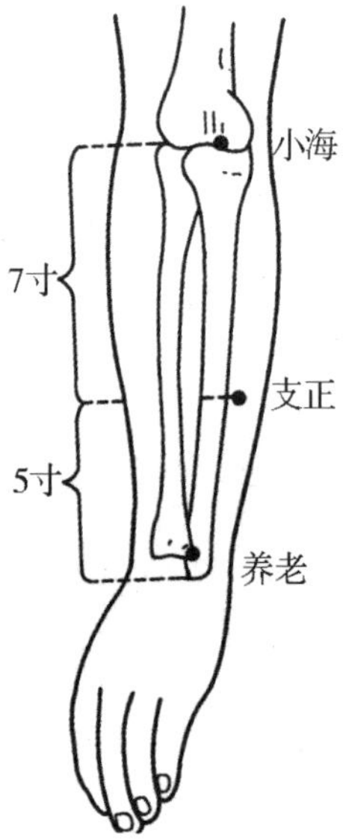

图 34

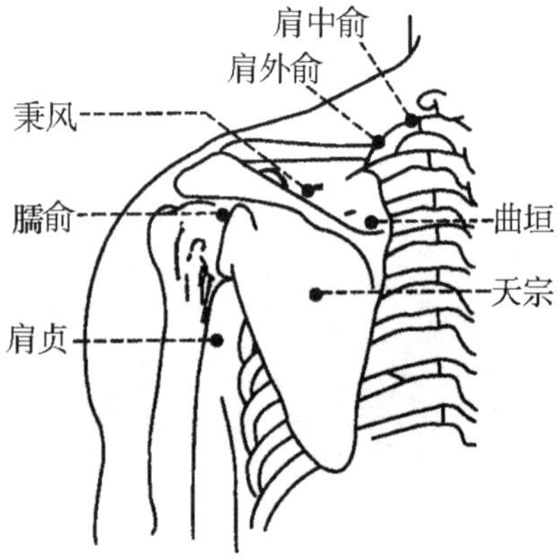

图 35

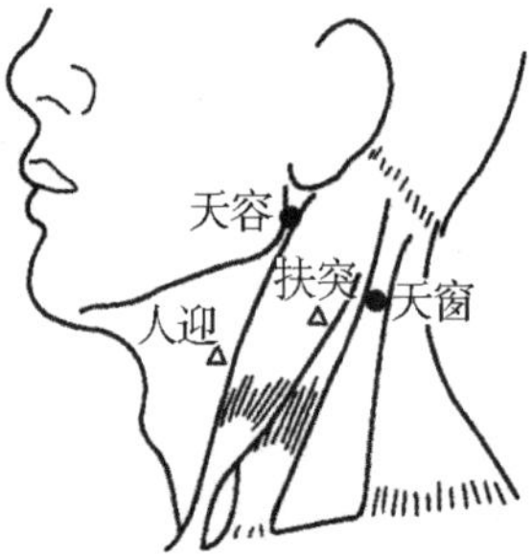

图 36

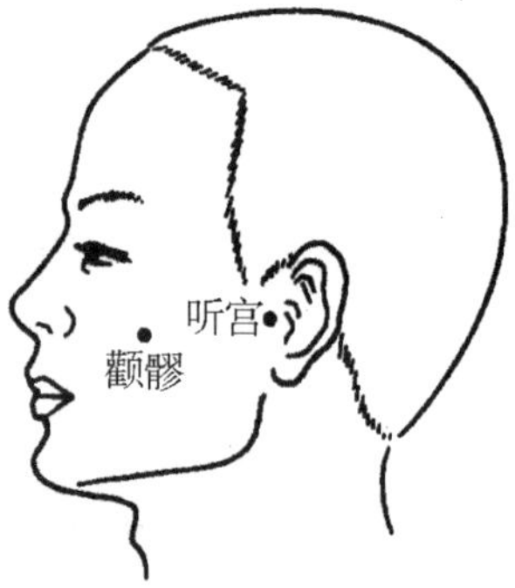

图 37

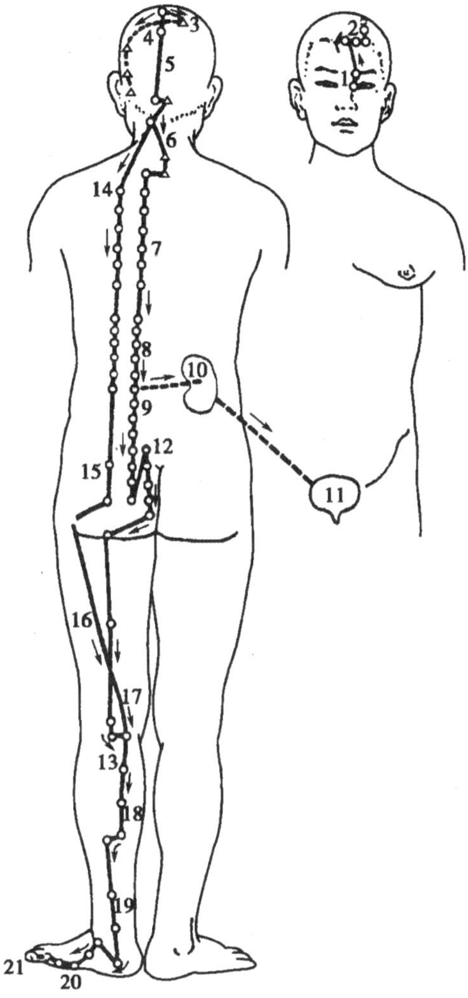

图 38

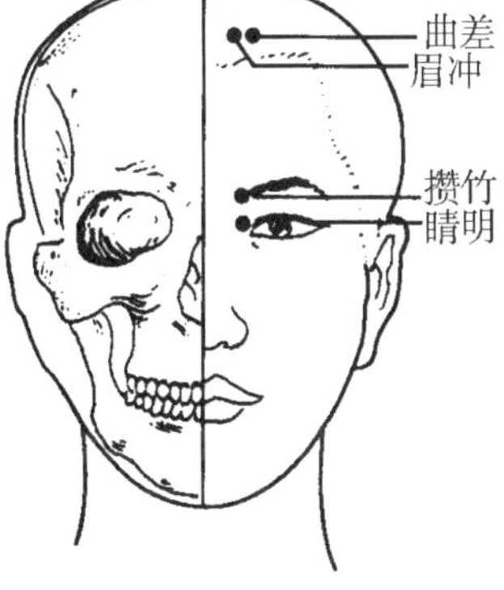

图 39

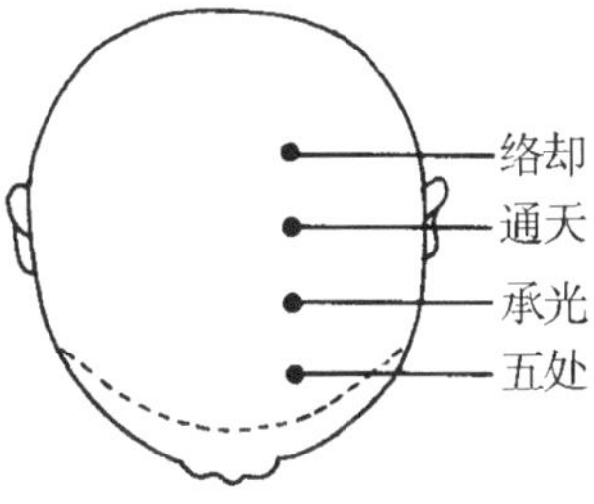

图 40

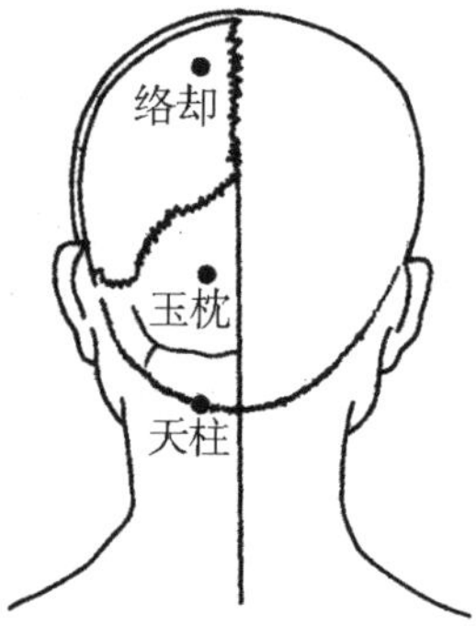
络却
玉枕
天柱

图 41

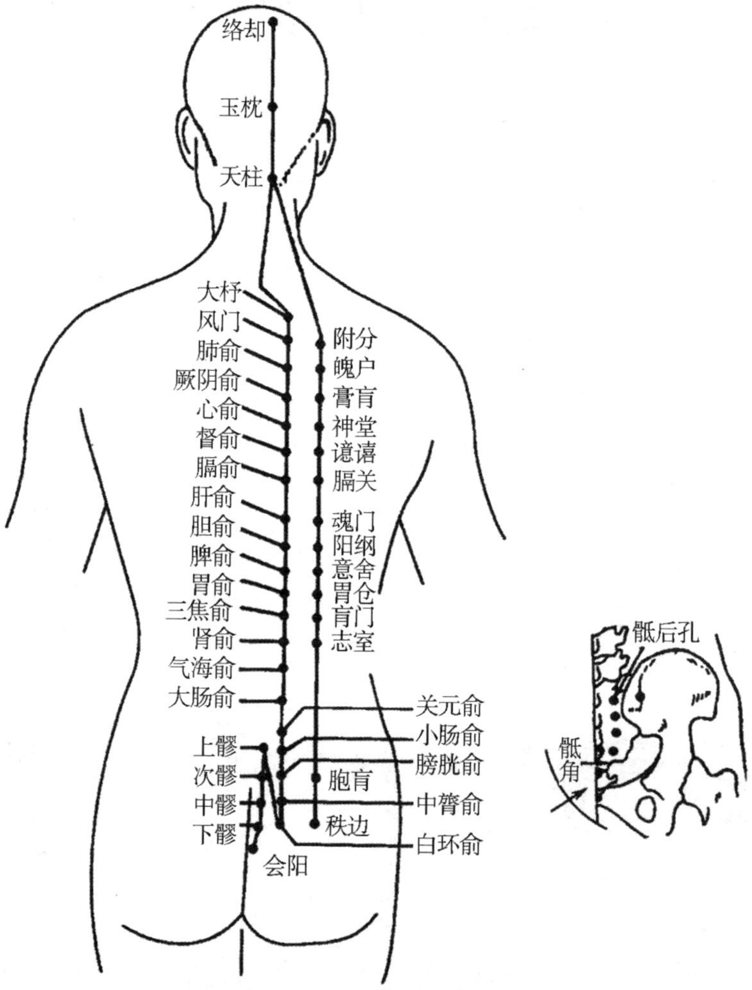
络却
玉枕
天柱
大杼
风门
肺俞
厥阴俞
心俞
督俞
膈俞
肝俞
胆俞
脾俞
胃俞
三焦俞
肾俞
气海俞
大肠俞
上髎
次髎
中髎
下髎
会阳
附分
魄户
膏肓
神堂
譩譆
膈关
魂门
阳纲
意舍
胃仓
肓门
志室
关元俞
小肠俞
膀胱俞
胞肓
中膂俞
秩边
白环俞
骶后孔
骶角

图 42

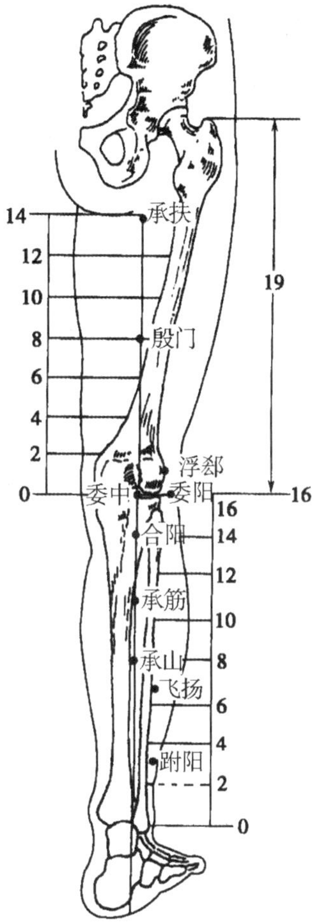
承扶
殷门
浮郄
委中
委阳
合阳
承筋
承山
飞扬
跗阳
14
12
10
8
6
4
2
0
19
16
16
14
12
10
8
6
4
2
0

图 43

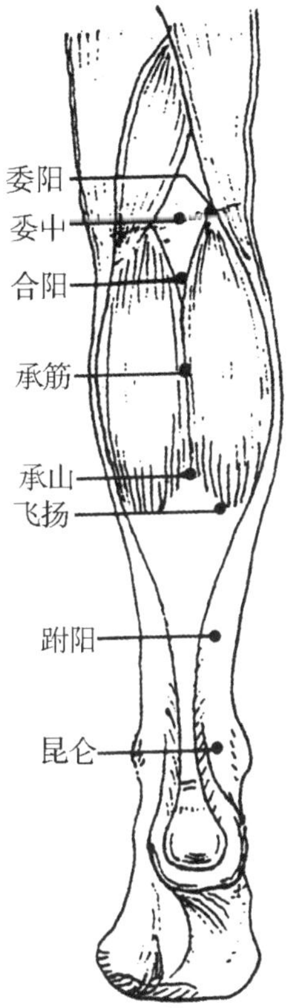
委阳
委中
合阳
承筋
承山
飞扬
跗阳
昆仑

图 44

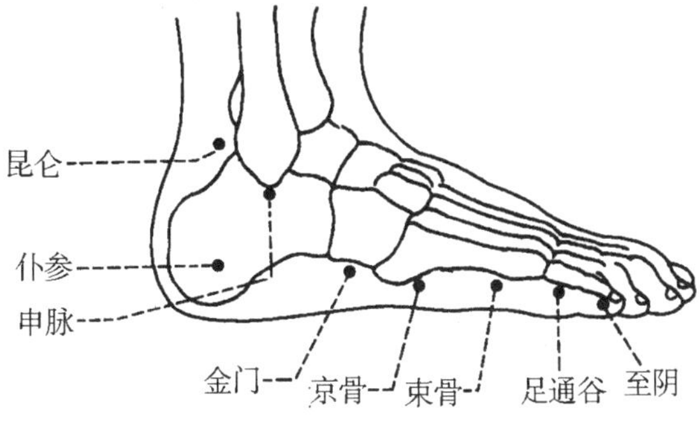
昆仑
仆参
申脉
金门
京骨
束骨
足通谷
至阴

图 45

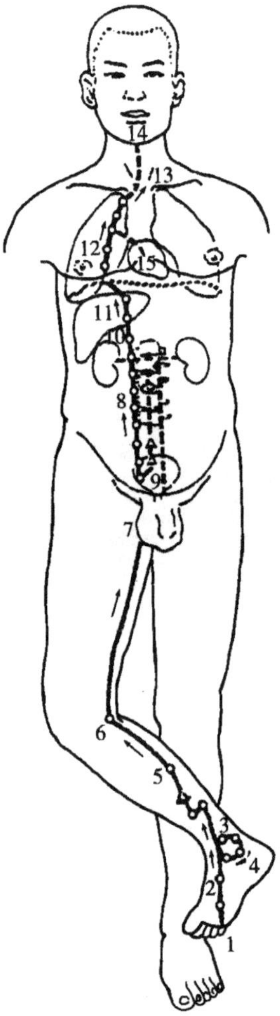

图 46

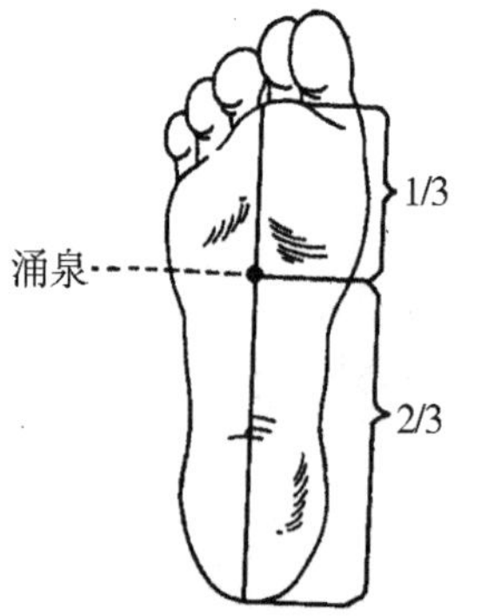

图 47

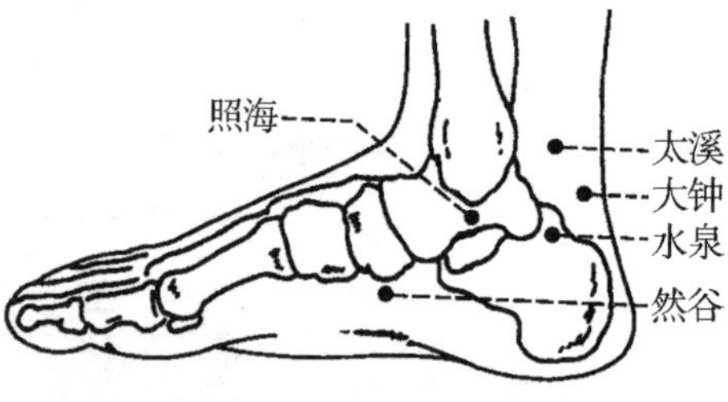

图 48

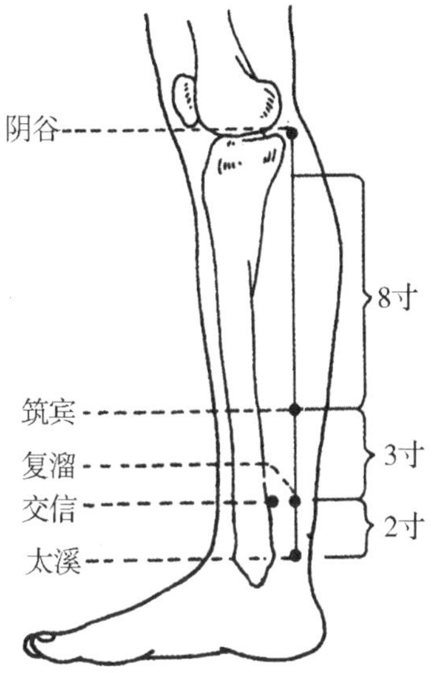

图 49

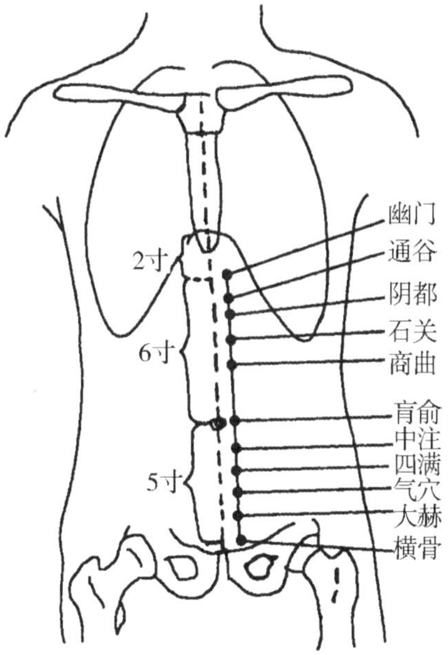

图 50

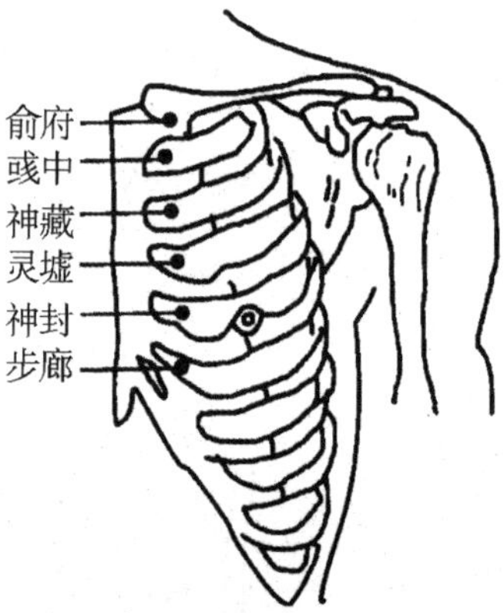

图51

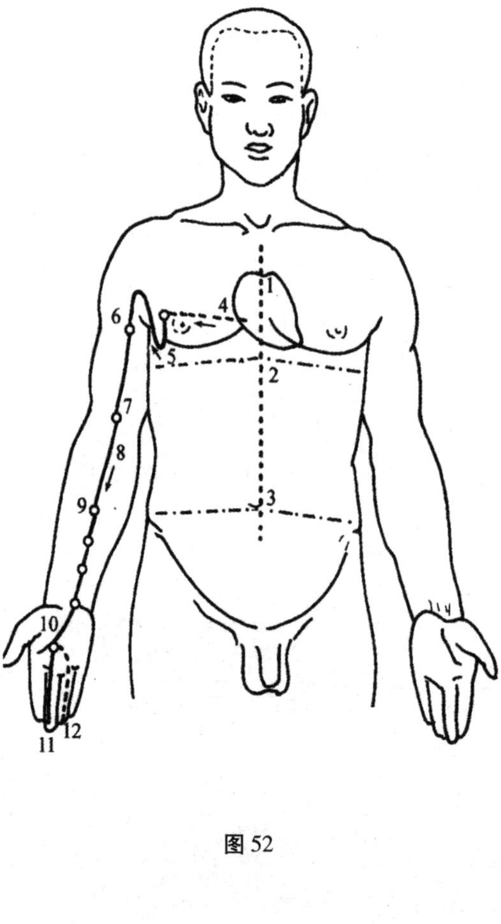

图52

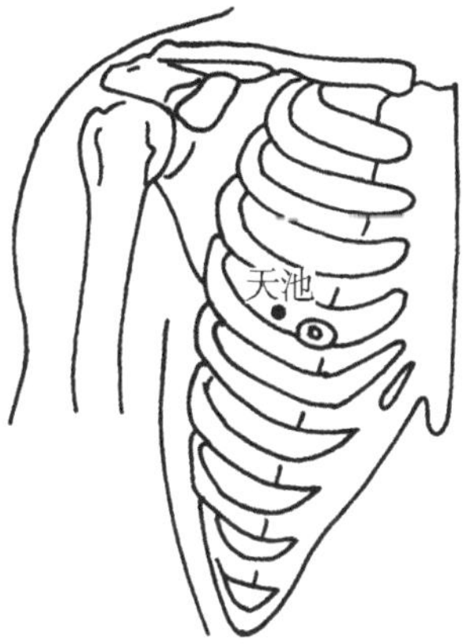

图 53

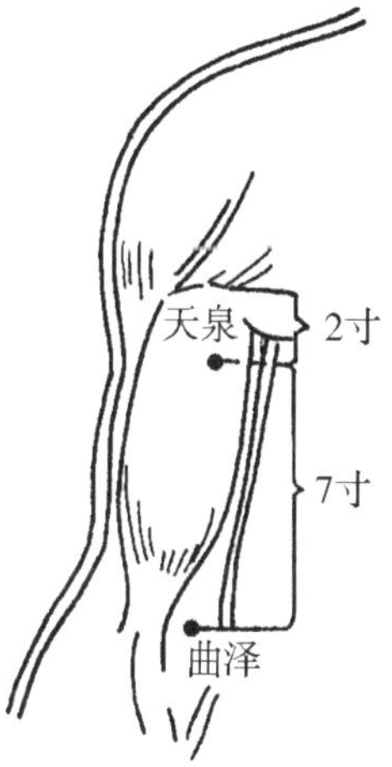

图 54

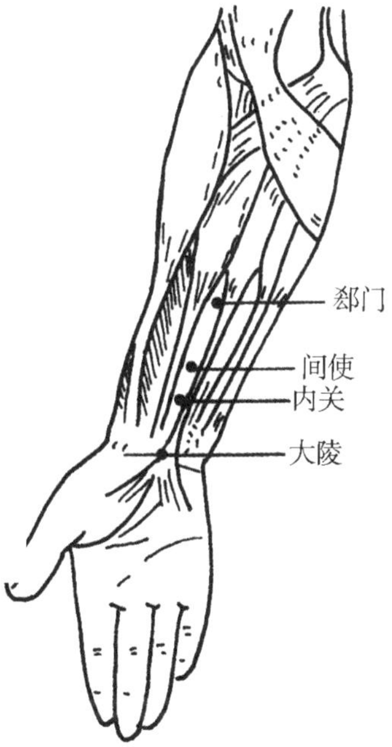

图 55

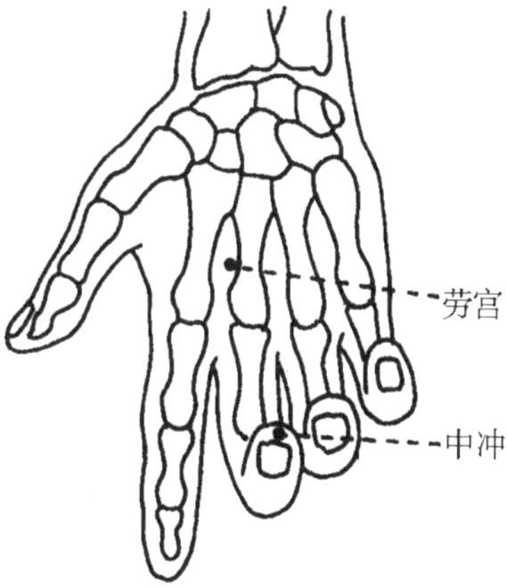

图 56

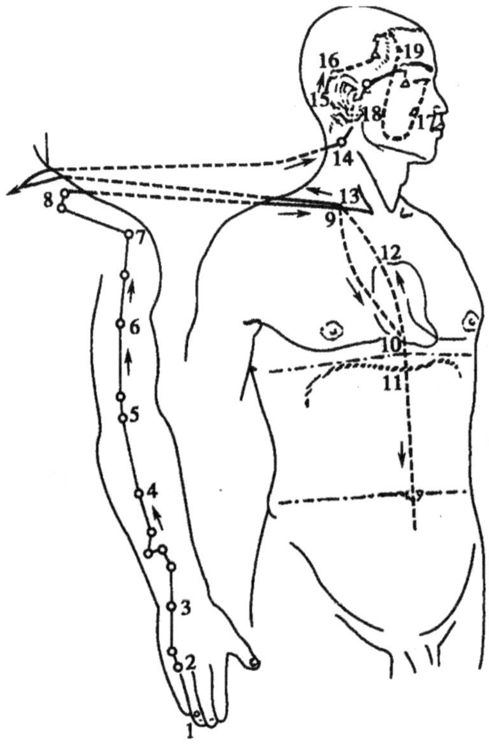

图 57

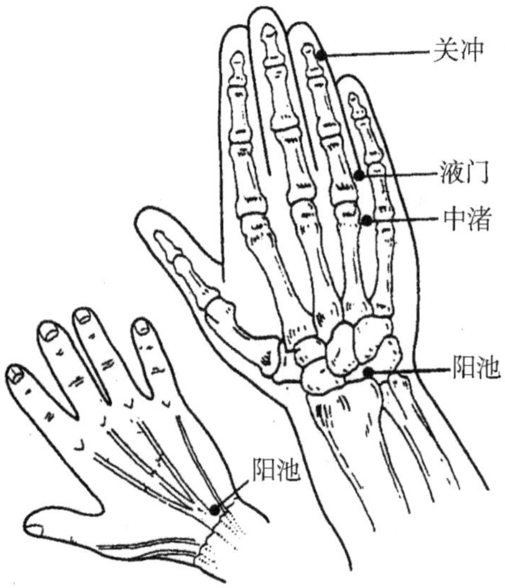

图 58

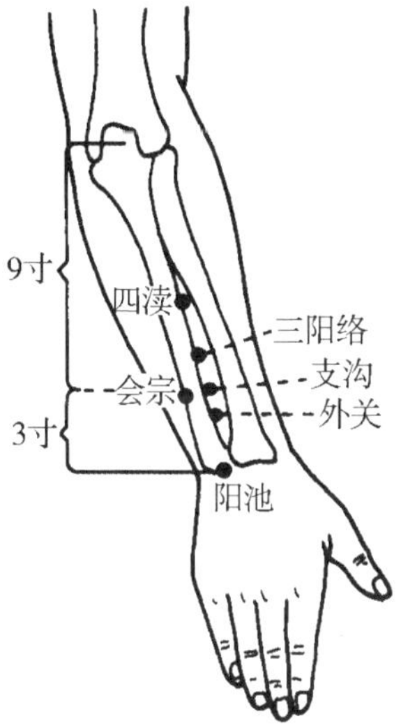

图59

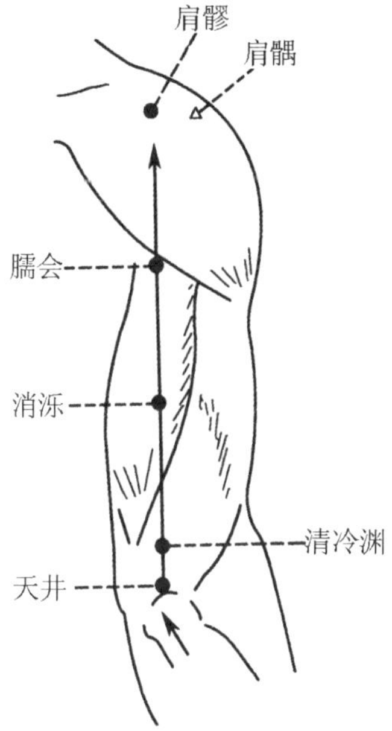

图60

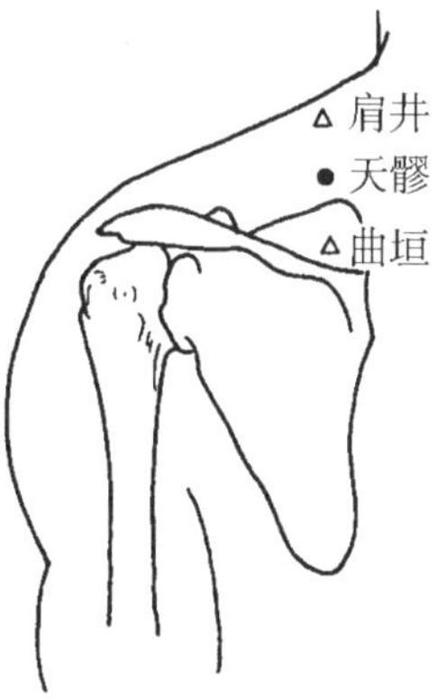

图61

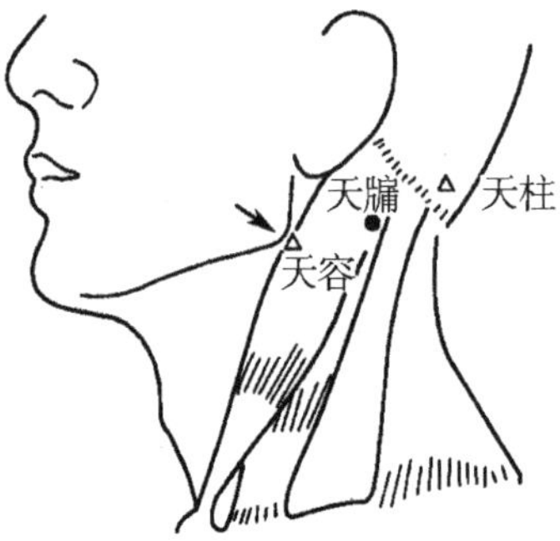
天牖
天柱
天容

图 62

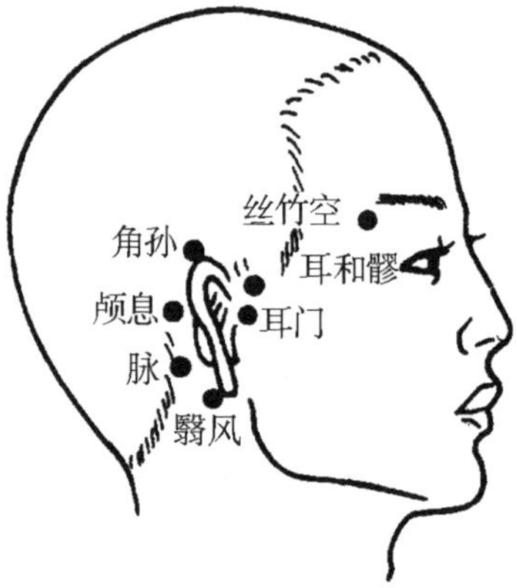
丝竹空
角孙
耳和髎
颅息
耳门
脉
翳风

图 63

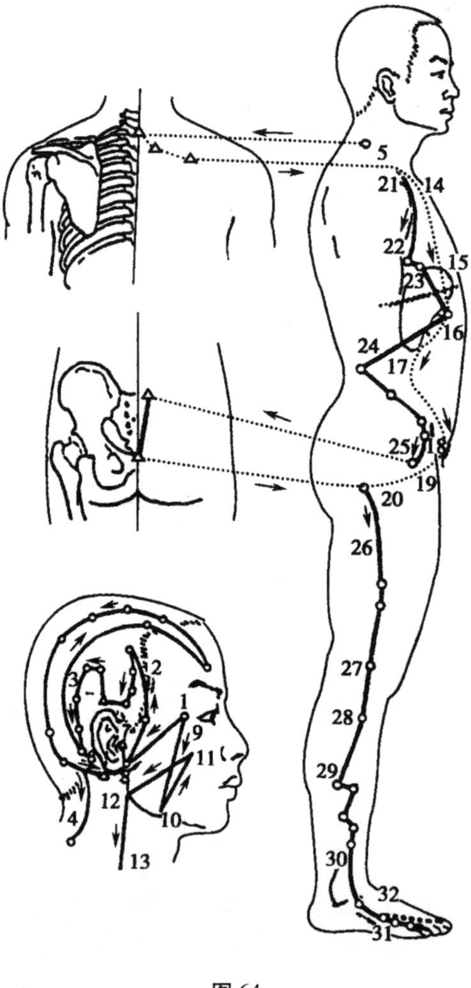
5
21
14
22
15
23
16
24
17
25
18
19
20
26
27
28
29
30
32
31
1
2
3
4
9
11
12
10
13

图 64

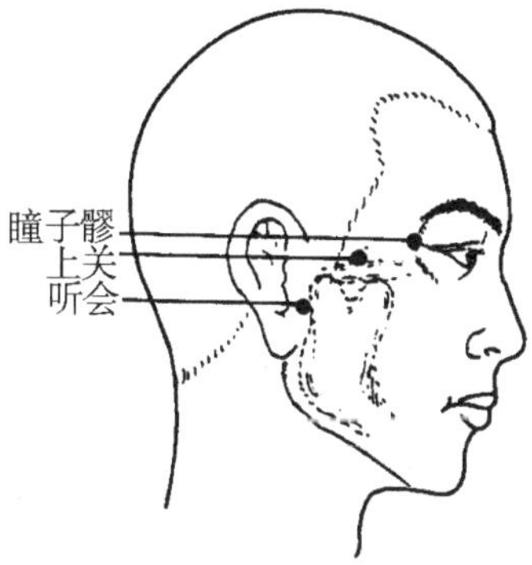

图 65

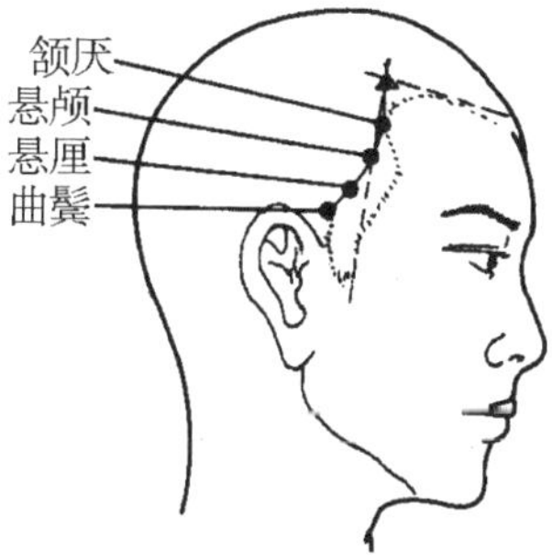

图 66

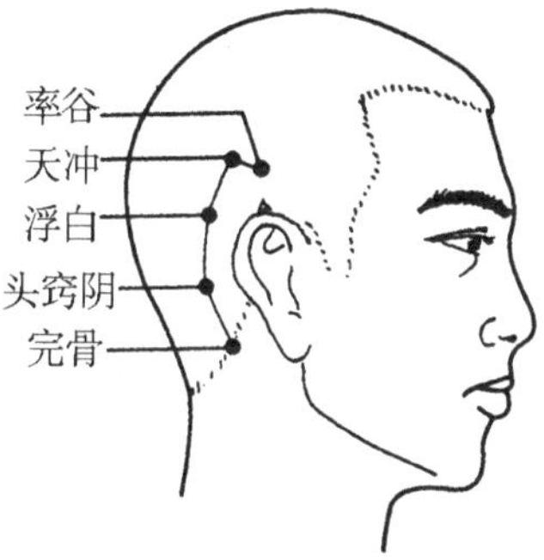

图 67

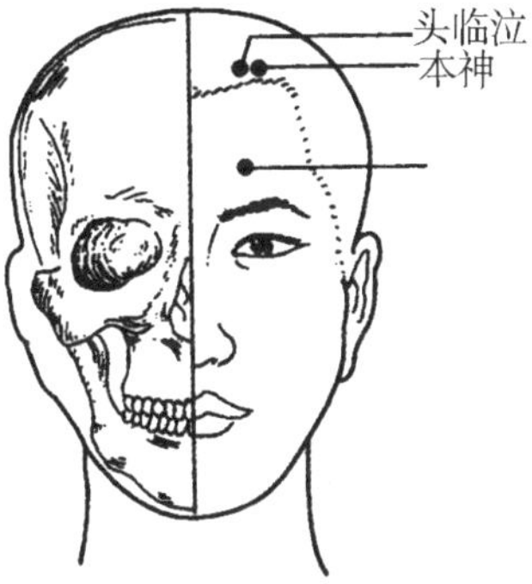

图 68

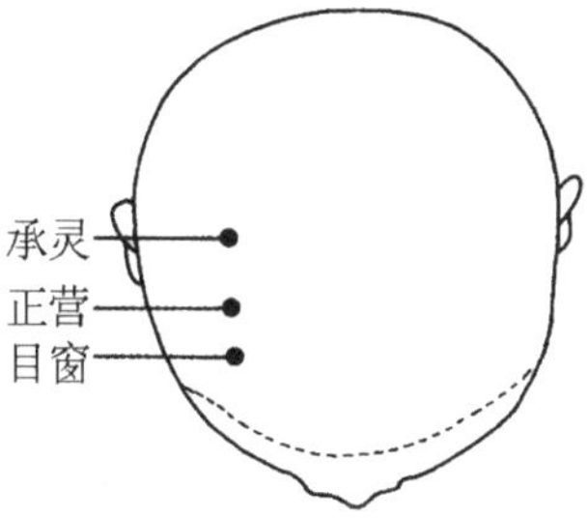

图 69

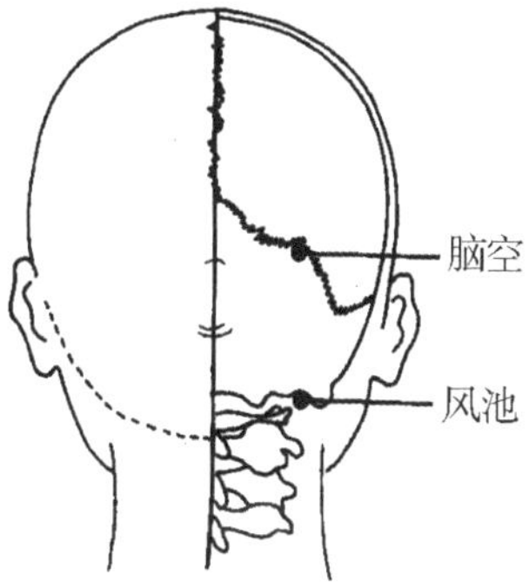

图 70

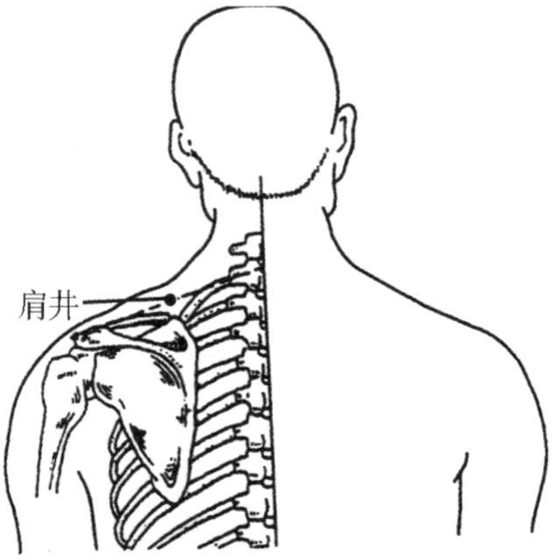

图 71

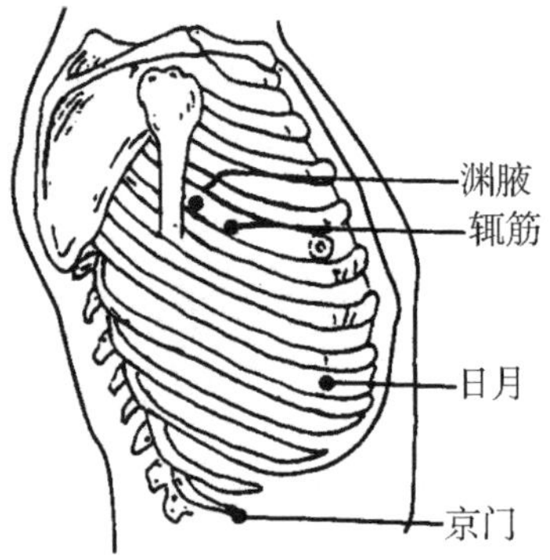

图 72

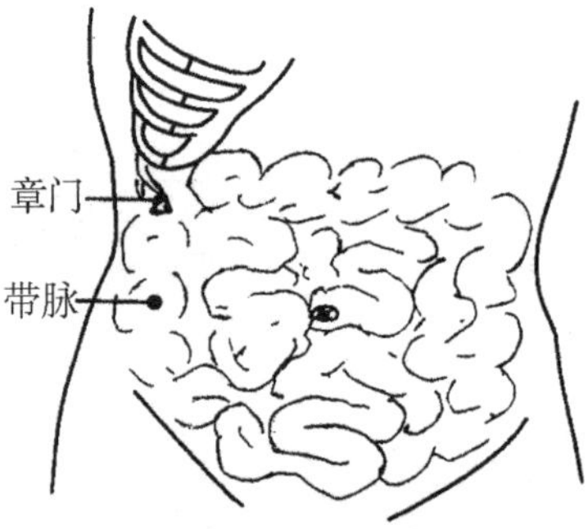

图 73

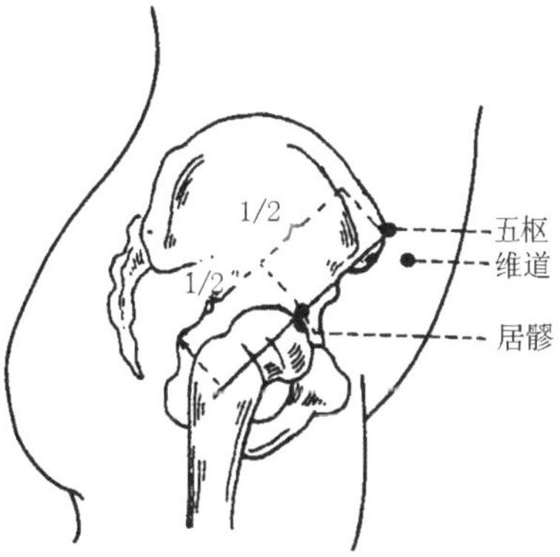

图 74

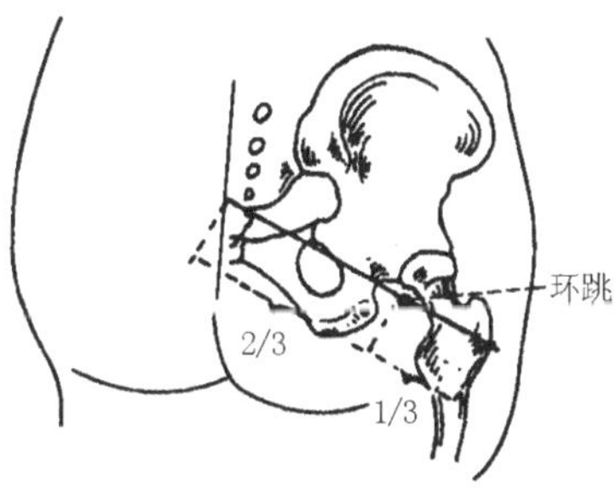

图 75

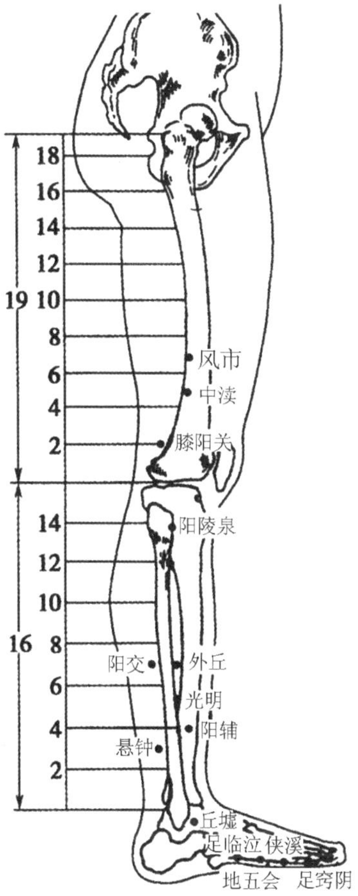

图 76

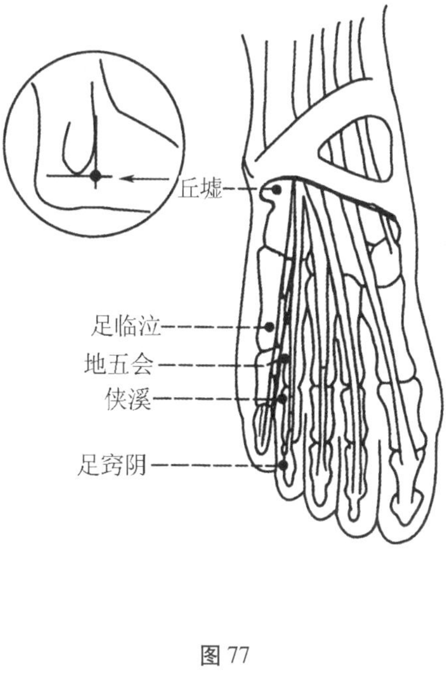

图 77

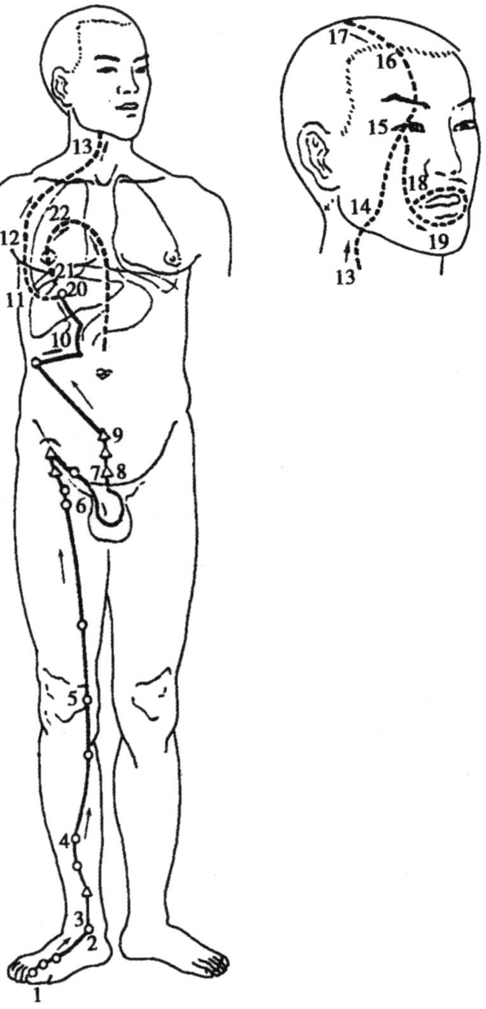

图 78

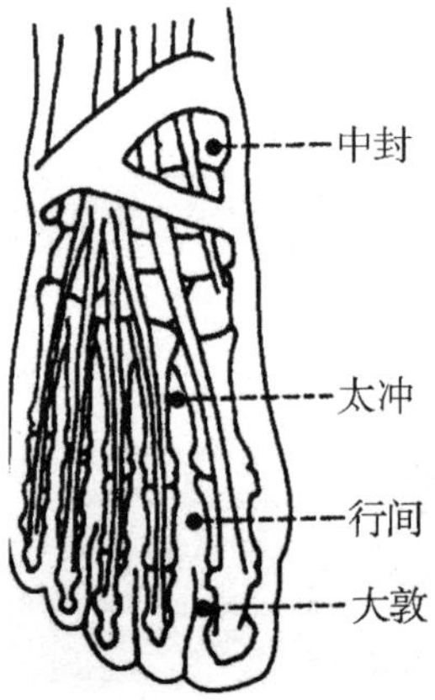

图 79

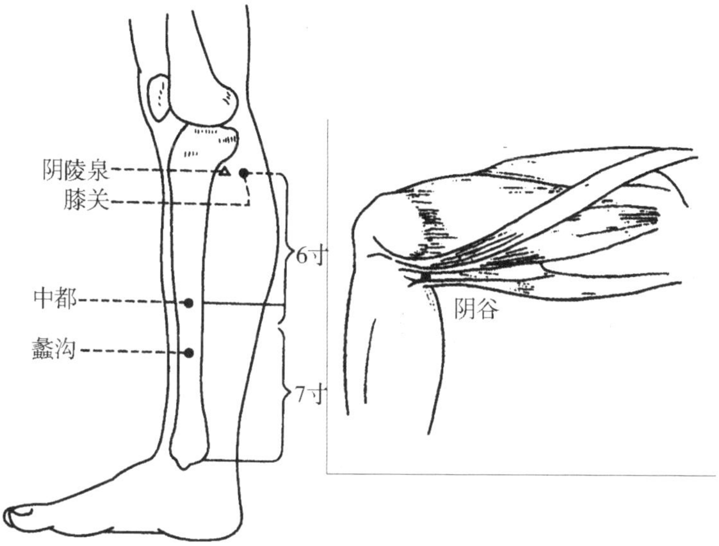

图 80

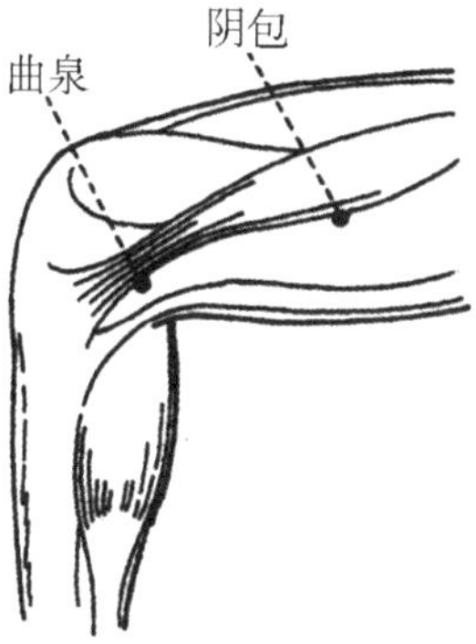

图 81

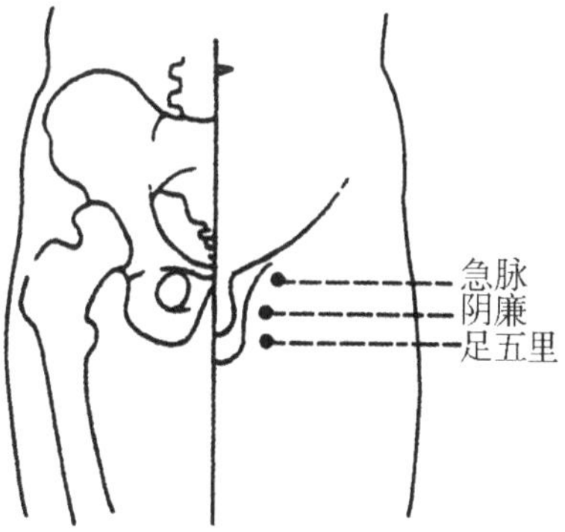

图 82

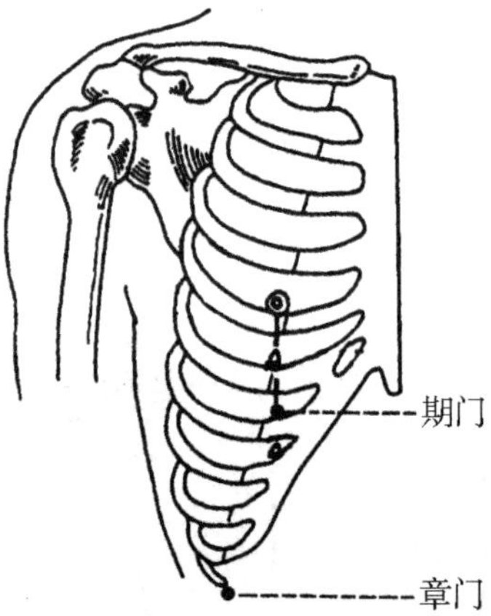

图 83

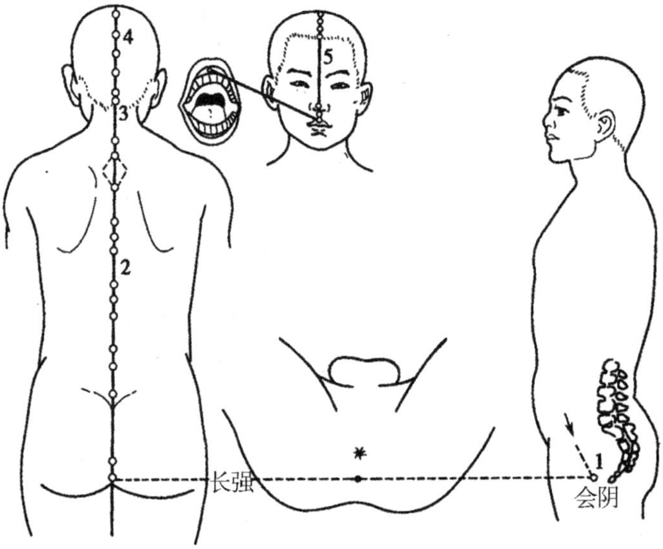

图 84

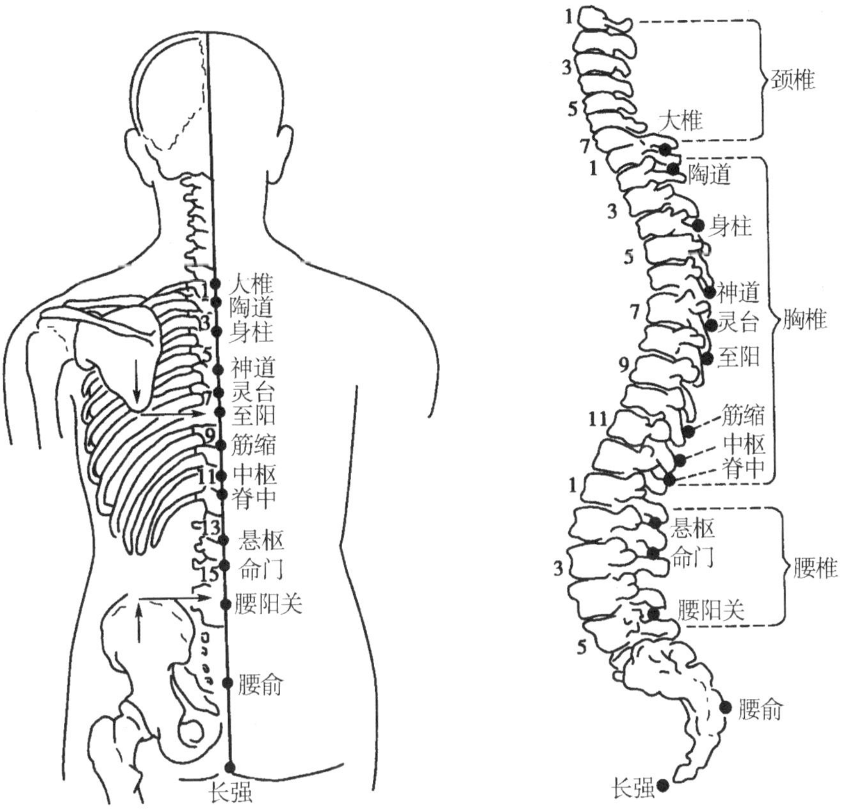
大椎
陶道
身柱
神道
灵台
至阳
筋缩
中枢
脊中
悬枢
命门
腰阳关
腰俞
长强
1
3
5
7
9
11
13
15
颈椎
胸椎
腰椎

图 85

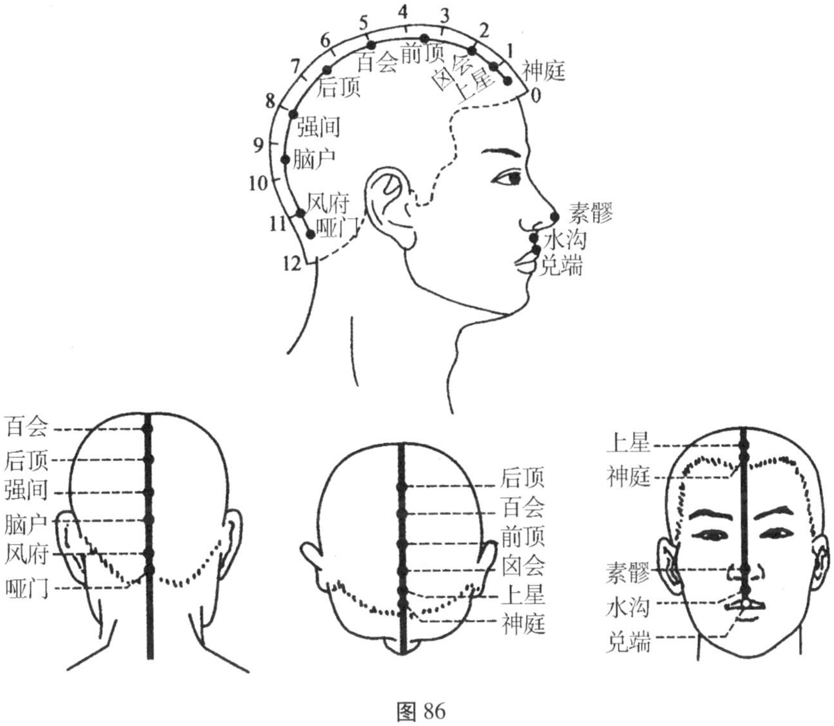
0
1
2
3
4
5
6
7
8
9
10
11
12
神庭
上星
囟会
前顶
百会
后顶
强间
脑户
风府
哑门
素髎
水沟
兑端

图 86

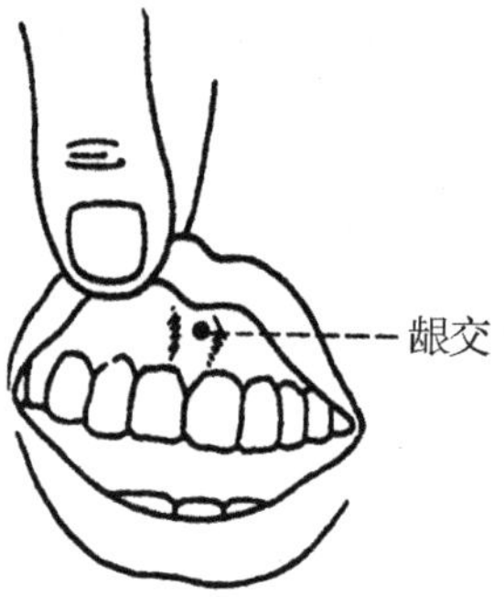

图 87

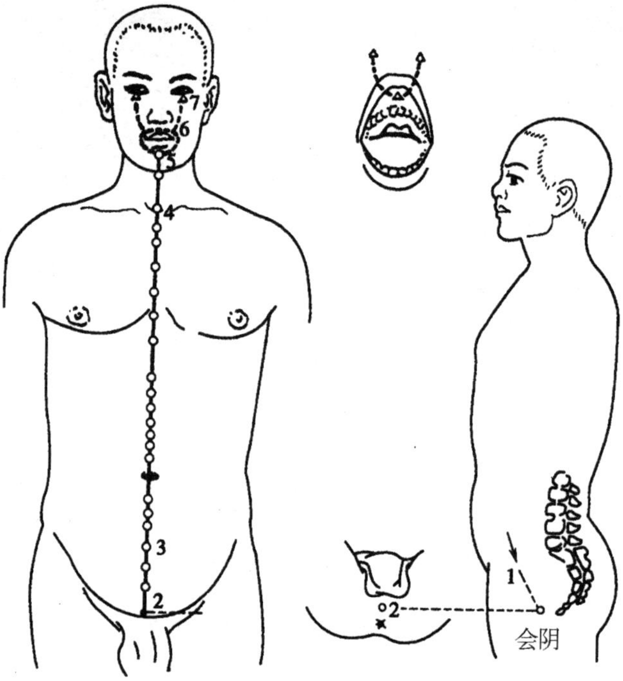

图 88

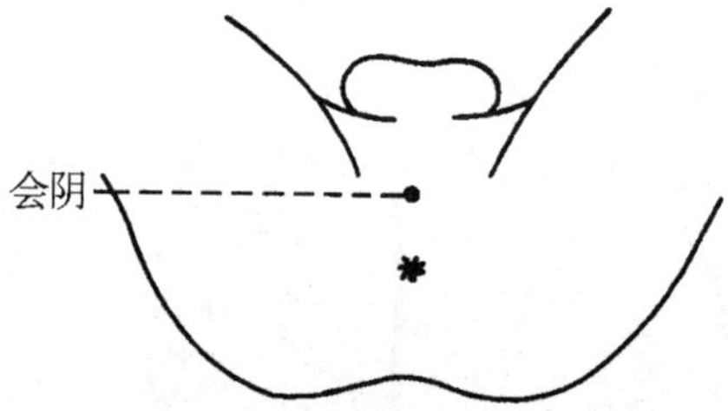

图 89

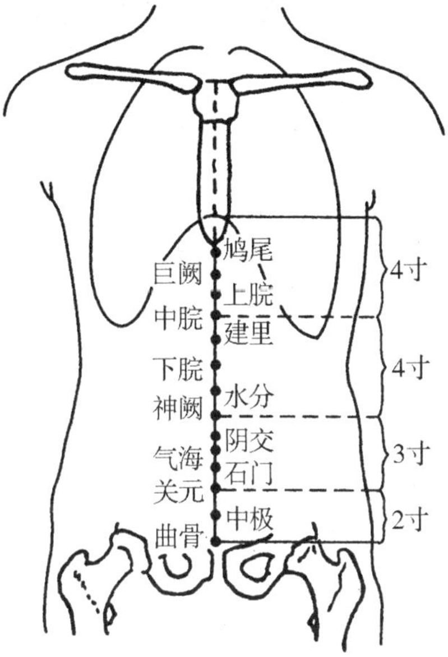

图 90

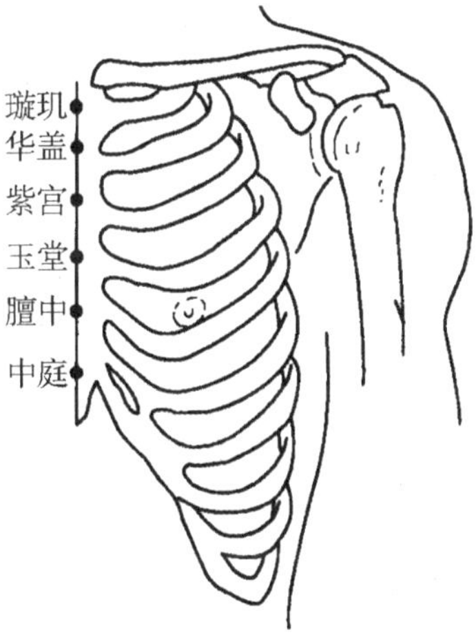

图 91

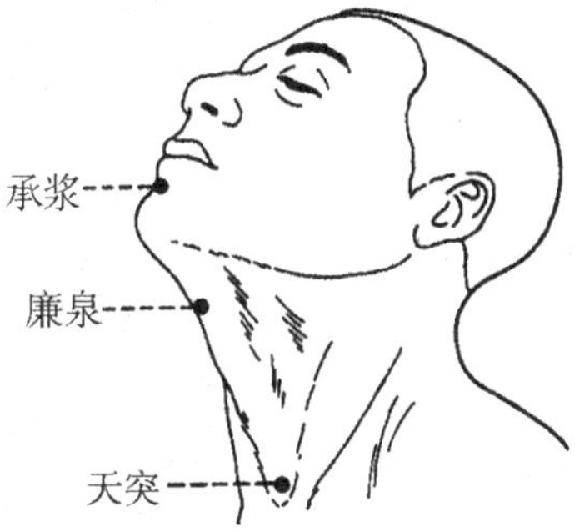

图 92

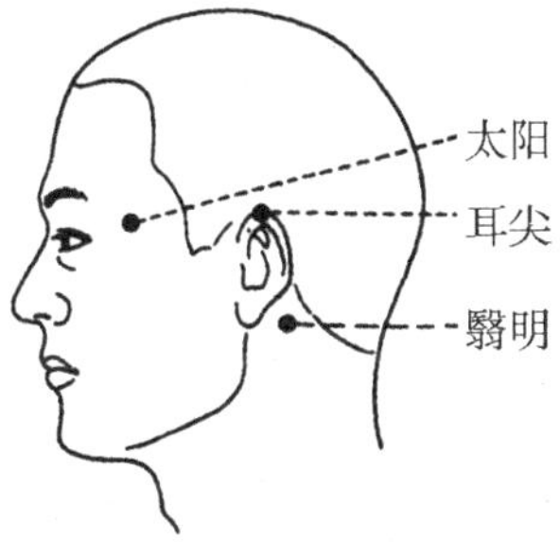

图 93

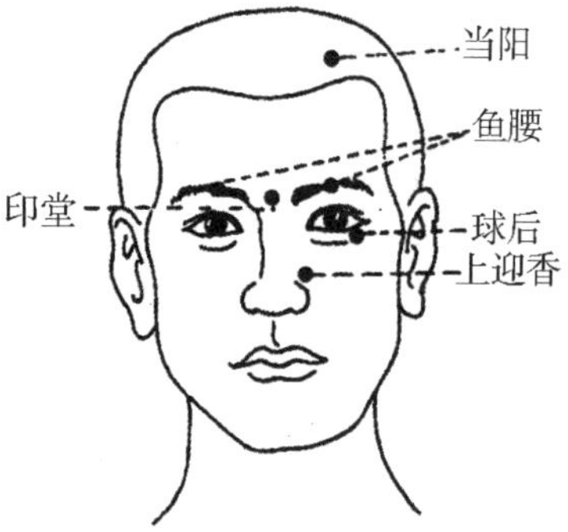

图 94

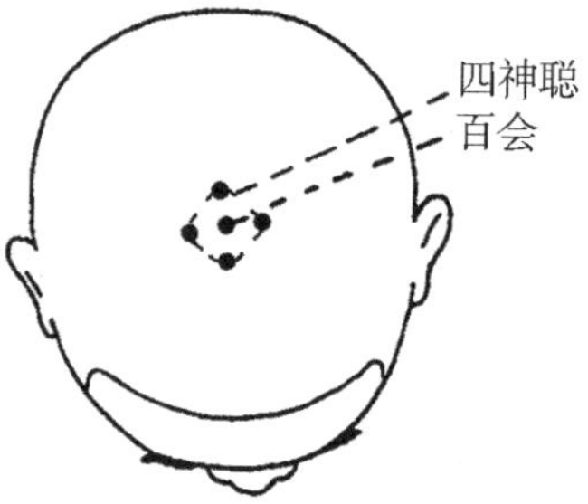

图 95

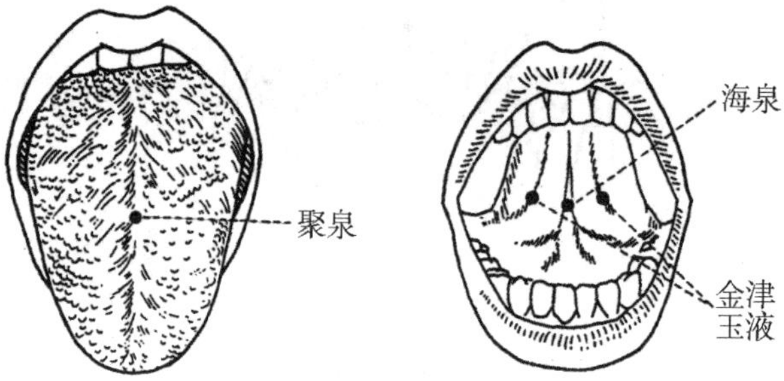

图 96

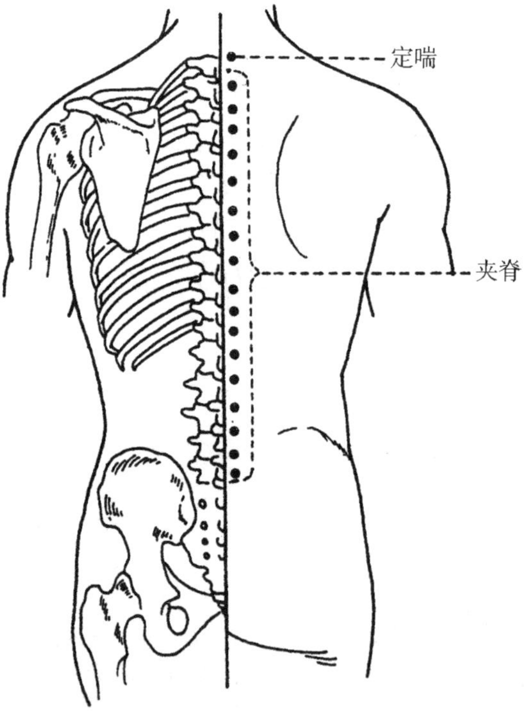

图 97

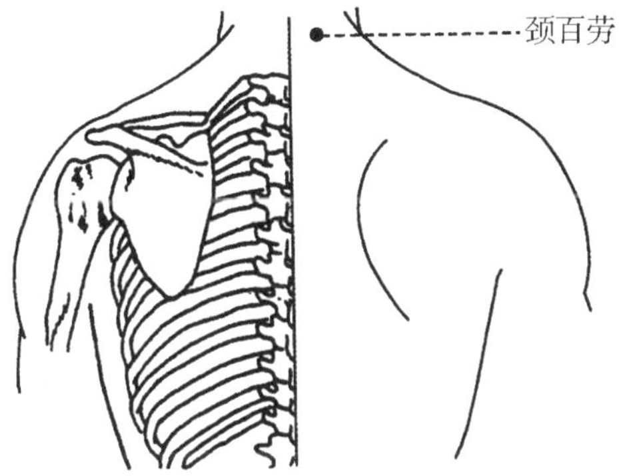

图 98

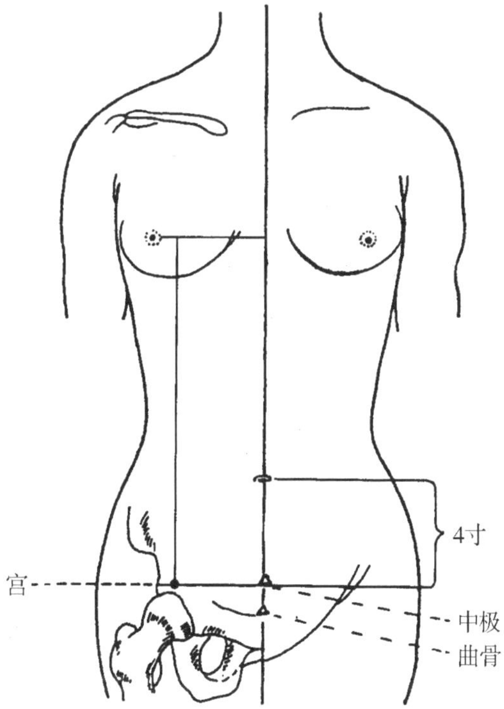

图 99

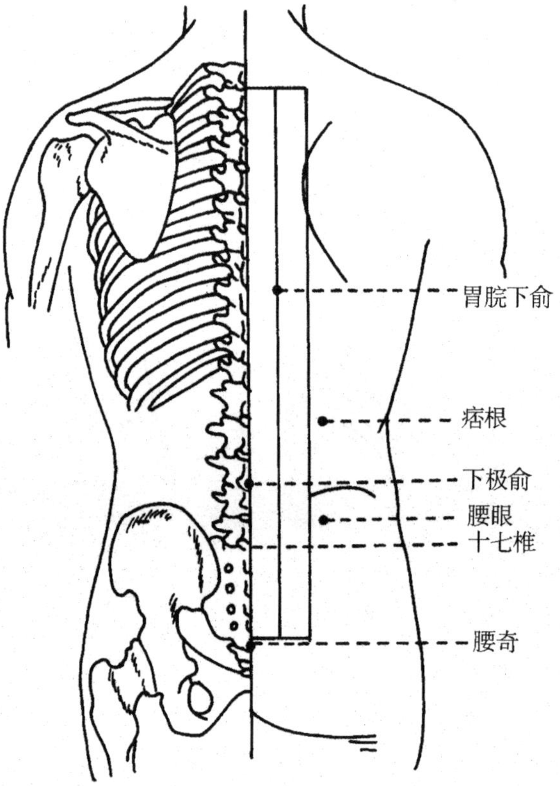

图 100

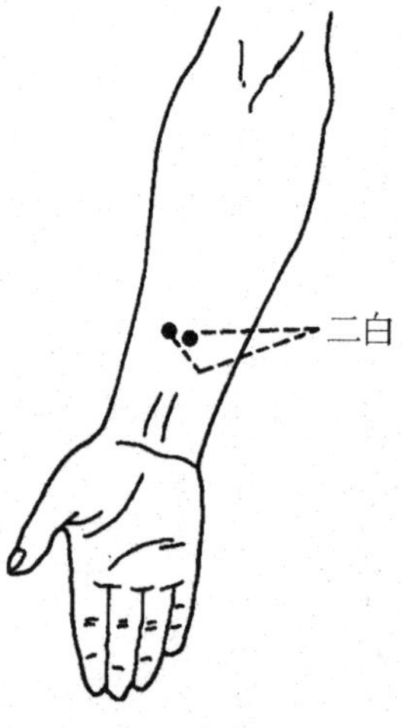

图 101

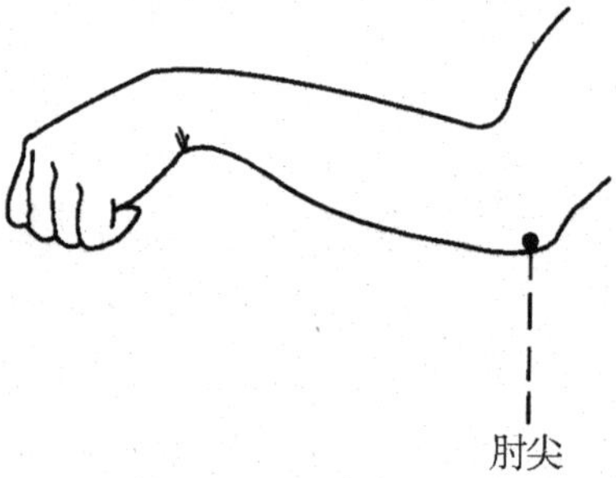

图 102

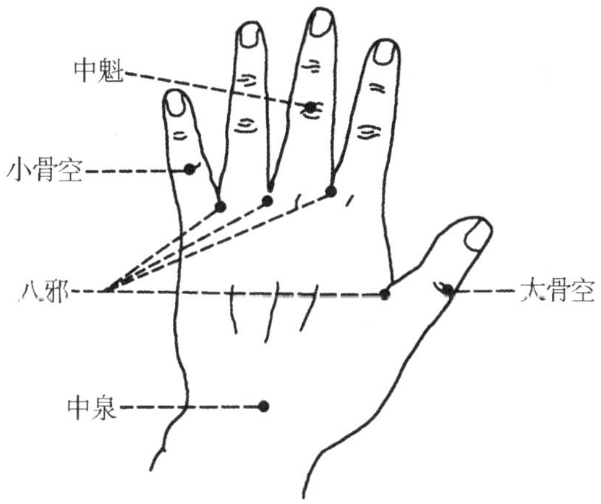

图 103

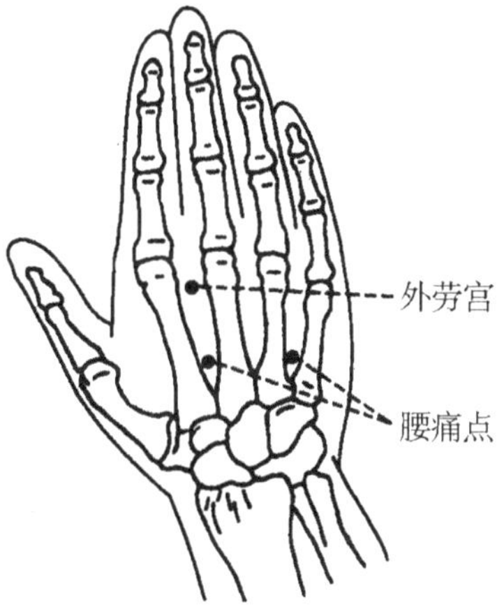

图 104

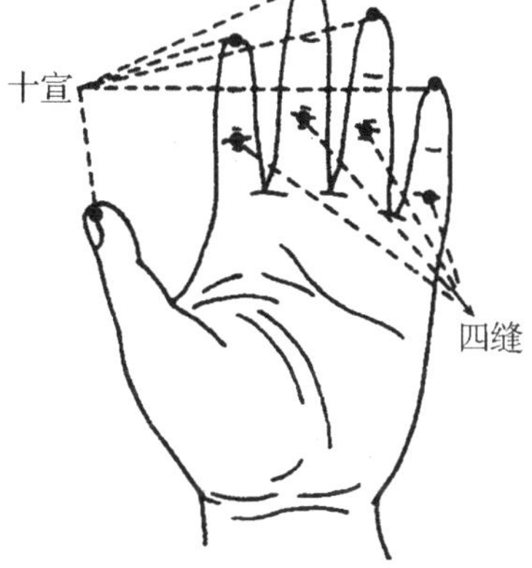

图 105

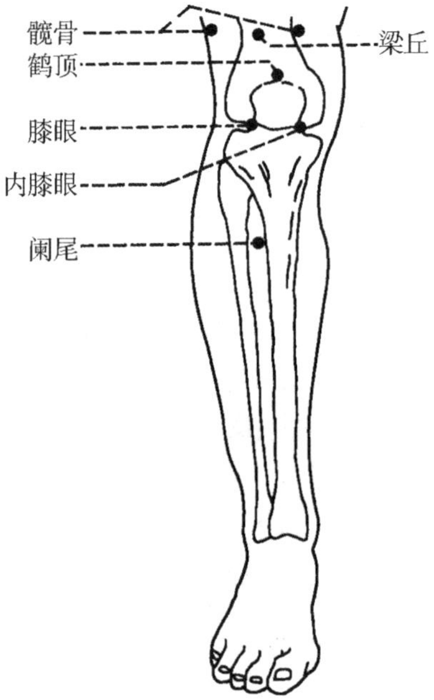

图 106

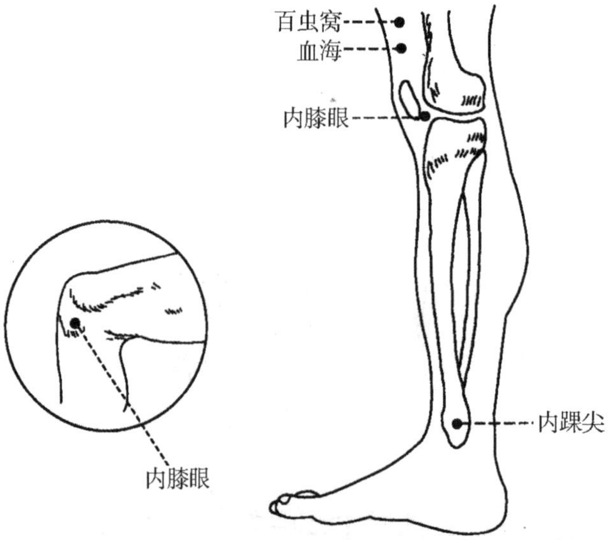

图 107

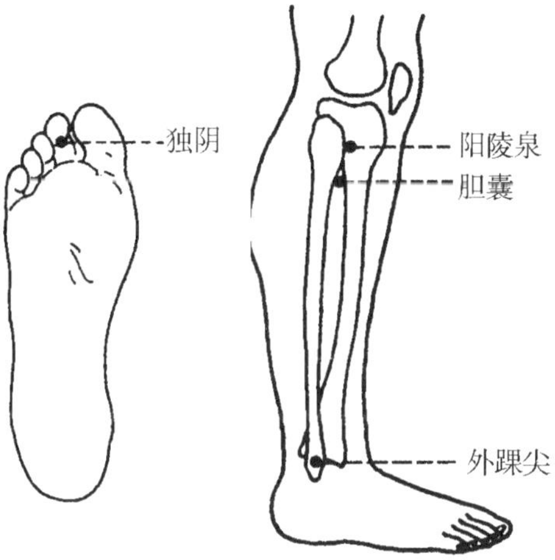

图 108

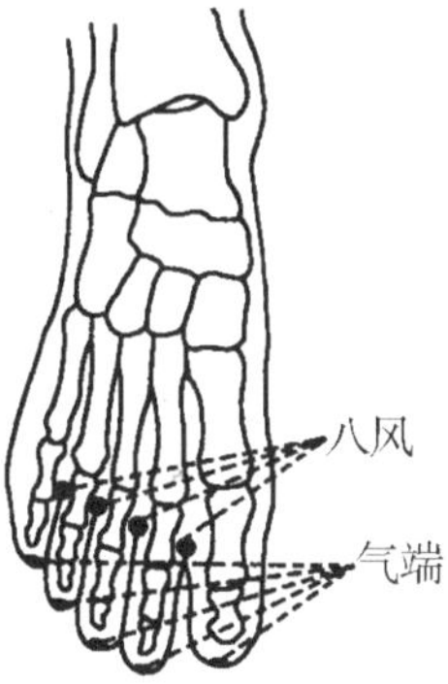

图 109

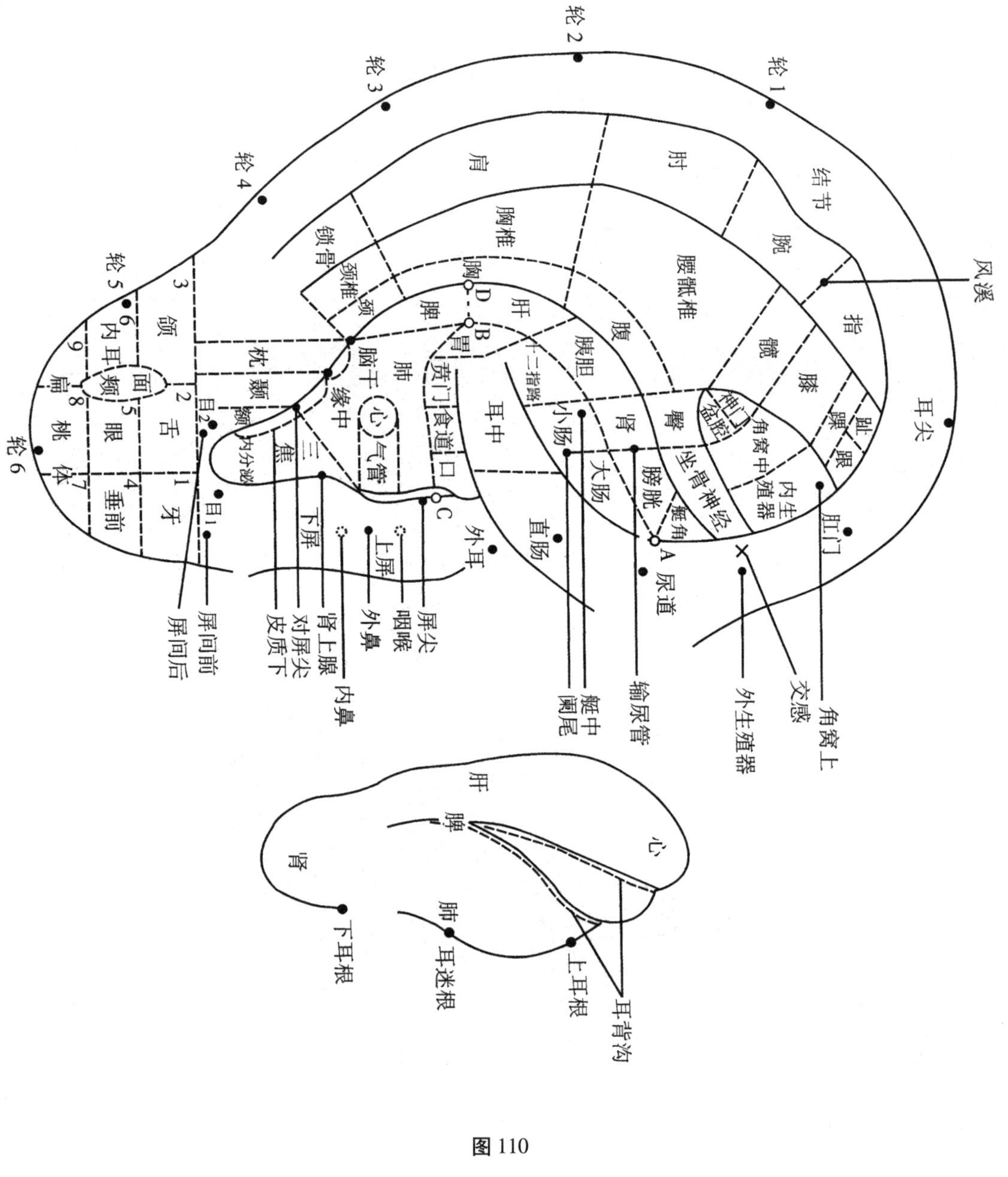
轮1
轮2
轮3
轮4
轮5
轮6
风溪
耳尖
结节
肘
肩
锁骨
胸椎
颈椎
颈
腕
指
腰骶椎
髋
膝
趾
踝
跟
神门
盆腔
角窝中
内生殖器
肛门
臀
坐骨神经
交感
膀胱
尿道
输尿管
肾
腹
胰胆
肝
脾
胃
十二指肠
小肠
大肠
阑尾
艇中
直肠
耳中
贲门
食道
口
肺
心
气管
脑干
缘中
枕
颞
额
皮质下
对屏尖
内分泌
三焦
下屏
上屏
外鼻
咽喉
屏尖
肾上腺
内鼻
外耳
屏间前
屏间后
目1
目2
颌
内耳
颊
面
扁桃体
舌
眼
垂前
牙
外生殖器
角窝上
胸
A
B
C
D
下耳根
耳迷根
上耳根
耳背沟

图 110